全国医学高等专科教育“十二五”规划教材

供护理学、助产等专业用

传染病护理学

CHUANRANBING HULIXUE

凤凰出版传媒集团
江苏科学技术出版社

主　编　华桂春　缪文玲
副主编　胡　芳　陈瑞领　于　颖
编　委　（按姓氏笔画排序）
于　颖　唐山职业技术学院
华桂春　铁岭卫生职业学院
刘　波　铁岭卫生职业学院
陈瑞领　商丘医学高等专科学校
周庆华　荆楚理工学院医学院
胡　芳　荆楚理工学院医学院
缪文玲　江苏建康职业学院

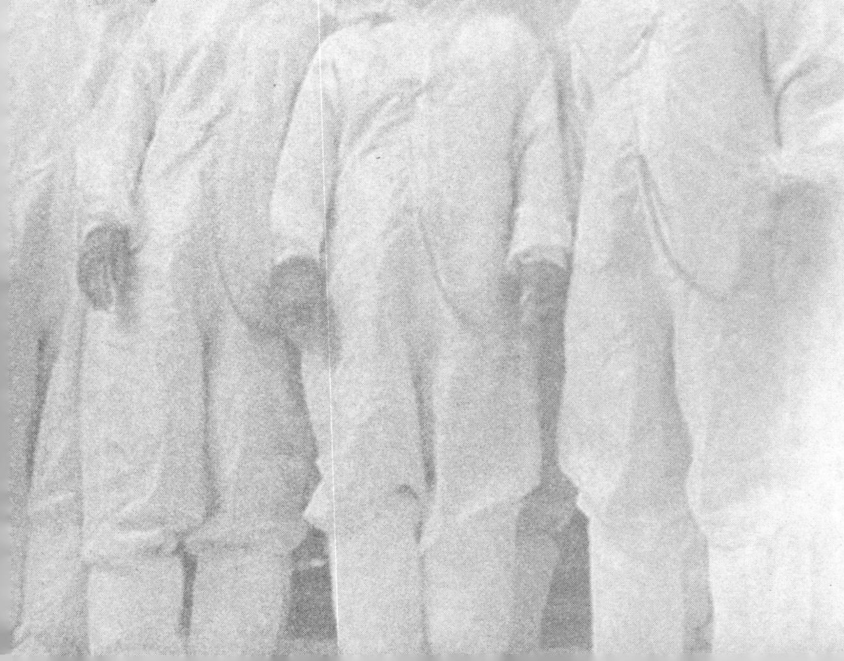

前　言

近年来，我国护理专业层次获得大力发展，在"十二五"开局之年，为落实《国家中长期教育改革和发展规划纲要(2010～2020)》的要求，适应现代社会对医护人员岗位能力和职业素质的需要，迎合新的国家护士执业资格考试大纲的修订，我们力邀全国20余所医学本科及高等专科院校教育专家，按照国家教育部最新规定的护理学专业教学大纲，编写了这本《传染病护理学》教材。

本书作为全国医学高等专科教育"十二五"规划教材之一，编写的宗旨在于以就业为导向，适应学历证书和执业资格证书"双证"制度的要求，努力提高学生的实践能力、创新能力、就业能力和创业能力，将"三基"(基本知识、基本理论、基本技能)、"五性"(思想性、科学性、先进性、启发性、适用性)和"三特定"(特定的对象、特定的要求、特定的限制)贯穿于教材的编写过程，充分体现了当代医学高等专科教育的理论、学术体系。

本教材的编写思想，首先是培养学生树立终身教育的理念，拓宽学生继续学习的渠道，利于学生日后进一步发展；其次，注重学生整体素质和专业能力的培养，专业理论和技术应用并重，强调以提高技术应用能力为宗旨，满足就业行业的需要；再者就是方便教师教、学生学，注重高等专科院校学生的思维特点，加强与医护实践间的有机联系，既方便学生对所学知识的理解和应用，也达到服务于临床工作的目的。这也体现了当前国家护士执业资格考试偏重实践应用、淡化理论知识死记硬背的新要求。

全书共八章。第一章阐述了传染病护理学的基本概念、理论，如传染病概念及传染的表现形式、传染病流行条件、特征；传染病发病机制；传染病的诊断、治疗原则及预防措施；传染病护理工作原则以及传染病消毒、隔离方法等，并对传染病常见的症状按护理程序进行了编写，突出了传染病护理学原理和方法，体现了护理专业的特色。第二至七章系统地论述了中华人民共和国传染病防治法规定的病毒、细菌、立克次体、寄生虫病等病原体所致的常见传染病和新出现的传染病，内容包括流行病学的基本医学知识、护理学知识及健康教育知识等。第八章为实训指导。

限于篇幅，本教材只编写了27种传染病。对其余的传染病，学生可以结合书中的范例，灵活运用护理程序对患者进行整体护理。

参加本书编写人员均从事传染病临床防治工作和传染病护理教学多年，理论与实践经验丰富。藉此谨向所有支持和帮助本书出版的同志们表示衷心的感谢！

本书内容新颖且丰富，理论性强，实用性好，反映了护理学的发展，可供护理专业专科及成人教育等不同层次学生作为教材使用，也可作为在职护士自学提高和临床护理工作的参考书。

由于编者水平有限，书中难免存在不妥之处，恳请同行及读者们给予批评、指正，以便进一步修订完善。

华桂春　缪文玲

目 录

第一章　总　论

传染病是由各种病原微生物（如细菌、病毒、支原体、螺旋体、真菌和朊毒体等）和寄生虫（原虫和蠕虫）引起的能在人与人、动物与动物或人与动物之间相互传播的一类疾病。传染病属于感染性疾病，但并非所有感染性疾病均具有传染性，有传染性才称为传染病。传染病是对人类健康危害很大的一组疾病，近年来，在“预防为主”的卫生工作方针指导下，有些传染病如天花、脊髓灰质炎、白喉、百日咳等已被消灭或得到控制。但还有不断出现一些新的、危害严重的传染病，如艾滋病、传染性非典型肺炎、人感染高致病性禽流感、埃博拉出血热、出血性大肠埃希菌 O157∶H7 感染、疯牛病等，其中艾滋病已成为严重威胁人类健康的传染病。

自 19 世纪中叶英国人南丁格尔首创科学的护理专业以来，护理学已成为医药卫生学的重要组成部分。传染病护理学属临床护理学范畴，是研究传染病临床护理的理论与实践相结合的一门科学。传染病护理是防治传染病工作的重要组成部分，不仅关系到病人能否早日恢复健康，而且对终止传染病在人群中的传播也具有十分重要的意义。护理专业的学生必须学习、掌握传染病的相关知识，如病原学、流行病学、临床表现、预防、消毒、隔离的知识及护理等，以便作好传染病病人的整体护理及控制传染病的传播蔓延，护士还应深入社区，对社区群众进行传染病健康教育，使社区居民能够了解传染病的危害，掌握传染病防治知识，为最终控制、消灭传染病作出贡献。

要点：传染病及传染病护理学概念

第一节　感染与免疫

感染又称传染，是病原体侵入人体后对人体的一种寄生过程。也是病原体与人体之间相互作用、相互斗争的过程。当人体免疫功能正常时，机体便有足够的防御能力，使病原体被消灭或排出体外。当人体防御能力低下时，病原体便在人体内生长、繁殖，使人致病。

一、感染过程的表现

病原体通过各种途径进入人体后，就开始了感染过程。由于病原体的致病力和人体免疫功能的不同，产生不同的感染过程。出现各种不同表现。常见有显性感染、隐性感染、潜伏性感染、病原携带状态、病原体被消灭或排出体外五种表现形式。

1. 显性感染　又称临床感染，是病原体侵入人体后，通过病原体及其毒素的作用或机体的变态反应而产生一系列的组织病理变化和临床表现。多数病例在疾病痊愈后体内病原体被消灭，人体获得一定免疫力。少数显性感染者可转为病原携带者，成为传染源。

2. 隐性感染　又称亚临床感染，是指病原体侵入人体后，仅引起机体产生特异性的免疫应答，不引起组织损伤或只引起轻微的组织损伤，临床上症状、体征，甚至生化改变不明显，只能通过免疫学检查才能发现已经感染。隐性感染过程结束以后，大多数感染者获得不同程度的特异性主动免疫，病原体可被清除。少数人未能形成足以清除病原体的免疫力，则转变为病原携带状态，称为无症状携带者，而成为传染源。

3. 潜伏性感染　又称潜在性感染。病原体感染人体后，寄生在机体中某些部位，由于机体免疫功能足以将病原体局限化，保持暂时的平衡状态，而不引起显性感染，但又不足以将病原体清除，病原体便可长期潜伏下来，成为携带者。一旦人体防御功能降低，原已潜伏在人体内的病原体便乘机繁殖，引起显性感染。与病原携带状态不同是潜伏性感染期间，病原体一般不繁殖也不排出体外，不易成为传染源。

4. 病原携带状态　病原体在人体内停留于入侵部位或在离入侵处较远脏器继续生长繁殖，排出体外，但人体不出现疾病的临床表现。一般分为健康携带者、潜伏期携带者、恢复期携带者。所有病原携带者都有一个共同特点，即不显出临床症状又能排出病原体，而具有传染性，成为重要的传染源。

要点：感染的概念及五种表现形式

5. 病原体被清除 病原体进入人体后，在人体有效的防御作用下，由机体的非特异性免疫屏障、特异性被动免疫（来自母体或人工注射的特异性抗体）所中和，或特异性主动免疫（通过预防接种或感染后获得的免疫）所清除。使病原体在体内被消灭或通过鼻咽、气管、肠或肾排出体外，人体不出现任何症状。

上述感染的五种表现形式，在不同感染性疾病中各有侧重。一般来说，隐性感染最常见；病原携带状态次之；显性感染所占比重最低，一旦出现，容易识别。在一定条件下上述感染的五种是可以相互转变的。

二、感染过程中病原体的作用

病原体侵入人体后能否引起疾病，取决于病原体的致病能力和机体的防御能力这两个因素。致病能力包括以下几个方面。

1. 侵袭力　是指病原体侵入机体并在体内扩散的能力。有些病原体可直接侵入人体，如钩端螺旋体和血吸虫尾蚴等；有些病原体经呼吸道、消化道进入人体，先黏附在呼吸道和消化道黏膜表面，再进一步侵入组织细胞，产生酶和毒素，引起病变，如霍乱弧菌需要先黏附于肠黏膜表面才能分泌肠毒素；病原菌的荚膜能够抵抗吞噬细胞的吞噬、菌毛能黏附在黏膜上皮表面，也能增强其侵袭力。病毒常通过与细胞表面的受体结合再进入细胞内。

2. 毒力　包括毒素和其他毒力因子。毒素包括外毒素与内毒素。外毒素是指革兰阳性菌，具有酶活性的毒性蛋白质。内毒素主要是革兰阴性菌细胞壁中的一种脂多糖，通过激活单核-巨噬细胞释放细胞因子而起作用。

其他毒力因子中，有一些具有穿透能力（如钩虫丝状蚴），有一些具有侵袭能力（如痢疾杆菌），有一些具有溶组织能力（如溶组织阿米巴原虫）。许多细菌还能分泌一些针对其他细菌的毒力因子，如克服正常菌群的毒力因子、对抗体液免疫的毒力因子、对抗巨噬细胞的毒力因子等。

3. 数量　在同一种传染病中，入侵病原体的数量一般与致病能力成正比。在不同的传染病中，能引起疾病的最低病原体数量可有较大差异。

4. 变异性　病原体可因环境、药物或遗传等因素而产生变异。一般情况下，经过人工多次转代培养,可使病原体的致病力减弱,但免疫原性保留。如用于预防结核病的卡介苗(BCG)。在宿主之间反复传播,可使病原体的致病力增强,如肺鼠疫;病原体的抗原变异可逃避机体的特异性免疫作用而继续引起疾病,如人类免疫缺陷病毒等。

三、感染过程中免疫应答的作用

机体的免疫应答对感染过程的表现和转归起着重要的作用。免疫应答可分为有利于机体抵抗病原体入侵与破坏的保护性免疫应答和促进病理生理过程及组织损伤的变态反应两大类。增加机体保护性免疫应答能力,减少、控制变态反应发生则是传染病防治中的两项重要内容。保护性免疫反应分为非特异性免疫与特异性免疫反应两种。

1. 非特异性免疫　非特异性免疫是机体对进入体内的异物的一种清除反应,不是针对某种特殊病原体或其成分。这种防御能力是由遗传获得的先天免疫力,人人生来就有,由以下几方面组成。

(1) 屏障作用　皮肤和黏膜为人体的外部屏障,可机械性地阻止病原体入侵。皮肤和黏膜还分泌出有杀菌作用的物质,如溶菌酶、胃酸、汗腺中的乳酸、皮脂腺分泌的脂肪酸等。内部屏障有血-脑脊液屏障和胎盘屏障,分别对中枢神经系统和胎儿有相当的保护作用。

(2) 体液因子　有补体以及各种细胞因子,如干扰素、肿瘤坏死因子等。这些体液因子能直接或通过免疫调节作用而清除病原体。

2. 特异性免疫　特异性免疫是指由于对抗原特异性识别而产生的免疫。感染和免疫接种均能产生特异性免疫,而且是主动免疫。特异性免疫通常只针对一种传染病,是通过细胞免疫和体液免疫的相互作用而产生免疫应答,分别由T淋巴细胞与B淋巴细胞来介导。

(1) 细胞免疫　致敏T细胞与相应抗原再次相遇时,通过细胞毒性和淋巴因子来杀伤病原体及其所寄生的细胞。细胞免疫在对抗病毒、真菌、原虫和部分在细胞内寄生的细菌(如伤寒杆菌、布鲁菌、结核杆菌、麻风杆菌)的感染中起重要作用。

(2) 体液免疫　致敏B细胞受抗原刺激后即转化为浆细胞,并产生能与相应抗原结合的抗体,即免疫球蛋白(Ig)。如IgG、IgM、IgA、IgD、IgE等。通过抗体和抗原结合来发挥免疫应答作用。感染中最早出现IgM,是近期感染的标志,对早期诊断有意义。IgG是在感染后临近恢复期时出现,持续时间较长。IgG在体内含量最多,占免疫球蛋白的80%,能通过胎盘,是用于防治某些传染病的丙种球蛋白及抗毒血清的主要成分。sIgA是呼吸道和消化道黏膜上的主要局部抗体,IgE主要作用于入侵的原虫和蠕虫。

第二节　传染病流行的条件及影响因素

一、流行过程的基本条件

传染病的流行过程是指传染病在人群中发生、发展、和转归的过程。传染病能否发生和流行取决于流行过程的三个基本条件,即传染源、传播途径和易感人群。

1. 传染源　是指病原体已在体内生长繁殖并能将其排出体外的人和动物。包括下列四个方面。

(1) 病人　急性病人可通过咳嗽、吐、泻等行为引起病原体的播散,是重要的传染源;慢性病人可长期污染环境;轻型病人数量多、症状轻而不易被发现、隔离、治疗,作为传染源的意义有时更大。

（2）隐性感染者　在某些传染病（如脊髓灰质炎）中，隐性感染者是重要传染源。

（3）病原携带者　慢性病原携带者不显出症状而长期排出病原体，如慢性乙型病毒性肝炎携带者，病毒可多年存在血液中，在乙型肝炎的流行中是很重要的传染源。

（4）受感染的动物　某些动物间的传染病，如狂犬病、鼠疫等，也可传给人类，引起严重疾病。还有一些传染病如血吸虫病，受感染动物是传染源中的一部分。

近年来研究证明，一些病毒性传染病的无症状携带者在疾病流行中起着很重要的作用，如乙肝病毒、丙肝病毒和人类免疫缺陷病毒（HIV）。

2. 传播途径　病原体由传染源排出后，进入另一个易感者的体内所经过的途径称为传播途径。常见的传播途径如下。

（1）呼吸道传播　主要见于以呼吸道为进入门户的传染病，如麻疹、白喉、猩红热、严重急性呼吸综合征（SARS）等。

（2）消化道传播　主要见于以消化道为进入门户的传染病，如伤寒、痢疾等。水源被污染常可引起疾病的爆发流行。此外食物及饮水的包装及器具，个人的卫生习惯，如饭前是否认真洗手等，都与消化道传染病的发生有关。

（3）接触传播　病原体直接进入机体，如狂犬病由狂犬咬伤而传播，血吸虫病由尾蚴直接进入皮肤而感染，布鲁菌可经皮肤薄弱处而侵入机体等。皮肤炭疽，皮肤白喉、脓疮病及性病等，易感者皮肤黏膜直接与病变处接触，或接触被这些病原体污染的用具亦可感染。接触传播可传播消化道传染病、呼吸道传染病（如白喉）和寄生虫病。

（4）虫媒传播　主要见于吸血的节肢动物（蚊子、跳蚤、白蛉、恙虫等）为中间宿主的传染病如疟疾、斑疹伤寒等。如无这些虫媒介导，人与人之间是不传染的。

（5）血液、体液、血制品等传播　一切体内伴有病原体的疾病，其血液均有传染性。见于乙型肝炎、丙型肝炎、艾滋病等。在母亲妊娠期间，其病原体可以通过胎盘而感染胎儿，引起宫内感染。新生儿通过产道时以及出生后与母亲密切接触中受到感染等，均属于母婴传播的范围。

（6）土壤　当病原体的芽胞（如破伤风、炭疽）或幼虫（如钩虫）、虫卵（如蛔虫）污染土壤后，可长期存活在土壤中，直接进入伤口，接触皮肤，则土壤成为这些传染病的传染途径。

3. 人群易感性　对某一传染病没有特异性免疫力的人称为易感者，易感者在某一特定人群中的比例决定该人群的易感性。在社区人群中易感者所占的比例决定着人群的易感性，易感者少则该病不易传播。天花就是广泛接种牛痘疫苗，使人群中无易感者而被消灭的。自然感染后可获得相当的免疫力，故在某一传染病大流行之后，该地区的人群易感者减少，其后几年可不再发至流行，待免疫力减退、人群中易感者增多后，又可发生较大流行，形成周期性流行的表现。广泛接种疫苗，提高人群免疫力，是控制传染病流行的主要措施。

要点：传染病流行过程的三个环节

二、影响流行过程的因素

1. 自然因素　自然因素包括地理、气象和生态等，对流行过程的发生和发展发挥着重要的影响。传染病的地区性和季节性与自然因素有密切关系，例如血吸虫病必须有钉螺的存在才能患病，由于钉螺只能生活在气候温和、雨量充足，且有杂草丛生的河湖水网地区。所以我国血吸虫病有严格的地区性，只流行于长江及其以南的地区。而疟疾、乙型脑炎和血丝虫病等，是通过蚊虫传播的，因此多发生于夏秋季，寒冷的地区和季节，是不会发生的。某些自然生态环境为传染病在野生动物之间的传播创造良好条件，如鼠疫、恙虫病、钩端螺旋体病等，人类进入这些地区时亦可受感染而发病，称为自然疫源性传染病或人兽共患病。

2. 社会因素 社会因素包括社会制度、经济和生活条件以及文化水平和生产劳动中的各种保障措施等，直接影响人的健康及免疫状态，对传染病流行过程有决定性的影响。

新中国成立以来，我国坚持以预防为主为防治传染病的国策，并有执行政策的防疫系统组织、机构，为控制各种传染病的流行，发挥了决定性的作用。如实行计划免疫，控制了结核、白喉、麻疹、脊髓灰质炎等多发病的流行；传染性非典型肺炎流行期间由于政府高度重视，采取有效措施，使传染性非典型肺炎流行得到了有效控制。又如洪水、地震等重大自然灾害发生时，在抢险的同时进行治病、防病，使我国多次大灾之后无大疫。

第三节 传染病的特征

要点：传染病的基本特征

一、基本特征

传染病与其他疾病的本质区别，在于有其发生、发展和转归的特殊规律。掌握这些特点不仅可以用于传染病的诊断及与非传染病的鉴别，而且对传染病的预防和控制具有极其重要的作用。

1. 有病原体 每一个传染病都是由特异性的病原体引起的，包括微生物与寄生虫，这是最主要的基本特征。传染病的确诊，必须有病原学的证明。目前还有一些传染病的病原体仍未能被充分认识。

2. 有传染性 这是传染病的基本特征之一，也是与其他感染性疾病的主要区别。传染性就是病原体由一个宿主传给另一个宿主的特性。应了解并掌握每个传染病的传染性的大小和强弱，以及传播途径，以便采取合适的隔离措施。传染病病人有传染性的时期称为传染期，在每一种传染病中都相对固定，可作为隔离病人的依据之一。

3. 有流行病学特征 传染病的流行过程在自然和社会因素的影响下，表现出各种特征，称流行病学特征。

(1) 流行性 根据发病例数的不同，有不同的流行名称。有散发、流行、大流行和暴发流行之分。散发是指某种传染病在某地近年来发病率的一般水平。某种传染病发病率显著高于历年发病一般水平时，则称为流行；当某传染病的流行范围超出国界或洲界时称为大流行。当传染病病例的发病时间高度集中于一个短时间之内，即某一地区或某一单位，短时期内突然大量病例发生者称为暴发流行。

(2) 季节性 有的传染病只发生于特定的季节，有明确的季节性。主要与病原体、传播媒介的各种节肢动物以及人体受到自然条件的影响有关。如乙型脑炎，常发生于北方地区每年的7、8、9月份；呼吸道传染病多发生于冬春季等。

(3) 地方性 有些传染病，好发于某些特定地区，与自然因素和社会因素有关。如血吸虫病只发生于有钉螺的地方；华支睾吸虫病在广东多见，主要与当地居民喜食生鱼粥的生活习惯有关。恶性疟疾主要流行于热带及亚热带地区，完全与自然条件有关。

此外，传染病发病率在不同人群、不同年龄、不同职业、不同性别也有流行病学特征。

4. 有感染后免疫 人体感染病原体后，无论是显性或隐性感染，都能产生针对病原体及其产物（如毒素）的特异性免疫，称为感染后免疫。感染后免疫属于主动免疫，通过抗体转移而获得的免疫属于被动免疫。由于病原体的种类不同，感染后免疫持续时间和强弱也有很大差异。如病毒性麻疹的感染后免疫持续时间最常，几乎可终身保护，不再发病；如细菌性痢疾和百日咳等,保护性的免疫力仅持续数月到数年,不能防止以后的再感染;流行性感冒,可多次感染发病,前次感染获得的免疫力,不能抵抗后面感染发生了变异的流感病毒。

二、临床特征

1. 病程发展的规律性　急性传染病的发生、发展和转归,通常经过以下四个不同阶段。

(1) 潜伏期　从病原体侵入人体起,至开始出现临床症状为止这一段时间称为潜伏期。潜伏期通常相当于病原体在体内繁殖、转移、定位、引起组织损伤和功能改变导致临床症状出现之前的整个过程。每一个传染病的潜伏期都有一个范围即从最短到最长的时间,如白喉的潜伏期为1~7日,多为2~4日。潜伏期对传染病诊断与检疫有重要意义,是决定检疫期及密切接触者医学观察期的依据,每种传染病检疫期的确定是根据该病的最长潜伏期作出的。

(2) 前驱期　从病人开始感到不适至症状明显为止这一时期称为前驱期。此期的临床表现通常是非特异性的,一般持续1~3日。如头痛、发热、疲乏、食欲缺乏、肌肉酸痛等,为许多传染病所共有,起病急骤者,可缺少这一期,既无前驱期。

(3) 症状明显期　急性传染病病人度过前驱期后,由于病原体和其毒素的作用,引起受染者的组织损伤及功能障碍,出现相应的临床表现,在此期间,该传染病所特有的症状和体征通常都获得充分表达,如细菌性痢疾病人的腹痛、腹泻、脓血便;流行性乙型脑炎病人的头痛、喷射性呕吐、意识障碍,脑膜刺激征阳性,脑脊液出现非化脓性炎性变化等。绝大多数病人转入症状明显期。在此期间病情达顶峰。

要点:潜伏期的概念及意义

(4) 恢复期　机体免疫力增长至一定程度,病原体被清除,或被局限到某些组织或部位,病人症状及体征基本消失,临床上称为恢复期。如病人体温下降到正常、食欲和体力逐渐恢复。受损伤的组织和紊乱的功能逐渐复原,病人可完全康复。

有些传染病病人进入恢复期后,已稳定退热一段时间,由于潜伏于组织内的病原体再度繁殖至一定程度,使初发病的症状再度出现,称为复发。有些病人在恢复期时,体温未稳定下降至正常,又再发热时,称为再燃。

2. 临床类型　由于传染病在发生、发展过程中,病原体的致病性与机体的各种防御能力互相作用,以及外界各种因素的影响会有不同的结局。传染病的病情轻重、病程长短可有很大的差别。治疗效果和预后也不一样。为了科学地评价各种药物的疗效及治疗措施以及准确判断预后,根据临床表现分型如下。

(1) 按病情轻重分型　一般将临床表现典型者称为普通型或中型,较普通型轻和较普通型重者分别称为轻型和重型。有的疾病可有极重型(如乙脑)、暴发型、中毒型等。轻型者有的可自愈,重型特别是极重型者必须全力抢救,仍有相当的病死率。

(2) 按病程分型　根据病程长短可分为急性、亚急性和慢性三种不同类型。一般说来慢性者的治疗比急性者困难且疗效差,如急性乙型病毒性肝炎90%以上HBsAg可阴转而痊愈,而慢性者至今无任何药物或其他措施能使HBsAg阴转,每年仅有约2%的人自然阴转。所以对治疗效果的评价,必须在同等病情、相同临床类型者中比较,否则不具科学性。

第四节　传染病的诊断与治疗原则

一、传染病的诊断

早期明确传染病的诊断,不但有利于病人的及时治疗,而且有利于早期隔离,以防止疾病的传播。传染病的诊断应综合以下几方面的资料进行。

（一）临床资料

全面、准确的临床资料来源于详尽的病史和全面的体格检查。所以应详细询问病史，仔细进行体格检查，了解起病的急缓，热型表现，出疹情况以及受侵犯器官的特征性的症状和体征。不仅要掌握相关疾病的阳性症征，也应了解重要的阴性症征，这对临床诊断和鉴别诊断有重要意义。应力争在实验室检查结果报出之前作出初步诊断，并进行适当地隔离、治疗。

（二）流行病学资料

流行病学资料在传染病的诊断中有重要的价值。应仔细询问可疑病人的年龄、职业、发病季节、居住与旅行地点、既往病史、输血史、密切接触史、不洁饮食习惯史及预防接种等。诊断前首先要了解有无感染某个疾病的可能、有无发病的可能。如只有生活在有钉螺的地区，且有接触史的人，才有感染血吸虫的可能；和猪、牛、羊从无任何接触的人，不可能患布鲁菌病。另外还要注意，有感染的机会并不一定发病。如已患过麻疹或伤寒的人，又患麻疹或伤寒的可能性极小。所以了解这些资料对诊断和鉴别诊断很有帮助。

（三）实验室检查及其他检查

要点：实验室检查的临床意义

所有的传染病都有其特定的病原体，故如能找出其病原体就可以确诊。一些伴随的异常变化，如血常规、肝肾功能等，能够协助诊断。在感染的过程中，机体发生特异性免疫，如能检测到抗体，对确诊很有意义。

1. 一般实验室检查　包括血液、大小便的常规检查和生化检查。

（1）血液常规检查　血液常规检查中以白细胞计数和分类的意义较大。白细胞总数显著增多常见于化脓性细菌感染、百日咳和流行性出血热等疾病，但革兰阴性杆菌感染时白细胞总数往往升高不明显甚至减少，例如布鲁菌病、伤寒与副伤寒等。分类中嗜酸性粒细胞减少、消失常表示有伤寒、败血症可能，而增多时则多为寄生虫感染；异常淋巴细胞增多常为病毒感染，如传染性单核细胞增多症、流行性出血热等。黑热病可使全血减少。

（2）尿及粪常规检查　方法简便、易于操作，对确定某些传染病和寄生虫病的诊断有重要价值。尿蛋白明显增多者，有助于流行出血热和钩端螺旋体病肾衰竭型的诊断。粪常规检查有助于蠕虫病和感染性腹泻的诊断。粪便的性状和镜检，不但可提供是否有炎症的信息，而且还可直接查找某些寄生虫的虫体，如溶组织阿米巴滋养体，以及某些虫卵，如蛔虫卵、钩虫卵，有确诊意义。

（3）生化检查　生化检查有助于病毒感染性疾病的诊断。如病毒性肝炎、流行性出血热等病的诊断和病情判定。感染中毒性休克者可出现血液电解质紊乱和酸碱平衡失调等。

2. 病原学检查　为传染病的确诊依据。

（1）病原体的直接检出　许多传染病可通过显微镜或肉眼检出病原体而确诊，如蠕虫类中蛔虫、蛲虫、绦虫节片等可随粪便排出，肉眼即可确认；从血液或骨髓涂片中检出疟原虫及利什曼原虫，从血液涂片中检出微丝蚴及回归热螺旋体，粪便涂片镜检可发现溶组织内阿米巴滋养体、包囊和各种寄生虫虫卵。血吸虫毛蚴经孵化法可用肉眼检出，绦虫节片也可在大便中用肉眼检出。痰涂片找并殖吸虫卵、抗酸杆菌等。脑脊液涂片找细菌、螺旋体和某些寄生虫（如阿米巴滋养体），均可迅速准确地确定诊断。

（2）分离培养病原体　对于各种病原体，涂片检查只能提供形态和染色的特点，不足以确定其种型，应在抗生素治疗前进行血、尿、便及其他体液及分泌物的细菌培养，以提高病原体检出率。

3. 分子生物学检测　由于核酸生化及分子生物学研究技术的发展和广泛应用，近二十年来明确了许多传染病的病原，特别是病毒性疾病。现可用于诊断的分子生物学方法有两种。

(1) 分子杂交　利用放射性核素^{32}P或生物素标记的核酸探针对病原体进行分子水平的检测，可以检出特异性的病毒核酸如乙型肝炎病毒DNA，或检出特异性的毒素如大肠埃希菌肠毒素。已广泛用于乙型肝炎的诊断。

(2) 聚合酶链反应（PCR）　用于病原体核酸检查。PCR法是一种在体外扩增特异性DNA序列的技术，它可使靶DNA序列在特异的引物启动下，在短时间内便可扩增100万倍以上，具有快速、简便、灵敏、省时、对受检样品条件要求不高等特点，可用于病毒、细菌和寄生虫等多种病原体的检测。已广泛应用于丙型肝炎的诊断。PCR法灵敏性极高，因此，操作不慎时易产生假阳性结果，应严格操作，避免检测失误。

4. 免疫学检查　应用已知抗原或抗体检测血清或体液中的相应抗体或抗原，是最常用的免疫学检查方法。

(1) 特异性抗体检测　这是传染病应用最早的诊断方法。在传染病早期，特异性抗体在血清中往往尚未出现或滴度很低，而在恢复期或后期抗体滴度有显著升高，故在急性期及恢复期双份血清检测其抗体由阴性转为阳性或滴度升高4倍以上时往往有重要的意义。既往建立的补体结合试验、沉淀试验、凝集试验、中和试验等，多为检测IgG型抗体的方法，主要用于某些疾病感染率的流行病学调查。

(2) 特异性抗原检测　病原体特异性抗原的检测有助于在病原体直接分离培养不成功的情况下提供病原体存在的直接证据。其诊断意义往往较抗体检测更早、更为可靠。目前已采用酶联免疫吸附试验（ELISA）或放射免疫法（RIA）可检测乙型肝炎病毒的表面抗原和e抗原、丁型肝炎病毒抗原等。

(3) 免疫球蛋白检测　可用来判断人体体液免疫功能的检测，先天性免疫功能缺陷者免疫球蛋白降低。

(4) 皮肤试验　通过向受试者皮内注射特异性抗原的方法，了解其体内是否含有相应抗体，有抗体时受试者发生变态反应，皮肤局部出现红肿、痒、痛表现。常用于血吸虫病、并殖吸虫病等的流行病学调查。

(5) T细胞亚群检测　了解机体的免疫状态，如用单克隆抗体检测T细胞亚群可了解各亚群的T细胞数和比例，有助于艾滋病的诊断及分期分级。

5. 其他检查

(1) 内镜检查　①纤维结肠镜：常用于诊断细菌性痢疾、阿米巴痢疾、真菌性肠炎、弯曲菌肠炎、耶尔森菌小肠结肠炎和血吸虫病等诊断与鉴别，并要除外结肠癌的可能，必须借助纤维结肠镜的检查。②纤维支气管镜：常用于诊断艾滋病并发肺孢子虫病和支气管淋巴结核病等。

(2) 影像学检查　X线检查常用于诊断肺结核和肺吸虫病。超声检查已成为各种肝、胆疾病诊断和鉴别诊断最常用的检查方法，简便、快速且无创伤。特别对于阻塞性黄疸的鉴别，阿米巴与细菌性肝脓肿的鉴别，肝硬化与肝癌的鉴别等，发挥了很重要的作用。计算机体层扫描和磁共振成像常用于诊断脑脓肿和脑囊虫病等。

(3) 活体组织检查 常用于诊断各型慢性肝炎和肝硬化;各型结核病如淋巴结结核、骨结核等;艾滋病并发卡波济肉瘤和其他淋巴瘤;各种寄生虫病,如裂头蚴病、并殖吸虫病和利什曼病等。

二、传染病的治疗

(一) 治疗原则

对传染病的治疗,应具有防治结合的观点,不但在于促进病人的康复,还在于控制传染源,防止进一步传播。强调早期隔离、治疗,尽可能做到就近就地医疗。要坚持治疗、护理与隔离、消毒并重,一般治疗、对症治疗与特效治疗并重的原则。不仅应使病人康复,而且应使其病原体完全清除,不再具有传染源的作用。

(二) 治疗方法

1. 一般性治疗方法 包括隔离、支持疗法、护理和心理治疗。

(1) 隔离:依据病原体的传播途径进行相应的隔离,如呼吸道、消化道、虫媒等不同的隔离。许多传染病的病原不容易检查,则可根据以前研究的结果决定隔离期,如甲型肝炎消化道隔离到病后3周,流行性腮腺炎呼吸道隔离到病后3周,乙型脑炎防蚊到体温完全正常等。病室或居室要卫生整洁、阳光充足、空气流通,按规定进行隔离消毒。

(2) 支持疗法:能进食的病人给予足够热量、维生素丰富的易于消化饮食,以增强病人体质。对于消化道疾病如急性细菌性痢疾和伤寒的病人,饮食不当有增加病变迁延及发生肠出血、肠穿孔等并发症的可能。对于不能正常进食者,适当补充液体和盐类,维持水、电解质和酸碱平衡。重症者可给予新鲜血浆、各种氨基酸、脂肪乳等静脉输注。

(3) 基础护理及心理疗法:良好的护理对于保证病人处于一个舒适而卫生的环境,各项诊断及治疗措施的正确执行和密切观察病情变化具有非常重要的意义。在重型病人的治疗中,护理工作非常重要,例如抢救重型流行性乙型脑炎病人时,定时的翻身、拍背、吸痰是抢救成功必不可少的措施。医护人员的良好服务态度、工作作风和对病人的同情心都是心理治疗的重要组成部分,有助于提高病人战胜疾病的信心。慢性病病人则常有多种顾虑和精神负担,医护人员的关心、交流与解释,将有关的知识教给病人,可使病人消除焦虑,更好地配合治疗,取得单纯药物不能取得的疗效。

2. 病原疗法 病原治疗既可消除病原体,促进身体康复,又有控制与消除传染源的作用,是治疗传染病与寄生虫病的关键措施。

(1) 抗生素 在传染病治疗中抗生素应用最为广泛,对细菌性传染病的防治疗效显著。但在使用时要掌握好适应证和禁忌证,注意用药剂量、疗程及药物的不良反应。

(2) 化学制剂 对治疗细菌感染性疾病、寄生虫病均有较好的疗效,如氯喹治疗疟疾;诺氟沙星治疗肠道感染;吡喹酮治疗多种寄生虫病等。

(3) 血清疗法 抗毒素注射后可中和病人血液和组织液内毒素,达到治疗的目的,如白喉和破伤风抗毒素。但血清属于异性蛋白,注射人体可发生过敏反应,故在治疗前应询问药物敏感史,并作皮肤敏感试验。

3. 对症疗法 对症疗法不但有减轻病人痛苦的作用,而且通过调整病人各系统的功能,可达到减少机体消耗,保护重要脏器免受感染损害,使损伤减低至最低限度。例如休克者应尽快补充血容量、纠正酸中毒;抽搐时采取的镇静措施,脑水肿应尽快应用脱水剂,谨防脑疝的发生。昏迷时采取的苏醒措施,心力衰竭时采取的强心措施,严重毒血症时采用肾上腺糖皮质激素疗法等。均有利于病人渡过危险期,及早恢复健康。

要点:病原疗法的种类及使用时注意事项

4. 康复疗法　某些传染病,如脊髓灰质炎、流行性乙型脑炎、流行性脑脊髓膜炎等,可引起一定程度后遗症,需要采取手法按摩、被动活动、针灸理疗、高压氧等康复治疗措施,有助于病情逐步好转和功能的恢复。

5. 中医中药疗法　中医学认为急性传染病多属温病范畴,一般按“卫气营血”辨证施治。治法常采用清热、解表、宣肺、生津、利湿、泻下、滋阴、熄风、开窍等法。对调整病人各系统功能起相当重要的作用,某些中药如黄连、鱼腥草、板蓝根等还有抗微生物作用。

第五节　传染病的预防

2004 年 12 月 1 日实施的《中华人民共和国传染病防治法》规定:国家对传染病防治实行预防为主的方针,防治结合、分类管理的原则。作好传染病的预防,可以减少传染病的发生及流行,甚至可以达到控制和消灭传染病的目的。预防工作主要从构成传染病流行过程三个基本环节即管理传染源、切断传播途径、保护易感人群采取综合性措施。

一、管理传染源

1. 对传染病病人的管理　应做到“五早”,即早发现、早报告、早隔离、早诊断和早治疗,这是预防和控制传染病传播的根本措施。应注意彻底治疗病人(包括病原学检查转阴),做好消毒隔离工作。

2. 对接触者的管理　可根据不同传染病分别对接触者进行医学观察,留验、集体检疫、卫生处理、预防接种和预防服药等。

3. 对病原携带者的管理　主要通过病原学检查来发现,发现病原携带者应予以治疗、管理、观察,并应调离工作岗位和随访观察。

4. 对动物传染源的管理　如属有经济价值的家禽、家畜,应尽可能加以隔离、治疗,如无经济价值的则应予以杀灭。

知识链接

传染病的种类及管理

我国传染病防治法将传染病分为甲、乙、丙三类,共 38 种。

甲类:鼠疫、霍乱共 2 种,为强制管理传染病。

乙类:传染性非典型肺炎、艾滋病、病毒性肝炎、脊髓灰质炎、人感染高致病性禽流感、麻疹、流行性出血热、狂犬病、流行性乙型脑炎、登革热、炭疽、细菌性和阿米巴性痢疾、肺结核、伤寒和副伤寒、流行性脑脊髓膜炎、百日咳、白喉、新生儿破伤风、猩红热、布鲁菌病、淋病、梅毒、钩端螺旋体病、血吸虫病、疟疾、甲型 H1N1 流感共 26 种,为严格管理传染病。

要点:传染病的种类及报告时限

丙类:流行性感冒、流行性腮腺炎、手足口病、风疹、急性出血性结膜炎、麻风病、流行性和地方性斑疹伤寒、黑热病、丝虫病,除霍乱、细菌性和阿米巴性痢疾、伤寒和副伤寒以外的感染性腹泻病共 10 种,为监视管理传染病。

发现甲类传染病要求城镇于 2 小时内,农村于 6 小时内通过传染病疫情监测信息系统进行报告。发现乙类传染病中的艾滋病、肺炭疽、传染性非典型肺炎、脊髓灰质炎的病人、病原携带者和疑似病人报告同甲类传染病;其余的乙类传染病,城镇于 6 小时内、农村应于 12 小时内通过传染病疫情监测信息系统进行报告。发现丙类传染病要求于 24 小时内通过传染病疫情监测系统进行报告。

二、切断传播途径

切断传播途径的目的是为消灭传播因素上的病原体和昆虫媒介,使外界环境无害化。

1. 一般卫生措施　应根据不同传播途径采取不同措施。对消化道传染病,应着重保护水源、加强饮食及个人卫生,加强粪便管理,消灭苍蝇、蟑螂等。对呼吸道传染病,应着重保持室内空气流通;必要和可能时进行空气消毒;提倡呼吸道传染病流行季节戴口罩等。

2. 消毒　可利用物理或化学方法进行消毒,做好消毒工作,消灭外环境中的病原体,是切断传播途径的重要措施。

3. 杀虫　是指杀灭传播传染病的媒介昆虫,如杀灭蚊、蝇、跳蚤、虱等,也是控制多种传染病传播的重要措施。

三、保护易感人群

1. 提高非特异性免疫力　养成良好的卫生习惯、规律的生活方式、合理营养、戒烟限酒、积极主动的进行体育锻炼等,均可增强人体的免疫力。

2. 提高特异性免疫力　提高特异性免疫力是预防传染病的根本措施。

(1) 主动免疫　机体接种疫苗、菌苗及类毒素后,于 1 ~ 2 周,可使机体产生对病毒、细菌和毒素的特异性抗体,称主动免疫。免疫力可保持数月或数年。我国已将多种传染病的预防接种列入计划免疫项目中(见书末附录 2)。儿童基础免疫内容主要是卡介苗、百白破混合制剂、脊髓灰质炎减毒活疫苗、麻疹疫苗及乙型肝炎疫苗。

(2) 被动免疫　接种被动免疫制剂,如抗毒素、特异性高价免疫球蛋白、丙种球蛋白后,可使机体产生特异性被动免疫。常用于治疗对接触者的紧急预防,免疫力仅持续 2 ~ 3 周。

(3) 药物预防　有些传染病可用药物进行预防。如易感者进入流行区或流行季节服用预防药物是常用的有效防护方法,如口服磺胺药物预防流行性脑脊髓膜炎,口服乙胺嘧啶预防疟疾等。在个人防护方面应注意如在血吸虫流行区避免与疫水接触,疟疾流行区应使用蚊帐等。

要点:提高特异性免疫力的方法及意义

(华桂春)

第六节　传染病的护理

传染病院(科)或感染科是传染病病人集中诊治的场所,为有效地控制传染病的传播,传染病院(科)的护士必须具备以下几方面素质:必须掌握一定的专业知识,了解各种病原体的性质、传染病流行过程的三个环节;必须严格执行消毒、隔离制度及各种管理制度;必须掌握各种隔离技术和消毒方法,以防传染病传播蔓延而造成交叉感染;必须有高度责任心和护理技艺,密切观察病情变化,及时报告医师并配合医师积极采取抢救措施,挽救病人生命;是法定的责任报告人;能指导病人、家属、工作单位作好消毒、隔离工作,并做好预防传染病知识的宣传。

一、传染病的隔离

正确实施隔离技术,是预防和控制传染病的基本要求。

(一) 隔离的定义

隔离是指把传染病病人(传染源)在传染期间与健康人和非传染病病人隔开,安置在指定地方,进行集中治疗和护理,以防止传染和扩散。

某种传染病隔离期的确定是由该种传染病传染期的长短决定的,把握好传染病人的隔离期就能控制传染病传播蔓延。

（二）隔离的基本原则

1. 病房和病室　病房和病室门前悬挂隔离标志,门口放消毒液浸湿的脚垫,门外设立隔离衣悬挂架,备消毒液、清水各一盆及手刷、毛巾,另挂避污纸。病房和病室内墙壁上应悬挂消毒、隔离制度及家属陪伴和探视制度。病室每日进行空气消毒,可用紫外线照射或消毒液喷雾。

2. 工作人员　进入隔离室应按规定戴口罩、帽子、穿隔离衣,只能在规定范围内活动。穿隔离衣前,必须将所需的物品备齐,各种护理操作应有计划并集中进行。

3. 病人及家属　病人接触过的物品或落地的物品应视为污染,消毒后方可给他人使用。家属陪伴或探视时必须严格执行消毒和隔离制度,严格执行陪伴和探视制度。病人传染性分泌物三次培养结果均为阴性或已渡过隔离期,医师开出医嘱后,方可解除隔离。

（三）传染病区的隔离要求

1. 传染病区的划分　传染病区应与普通病区分开,并远离水源、食堂和其他公共场所。传染病区应设有多个出入口,工作人员与病人应经过不同的通道出入。

2. 隔离单位的划分　以传染病病人为单位,每位病人有单独的生活环境和用具,并与其他病人隔开;以传染病种为单位,同种传染病的病人,可住在同种病室,但应与其他病种的传染病人相隔离。凡未确诊或发生混合感染及危重病人有强烈的传染性时,应住单间隔离。

3. 区域的划分

（1）清洁区　指未与传染病病人接触、未被病原微生物污染的区域,如工作人员会议室、更衣室、值班室、配膳室及库房等。

（2）半污染区　有可能被病原微生物污染的区域称为半污染区。如医护办公室、治疗室、内走廊、病室的缓冲间、工作人员厕所等。

（3）污染区　凡被病原微生物污染或被病人直接接触和间接接触的区域称为污染区,如病房、病人洗浴间、厕所、入院处置间、传染科(感染科)检验室等。

4. 区域隔离要求

（1）清洁区隔离要求　①工作人员不得穿隔离衣、穿工作服、戴口罩、戴帽子、穿隔离鞋进清洁区;②病人及病人接触的物品不得进入清洁区。

（2）半污染区的隔离要求　①工作人员进入半污染区一般不穿隔离衣;穿工作服以减少交叉感染机会;②病人不得进入半污染区;③治疗室内清洁物品、未被污染或已消毒的医疗器械和药物须与污染物品严格分开放置,由病室带回的物品应先消毒后放在一定的位置。

（3）污染区隔离要求　①对工作人员的隔离要求:工作人员进入污染区按要求穿隔离衣、戴口罩、戴帽子、穿隔离鞋,必要时护目镜或防护面具。避免病人对着自己打喷嚏、咳嗽,如果出现这种情况,必须立即清洗消毒。污染的手不能触摸自己的五官及非污染物品,直接、间接接触病人或污染物品后,必须认真清洗双手。污染区内的物品未经消毒不准带出它处。②对病人的隔离要求:传染病病人入院须经病区污染端进入,更换病人服,换下的衣服及物品,经消毒处理后,由家属带走或由医院统一管理;传染病人出院时须经卫生处置后,换上清洁衣服,由病区清洁端出院。传染病病人住院期间为防止交叉感染,不得随意离开病室,只能在病室内活动。告诉病人及家属,污染物品及信件等未经消毒,不能随意拿出院外,以免病原体污染外界。

要点:隔离的概念及区域的划分

（四）隔离的种类及要求

根据传染途径及传染性强弱的不同，分为以下几种隔离。

1. 严密隔离 采用黄色隔离标志，适用于传染性强、病死率高的传染病，如鼠疫、霍乱、肺炭疽、传染性非典型肺炎、人感染高致病性禽流感等。

（1）病室 要求设内、外走廊、独立的卫生间。病人由外门进入病室，室内有通向内走廊的门，室外设有缓冲间及洗手设施，内走廊的墙上安装双侧推拉递物柜；病室的空气每日用紫外线消毒一次，病室的墙壁、地面、家具需每日用消毒液擦洗一次；病室内物品应固定、专用；所有用物一经进入病室，均视为污染，污染物品应装双层污物袋并标记，必须经严密消毒后送出销毁或洗消处理。分泌物，排泄物消毒处理后废弃。门口应设有用消毒液浇洒过的脚垫，门把手应包以消毒液浸湿的布套；门上应挂“严密隔离”的标志，不得随意开启门窗。

（2）病人 单间隔离，病原体相同者可同住一室。病人禁止出病房，禁止陪护、探视；如病人必须转移时，应妥善覆盖，防止在转移过程中污染环境和他人；霍乱病人要设立洞床，病人的分泌物、排泄物及便器需严密消毒；病人出院或死亡后，病室及一切用具均须严格执行终末消毒 1～3 次，经检测合格后方可使用。感染暴发时，将病人分类于不同病室。如不能有效地控制感染的扩散，应停止收容，并报上级部门处理。

（3）工作人员 进入病室要应穿隔离衣，换隔离鞋，戴口罩，帽子及手套。离开病室时应消毒双手，脱去隔离衣、鞋。有呼吸道感染或手指皮肤破损者，应停止接触此类病人。

2. 呼吸道隔离 采用蓝色隔离标志。适用于经呼吸道传染的疾病，如流行性感冒、麻疹、水痘、流行性腮腺炎、猩红热、白喉、百日咳、流行性脑脊髓膜炎及支原体肺炎等。

（1）病室 门应紧闭，通向内走廊的门外设有两道间及洗手设施，病室内应有特殊的通风装置；病室用紫外线对空气消毒，每日 2 次；通风每日 3 次；地面擦洗每日 2 次。

（2）病人 同一病种病人，可同住一室。床与床之间的距离为 2 米；病人不能外出，需到其他科室就诊时，须戴口罩；病人的体液、体液污染过的物品须进行消毒处理；病人所用食具，痰杯等应予隔离；食具每餐消毒，痰杯每日消毒；呼吸道分泌物应予消毒后废弃。

（3）工作人员 接触病人须戴口罩、帽子，必要时穿隔离衣；接触病人或可能污染物品，护理下一名病人前应洗手。

3. 消化道隔离 采用棕色隔离标志。适用于消化道传染性疾病。如细菌性痢疾、甲型肝炎、戊型肝炎、伤寒和副伤寒、脊髓灰质炎等。

（1）病室 地面、墙壁每日用消毒液擦洗；病房设纱门、纱窗，做好灭蝇、防蝇及灭蟑螂工作。病室内应无蝇，无蟑螂。

（2）病人 不同病种的病人，最好分室收住，如条件不允许，不同病种也可同住一室，但每个病人之间必须实行隔离，床边挂上“床边隔离”标志；病人的呕吐物、排泄物要严格消毒，食具、便器要专用，用后消毒；督促病人饭前便后要洗手，控制彼此之间的相互接触；病人之间不得交换报纸、用具、食物等；病人不得随意离开隔离单位。

（3）工作人员 密切接触病人，应穿隔离衣，戴口罩，接触污物时需戴手套，护理不同的病种需更换不同的隔离衣，接触病人，污物，护理下一名病人前应严格洗手。接触病人后要严格清洗、消毒双手。

4. 接触隔离 采用橙色隔离标志。用于病原体直接或间接的接触皮肤、黏膜而引起的传染病,如婴幼儿急性呼吸道感染、咽炎或肺炎,新生儿淋菌性眼结膜炎,狂犬病,皮肤炭疽病等。

(1) 病室　不同病种病人分室收住,同种病原体感染可同住一室。

(2) 病人　病人用过的医疗器械要严格消毒,用过的敷料应焚烧,病人出院或死亡,病室须进行终末消毒。病人用品不得转交他人应用;一切污染用品,须严密消毒后方可使用;污染物应装袋,标记,送出销毁或洗消处理。

(3) 工作人员　接触病人需穿隔离衣、戴手套、戴口罩,接触不同的病人需更换不同的隔离衣并洗手;为病人换药时应带橡胶手套,手上有破损者,应停止接触此类病人;接触病人,污染物,护理下一名病人前,应洗手。

5. 血液和(或)体液隔离　采用红色隔离标志。适用于经血液、体液及血制品传播的疾病,如乙型肝炎、丙型肝炎、艾滋病、梅毒等。

(1) 病室　同种病原体感染可同住一室。个人卫生不能自理或出血不易控制易污染者单间隔离。

(2) 病人　被病人的血液、体液污染的物品,应销毁或装入污物袋中,做好标志,送出病房做好彻底消毒或焚烧;病人使用的医疗器械、应严格消毒,有条件时使用一次性用品。

(3) 工作人员　血液、体液可能污染工作服时,应穿隔离衣;接触血液,体液时,应戴手套,必要时戴口罩、护目镜;接触病人或血液后,要认真洗手,必要时用消毒液洗手后,再接触其他病人;工作中严防被注射针头等利器刺伤;病人用过的针头和注射器等应销毁或装入污物袋中,并做好标志,送出病房进行彻底消毒处理或焚烧。

6. 虫媒隔离　适用于以昆虫作媒介的传染病,如流行性乙型脑炎、丝虫病、斑疹伤寒、回归热、黑热病、疟疾等。

(1) 病室　要有严密的防蚊设备及灭蚊措施。

(2) 病人　由虱子传播的疾病,病人需洗澡、更衣、灭虱处理后才能进入病室,病人的衣被也需灭虱消毒。

要点:隔离的种类及要求

7. 结核病隔离　采用灰色隔离标志。适用于痰菌阳性或胸部 X 线片显示活动性阴影的肺及喉结核病人。

(1) 病室　同病种病人,可同住一室,关闭门窗要有特殊的通风装置。

(2) 病人　病人的污染物应彻底清洗,消毒后销毁。

(3) 工作人员　密切接触病人应戴口罩,穿隔离衣。接触病人、污物后,护理下一名病人前应洗手。

(五) 常用隔离技术

1. 工作帽的应用　戴工作帽可防止头发上的灰尘及微生物落下造成污染。护理传染病病人时,也可保护自己,工作帽大小适宜,头发全部塞入帽内,不得外露。每周更换两次,手术室或严密隔离单位,应每次更换。

2. 口罩的应用　戴口罩可防止飞沫污染无菌物品。口罩应盖住口鼻,系带松紧适宜,不可用污染的手触及。不用时不宜挂于胸前,应将清洁面向内折叠后,放入干净衣袋内。口罩一经潮湿,则病菌易于侵入,应及时更换。

3. 避污纸的使用及处理　避污纸即为清洁纸片。使用避污纸拿取物品或作简单操作,保持双手或用物不被污染,以省略消毒手续。如收取污染的药杯,拿病人用过的物品,或拾取掉在污染区地面上的物件等,可垫避污纸以避免污染工作人员的手,以污染的手接触清洁物品时,可垫着避污纸,避免污染用物,如开自来水龙头,电源或门窗。使用避污纸时,要从上面抓取,不可掀页撕取。用后放进污物桶内,集中焚烧。

4. 洗手　六步洗手法具体操作如下:①第一步:掌心相对,手指并拢相互摩擦;②第二步:手心对手背沿指缝相互搓擦,交换进行;③第三步:掌心相对,双手交叉沿指缝相互摩擦;④第四步:一手握另一手拇指旋转搓擦,交换进行;⑤第五步:弯曲各手指关节,在另一手掌心旋转搓擦,交换进行;⑥第六步:搓洗手腕,交换进行。

5. 涮手　即利用机械及化学作用去除手上污物及微生物的方法,是做好消毒隔离、预防交叉感染的重要措施。具体方法:取无菌刷蘸肥皂乳(或肥皂块),先刷指尖、然后刷手、腕、前臂、肘部到上臂下 1/2 段,特别要刷净甲沟、指间、腕部,无遗漏地刷洗三遍,每遍 3 分钟。刷洗时,双手稍抬高。每遍刷完后,用流水冲去肥皂沫,水由手、上臂至肘部淋下,手不能放在最低位,以免臂部的水反流到手。刷洗毕,用无菌小毛巾依次拭干手、臂。手、臂不可触碰其他物品,如污染必须重新刷洗。

6. 手消毒　消毒液泡手能有效地去除手上的微生物。常用泡手的消毒液有:0.2%过氧乙酸、碘伏、洗必泰等。具体方法:刷洗后,双手及上臂下 1/3 伸入盛有消毒液的桶内,用无菌小毛巾轻擦洗皮肤 5 分钟,手不可触及桶口。浸泡毕,拧干小毛巾,揩去手、臂、消毒液,晾干。双手保持于胸前半伸位准备穿手术衣。

7. 穿隔离衣　保护工作人员和病人;避免相互间交叉感染;避免无菌物品或无菌区域被污染。操作方法如下。

要点:穿隔离衣操作方法

(1) 戴好口罩及帽子,取下手表,卷袖过肘(冬季卷过前臂中部即可)。

(2) 手持衣领取下隔离衣,清洁面朝自已;将衣领两端向外折齐,对齐肩缝,露出袖子内口。

(3) 右手衣领,左手伸入袖内;右手将衣领向上拉,使左手套入后露出。

(4) 换左手持衣领,右手伸入袖内;举双手将袖抖上,注意勿触及面部。

(5) 两手持衣领,由领子中央顺着边缘向后将领扣扣好,再扎好袖口(此时手已污染),松腰带活结。

(6) 将隔离衣一边约在腰下 5 cm 处渐向前拉,直到看见隔离衣的边缘,则捏住;同法捏住另一侧边缘,注意手勿触及衣内面。然后双手在背后将边缘对齐,向一侧折叠,一手按住折叠处,另一手将腰带拉至背后压住折叠处,将腰带在背后交叉,回到前面系好。

二、传染病的消毒

消毒是指用化学、物理、生物的方法杀灭或消除环境中的致病微生物,达到无害化。消毒是传染病防治工作中的重要环节,是有效切断传染病的传播途径,控制传染病传播的重要手段。不仅可以防止病原体播散到社会中,引起流行发生;也可以防止病人再被其他病原体感染,发生交叉感染,同时也保护医护人员免于感染传染病。

(一) 消毒的种类

1. 预防性消毒　是指未发现传染源情况下,对可能被病原体污染的物品、场所和人体进行消毒措施。如饮水消毒、餐具消毒、手术室和医护人员手的消毒等。

2. 疫源地消毒　是对有传染源(病者或病原携带者)存在或曾经有过传染源的地区进行消毒。包括随时消毒和终末消毒。

（1）随时消毒　随时对传染源的排泄物、分泌物及污染的物品进行消毒，以及时杀灭从传染源排出的病原体，防止传播。

（2）终末消毒　是指传染源已离开疫源地，如转科、痊愈或死亡后，对其原居地点进行的最后一次彻底消毒。消毒范围除对病人所处环境，接触物品和排泄物消毒外还包括病人治愈后出院前的一次自身消毒或病人死后的尸体消毒处理。

（二）常用消毒方法

不同的传播途径引起的传染病，使用不同的消毒方法，消毒效果有所不同。常用的消毒方法有物理和化学消毒方法两种。

1. 物理消毒法　包括机械、热、光、电、微波、辐射等。

（1）机械消毒　常用方法有涮洗、清扫、拍打、通风等，此种方法只能清除或减少细菌，对病毒或立克次体无效。

（2）热消毒　常用方法有煮沸、焚烧、高压蒸汽灭菌、预真空型压力蒸汽灭菌和脉动真空压力蒸汽灭菌、巴氏消毒法和干热灭菌法等。

1）煮沸消毒：可杀死细菌繁殖体，不易杀灭细菌芽胞。可用于处理传染病病人的剩余食物、污染的棉织品、食具及金属、玻璃制品等。一般煮沸 10 分钟即可，乙型肝炎病人污染的物品，应煮沸 15 ~ 20 分钟。

2）高压蒸汽灭菌：能彻底杀灭细菌芽胞，达到灭菌的效果，是医院最常用的灭菌方法。用于耐高温、高湿的医用器械和物品的灭菌。一般蒸汽压力为 98 kPa，温度为 121 ~ 126℃，时间为 15 ~ 20 分钟。

3）预真空型和脉动真空压力蒸汽灭菌：蒸汽压力达 205.8 kPa（2.1 kgf/cm^2），温度达 132℃，是效果更可靠的新型灭菌法，在大、中型医院应用广泛。

4）巴氏消毒法：温度一般为 65 ~ 75℃，10 ~ 15 分钟，不能杀死芽胞，能杀灭细菌繁殖体。

（3）辐射消毒法　分为非电离辐射和电离辐射消毒两种。

1）非电离辐射：包括紫外线、红外线和微波消毒。光波波长在 250 ~ 265 nm 之间的紫外线杀菌作用最强，可以杀灭各种微生物，但对真菌孢子效果最差，细菌芽胞次之，对乙型肝炎病毒无效。主要用于室内空气和一般物品的表面消毒。红外线和微波穿透能力差，只适用于小件物品的消毒。

2）电离辐射：包括 γ 射线和高能电子束两种。有广谱杀菌作用，在常温下对不耐热的物品灭菌，效果可靠。由于设备昂贵，常用于精密医疗器械、生物医学制品（人工器官、移植器官等）和一次性医用品的灭菌。

2. 化学消毒法

（1）氧化消毒剂　常用的有过氧乙酸、高锰酸钾、过氧化氢等，此类消毒剂主要靠其强大的氧化能力来灭菌，但有较强的腐蚀性和刺激性。

（2）含氯消毒剂　常用的有漂白粉、次氯酸钠、氯胺、84 消毒液等，此类消毒剂在水中产生次氯酸，具有强大的杀菌作用，杀菌谱广、作用快、其余氯毒性低、价廉，但对金属制品有腐蚀作用。

（3）醛类消毒剂　常用的有甲醛、戊二醛，特点具有广谱、高效、快速的杀菌作用，适用于精密仪器、内镜的消毒。

（4）碘类、醇类消毒剂 常用的有2.5%碘酊、0.5%碘伏（聚维酮碘）、75%乙醇等，具有广谱和快速的杀菌作用，适用于皮肤、食具和医疗器械的消毒。

（5）杂环类气体消毒剂 主要有环氧乙烷、环氧丙烷等，为一种广谱、高效消毒剂，适用于医疗器械、精密仪器及皮毛类消毒。

（6）其他消毒剂 常用的有苯酚（石炭酸）、甲酚皂溶液（来苏儿）、苯扎溴铵（新洁尔灭）、氯己定（洗必泰）等。

要点：消毒的概念及消毒方法

三、传染病的常见症状及护理

（一）发热

当体温调节中枢受致热原作用或本身功能障碍时，使产热过程增加，而散热不能相应地随之增加或散热减少，使体温升高超过正常范围的高限时，称为发热。包括感染性发热及非感染性发热。病原体感染引起的发热是许多传染病共有的最常见症状，在急性传染病中有特别重要的临床意义。

1. 传染病的发热过程

（1）体温上升期 产热大于散热使体温上升。骤然上升至39℃以上，常伴有发冷甚至寒战，见于疟疾、伤寒。

（2）极期 也称高热持续期。产热和散热过程在较高水平上保持相对平衡。此期体温达到高峰并可维持数小时（如疟疾）、数日（如肺炎球菌性肺炎）或数月（如伤寒）。

（3）体温下降期 散热大于产热，常表现为多汗、皮肤潮湿。骤降见于疟疾，缓慢下降见于伤寒。

2. 热型 是传染病重要特征之一，具有鉴别诊断意义。

（1）稽留热 体温持续在39～40℃以上，达数日或数周，24小时体温相差不超过1℃，如乙型脑炎、斑疹伤寒等。

（2）弛张热 体温常在39℃以上，24小时体温相差超过1℃，但最低温度亦未正常，见于伤寒缓解期，流行性出血热等。

（3）间歇热 1日内体温可呈现为高热和正常，或高热和无热交替出现，一般不超过2日。最常见于疟疾。

（4）波状热 体温逐渐升高到39℃或以上，数日后又逐渐降至正常水平，此后又逐渐上升，逐渐下降，重复多次呈波浪样，可持续数月之久，常见于布鲁菌病等。

（5）败血症型热 24小时体温波动于高温（40℃）和正常或低于正常的温度之间，相差可达4℃左右。提示病情严重，可见于严重的毒血症和败血症。

要点：传染病常见的热型及意义

3. 护理评估

（1）健康史 询问内容：①有无传染病接触史、既往病史或预防接种史等；注意发病的地区、季节，传染病流行情况。②询问发热的原因与诱因；发热的特点，如起病缓急、热程、热型、发热程度。③发热的伴随症状，如有无皮疹、腹泻、黄疸等；小儿高热时应询问有无惊厥发生。④发热时的全身情况，如头痛、全身酸痛、食欲缺乏、呕吐、体重减轻、尿少、出汗等。⑤发热后的诊疗及护理经过，如所应用的药物及效果、是否进行物理降温等。

（2）身体评估 进行全面的体格检查，重点评估生命征，观察病人的面容是否潮红，有无皮疹、皮肤弹性有无减退、有无全身浅表淋巴结增大及肝脾大、营养状况、意识状态，对心、肺、腹、神经系统检查等有无异常。

(3) 心理评估　有无因发热引起的心理反应,如恐惧、紧张、不安;或由于持续高热诊断不明确所引起的焦虑;或因住院经济负担过重造成的心理压力。

(4) 辅助检查　常用血、尿、粪常规及病原学检查;结合病情进行肝功能、血清学、脑脊液检查;必要时做胸部 X 线及 B 超检查等。

4. 护理诊断

(1) 体温过高　与病原体感染有关。

(2) 体液不足　与出汗过多和液体量摄入不足有关。

(3) 营养失调　与代谢率增高和营养物质摄入不足有关。

(4) 口腔黏膜改变　与发热所致的口腔黏膜干燥有关。

(5) 焦虑　与缺乏相关传染病知识有关。

(6) 潜在并发症　惊厥、意识障碍等。

5. 护理措施

(1) 体温过高　常用物理降温的方法有温水擦浴、乙醇擦浴、冰袋、冰水灌肠等。使用时应注意有皮疹的病人禁用乙醇擦浴,以避免对皮肤的刺激;周围循环不良的病人,如脉搏细数、面色苍白、四肢厥冷禁用冷敷和乙醇擦浴;避免长时间在同一部位冰敷;对持续高热物理降温效果不明显者可遵医嘱采用药物降温,护士应了解退热剂的成分、药理作用、禁忌证等;应用冬眠疗法降温时,避免病人直立,注意血压变化,并保持呼吸道通常。高热期应注意卧床休息,减少耗氧量;病人大量出汗后应用温水擦拭应及时更换内衣、床上用品,保持皮肤清洁、干燥,使病人有舒适感;病室应保持适宜的温度、湿度,注意通风、换气,保持室内空气清新和流通,避免噪音。

(2) 体液不足　鼓励病人多饮水,每日进水量不少于 2 000 ml,以维持水、电解质平衡,或遵医嘱静脉输液,以保证充足的水分,防止脱水。

(3) 营养失调　应给以高热量、高蛋白、高维生素、易消化的流质或半流质饮食。

(4) 口腔黏膜改变　应指导或协助病人在饭前、饭后、睡前漱口,病情危重或昏迷者给予特殊口腔护理,以免发生口腔感染。

要点：发热的护理措施

(5) 焦虑　向病人讲解有关发热的知识及传染病隔离的必要性,鼓励病人提出问题,并给以耐心解答,满足病人的合理要求,以稳定情绪,解除焦虑,积极配合治疗护理。

(6) 预防并发症　对高热的病人特别是小儿应及时采取降温措施,同时加强安全防护。一旦出现惊厥或意识障碍,应立即将病人平卧,松解衣扣带,头偏向一侧,用压舌板或筷子放于上下磨牙之间,防止咬伤舌部,及时清除口鼻分泌物,保持呼吸道通畅,氧气吸入,遵医嘱应用抗惊厥药物,惊厥缓解后护理保持病人周围环境安静,专人守护。

6. 健康教育

(1) 对病人的指导　向病人或家属讲解发热的原因、诱因、治疗及预防传染病的知识,教会病人或家属必要的预防、隔离措施。

(2) 预防疾病指导　每日开窗通风,保持室内空气新鲜,多到郊外、户外呼吸新鲜空气;合理膳食,增加营养,要多饮水,摄入足够的维生素,积极参加体育锻炼,避免接触传染病人,传染病流行时尽量不到传染病流行疫区等。讲解预防接种的重要性,指导儿童按时进行预防接种。

(二) 腹泻

1. 腹泻是指排便次数较平时增加,且粪质稀薄、容量及水分增加,并含有异常成分,如黏液、脓血、未消化的食物及脱落的肠黏膜等。

不同种类的传染病腹泻次数、大便性状、每次大便量及伴随症状等均有所不同。如霍乱起病急，先泻后吐，大便次数多，每次排泄量大，典型的米泔水样大便，不伴有发热及腹痛，而细菌性痢疾的典型表现为腹泻、脓血便、伴有发热及里急后重感。

急性腹泻可在短时间内丢失大量水分及电解质，而引起水、电解质紊乱和代谢性酸中毒，严重时还可造成低血容量性休克。由于排便频繁及粪便刺激，可造成脱肛及肛门周围皮肤糜烂。长时间腹泻可导致营养障碍，出现体重下降、维生素缺乏。腹泻还影响病人生活，并能产生焦虑、抑郁等心理障碍。

2. 护理评估

(1) 健康史　①询问有无与腹泻病人接触史、居住环境及个人卫生习惯等情况；②询问腹泻的原因及诱因：如有无肠道感染性疾病及饮食不当、进不洁食物、受凉、过劳、精神创伤等诱因；③腹泻的特点：起病缓急、病程、每日大便次数、量、性状、颜色、气味及有无异常成分；④伴随症状：如有无发热、腹痛、里急后重、恶心、呕吐和体重减轻等。有无口渴、尿量减少等脱水表现；⑤腹泻的诊疗及护理经过：发病后使用过的药物、剂量及效果等；⑥既往病史：有无慢性腹泻史，如慢性细菌性痢疾、阿米巴痢疾等，以及既往治疗护理情况。

(2) 身体评估　生命征、意识状态、营养状况、口腔黏膜湿润程度、皮肤弹性、心率及心律、腹部压痛、肠鸣音、肛门周围皮肤情况和体重等。

(3) 心理评估　有无因急性腹泻来势凶猛而引起的恐惧，对慢性腹泻病人应询问是否对生活和工作造成影响，有无因腹泻反复发作、迁延不愈使病人产生心理压力，如对预后的担忧、因长期治疗给家庭带来经济负担而产生的焦虑。

(4) 辅助检查　常用的实验室检查有血常规、尿常规、粪常规及培养；结合病情进行血清钾、血清钠、血清氯、二氧化碳结合力的检查，必要时作 X 线钡剂灌肠及纤维结肠镜检查。

3. 护理诊断

(1) 腹泻　与肠道感染有关。

(2) 体液不足或有体液不足的危险　与急性腹泻导致体液丢失过多有关。

(3) 营养失调　与长期慢性腹泻有关。

(4) 有皮肤完整性受损的危险　与排便次数增多及排泄物对肛周皮肤的刺激有关。

(5) 焦虑　与慢性腹泻迁延不愈及与缺乏相关传染病知识有关。

4. 护理措施

(1) 腹泻　腹泻频繁全身症状明显应卧床休息，腹泻症状不重者可适当活动；严密观察生命征、排便情况及伴随症状有无改善。准确记录每日大便次数、每次大便量及性状等，详细记录出入水量。使用喹诺酮类药物或其他抗病原体药物时应注意药物剂量、使用方法、服药时间、疗效及不良反应，如喹诺酮类药物可引起恶心、呕吐、食欲缺乏等胃肠道反应，应告诉病人饭后服用可减轻药物不良反应。腹泻病人常需留取粪便标本作常规检查及培养，标本应新鲜，并应选取脓血、黏液部分，及时送检，以提高粪便检查阳性率，所以应向病人说明留取标本的目的、方法及注意事项。病人的排泄物应严格消毒处理。

(2) 体液不足或有体液不足的危险　注意观察病人皮肤弹性是否下降、口腔黏膜是否干燥、神志状况及有无四肢无力、腹胀、心律不齐及腱反射减低等低钾表现，并观察血清电解质的结果。对轻、中度脱水者可采用口服补液盐（ORS），少量、多次给病人喂服，及时、准确地补充水分及电解质，以免发生水及电解质平衡紊乱。对呕吐、腹泻严重并发生重度脱水者，则应按医嘱给以静脉补充液体及电解质。在快速输液过程中，应观察心、肺情况，避免发生急性肺水肿。

(3) 营养失调　能进食者应给以少渣、少纤维素、高蛋白、高热量、易消化的流质或半流质饮食，脂肪不宜过多，忌食生冷及刺激性饮食，少量多餐，腹泻好转后应逐渐增加饮食量。对食欲缺乏的病人应注意变换食物品种，鼓励病人进食，以维持良好的营养状态，避免发生营养障碍；对频繁腹泻并伴有呕吐的病人应暂禁食，同时遵医嘱给予静脉补液。

(4) 有皮肤完整性受损的危险　注意观察肛门周围皮肤有无破损。对排便频繁者，便后宜用软纸擦拭，以免损伤肛门周围皮肤；有脱肛者可用手隔消毒纱布以轻揉局部，以帮助肠管还纳，每日用温水或1:5 000高锰酸钾水坐浴，然后局部涂以消毒凡士林油膏，以保护局部皮肤。同时注意保持肛门周围皮肤清洁及保持内裤、床单清洁和干燥。

(5) 焦虑　向病人进行有关腹泻的知识教育，避免精神紧张、烦躁，必要时按医嘱应用镇静剂，可有利于减轻腹泻及伴随症状。

5. 健康教育

要点：腹泻的护理措施

(1) 对病人的指导　帮助病人分析其腹泻的原因与诱因，对腹泻时的饮食、饮水、用药及预防方法等给以具体指导。

(2) 预防疾病指导　进行传染病防治知识及出院后用药、饮食、活动、随访等宣教。如不食不清洁的食物，拒绝生吃各种海产品和肉食，不吃带皮水果，不喝生水。不随便倒垃圾，勤洗手，并用流动水彻底清洗干净，不用污浊的毛巾擦手等，以防止肠道传染病传播。

(三) 皮疹

要点：皮疹的种类、出疹时间及分布特点

许多传染病在发热的同时伴有发疹，称为发疹性感染。发疹包括皮疹(外疹)和黏膜疹(内疹)两大类。由于皮疹的形态、表现，出现的时间、出疹的部位和顺序有所不同，所以皮疹对发疹性传染病有诊断和鉴别诊断的价值。

1. 皮疹种类及形态

(1) 斑丘疹　局部皮肤发红，不隆起皮肤表面或略突出于皮肤表面的红色皮疹，见于斑疹伤寒、麻疹、伤寒、猩红热等；均为红色充血性，压之退色。

(2) 出血疹(瘀点、瘀斑)　常见为点状或片状的皮下出血，压之不退色，见于流行性脑脊髓膜炎、流行性出血热、登革热等。

(3) 疱疹或脓疱疹　突出皮肤表面，皮疹内含有液体，多见于水痘、带状疱疹等病毒性传染病。

(4) 荨麻疹　稍隆起皮肤表面的红色或苍白色大小不等的局限性水肿，多见于急性血吸虫病、病毒性肝炎。

2. 出疹时间　水痘、风疹多发生于病程第一日，猩红热发生于病程第二日，麻疹发生于病程第四日，斑疹伤寒发生于病程第五日，伤寒发生于病程第六至七日等。

3. 出疹顺序及分布　猩红热先出现于耳后、颈部及上胸部，向下扩及全躯干，而后向四肢扩散，呈离心性发展；麻疹先出现于耳后、面部、然后向躯干、四肢蔓延等；水痘、皮疹呈向心性分布，多在躯干部。

4. 护理评估

(1) 健康史　①询问病人有无传染病接触史及预防接种史;注意发病的季节;②询问皮疹出现的时间、顺序、初发部位及发展情况;③伴随症状:询问有无发热、乏力、瘙痒、恶心、呕吐等伴随症状;④询问有无食物或药物过敏史;⑤出疹后的诊疗及护理经过:如药物名称、给药途径、剂量、疗程、疗效和不良反应等。

(2) 身体评估　重点评估生命征、意识状态,注意观察皮疹的性质、部位、形态有无变化,出疹的进展及消退情况,消退后的脱屑、脱皮、结痂、色素沉着情况;检查全身浅表淋巴结有无增大,以及心、肺、腹、神经系统有无异常。

(3) 心理评估　有无因皮肤出疹而出现不良情绪;是否因瘙痒影响病人的休息、睡眠,使病人烦躁不安等。了解病人对住院隔离治疗的认识,能否承担医疗费用等出现焦虑。评估家庭成员对病人的关心程度。

(4) 辅助检查　常用的实验室检查有血常规、粪常规以及病原学检查,必要时进行血清学、脑脊液的检查等。

5. 护理诊断

(1) 舒适的改变　与皮疹引起的皮肤瘙痒有关。

(2) 有皮肤完整性受损的危险　与病原体和(或)代谢产物造成皮肤血管损伤有关。

6. 护理措施

(1) 舒适的改变　皮疹较重、伴有发热等症状者应卧床休息,避免进食辛辣刺激性食物;注意观察皮疹的进展及消退情况,注意保持皮肤清洁,每日用温水轻擦皮肤,禁用肥皂水、乙醇擦拭皮肤。保持病室整洁,每日通风,避免强光刺激及对流风直吹;衣服质地尽量为棉制品,衣着宽松,勤换洗内衣内裤。床褥保持清洁、松软、平整、干燥。

(2) 有皮肤完整性受损的危险　有皮肤瘙痒者可涂5%碳酸氢钠或炉甘石洗剂等,以防止抓伤皮肤造成感染。因幼儿自制能力差,应注意修剪指甲,也可将手包起来;皮肤结痂后让其自行脱落,不要强行撕脱,翘起的痂皮可用消毒剪刀剪去;疹退后若皮肤干燥可涂以液状石蜡润滑皮肤;对大面积淤斑、坏死的皮肤应注意保护,翻身时避免拖、拉、拽等动作,防止皮肤擦伤,防止大小便浸渍而出现破溃;若皮疹发生破溃后,大面积者用消毒纱布包扎,小面积者可涂以甲紫或抗生素软膏,防止继发感染,如有感染者应定时换药。若有口腔黏膜疹,每日用温生理盐水或朵贝液彻底清洗口腔2~3次,每次进食后用温水擦拭口腔,以保持口腔清洁、黏膜湿润;同时根据引起皮疹的不同病因,配合医师进行原发病治疗,注意给药途径、剂量、疗程、效果及药物不良反应等。

7. 健康教育

(1) 对病人的指导　向病人或家属讲解有关皮疹的知识,了解皮疹出现、消退的过程及疾病的预后。重视皮肤护理,预防皮肤损伤的发生。

(2) 预防疾病指导　传染病流行季节,注意室内通风,避免去人多或相对密闭的地方,对病人用过的物品、住所及逗留过的公共场所进行充分消毒。预防接种指导。

要点:皮疹的护理措施

(四) 焦虑

焦虑是个体对未确定的危险因素所产生的一种模糊不适、过分担心、预感不幸的情感体验。这种忧虑和不安情感,是由不明确的危险因素引起的,而且不易直接观察到。

1. 引起病人焦虑的原因　主要是生物性因素和心理社会性因素共同作用的结果。当个体感到自己的应对能力不能适应客观要求时，焦虑就迅速产生。

传染病病人住院期间必须采取消毒、隔离措施，限制活动及探视，病人常常不能理解、不能适应，认为被人歧视、嫌弃，遭人厌恶等而产生孤独感及被遗弃感；患某些急性传染病的病人，由于起病急、病情重，看到医护人员紧张抢救的工作气氛，会认为自己病情严重，担忧疾病的预后，因此会产生焦虑、紧张、不安情绪；患某些慢性传染病的病人，特别是慢性肝炎病人，长期遭受疾病折磨，多方求治，效果不佳，也会认为自己所患疾病预后不好，对治疗失去信心，从而产生焦虑。另外疾病给病人带来痛苦和不适；患病对工作、学习、婚姻、家庭造成的影响；支付医疗费用造成的经济压力；住院环境和生活方式的不适应等均可导致焦虑。

（1）焦虑的程度　根据焦虑的强度、适应程度、持续时间和体征可将焦虑分为轻度、中度、重度和极重度。轻度焦虑指个人的认知范围随视听功能灵敏性的提高而增强、注意力与警觉性亦提高，有效应对变化的环境，使个体处于一种积极有效的状态，激发创造力，有助于个体的成长；中度焦虑指个体的认知范围缩小，注意力集中于最关心的事件上；重度焦虑指个体的认知范围明显缩小，注意力高度集中于特定事件的细节上；极重度焦虑指类似恐怖、惊骇的感觉。

（2）焦虑的分型　正常焦虑指轻度的、对个体有利的焦虑；急性焦虑指突如其来的、超出个体的适应极限，使个体无法有效应对的危险因素；慢性焦虑是指焦虑持续时间长，表现为慢性疲劳、失眠和人际关系障碍等。

2. 护理评估

（1）健康史　对有焦虑的病人应仔细询问：① 焦虑的原因与诱因：如是否由于本人及社会关系网对患传染病及消毒、隔离认识不足；或由于疾病痛苦；或担心疾病预后不良；或忧虑患病对工作、学习的影响等。② 根据焦虑表现评估焦虑的程度与类型，注意焦虑发生的时间及地点，是突发的，还是已经持续了一段时间，是暂时的，还是持久的。③ 观察病人的日常活动的变化，如对食欲、睡眠及处理个人卫生能力的影响以及非语言方式。如有无出现变调的语音，颤抖的身体，紧握的双拳，紧张的表情，短促的呼吸等。④ 评估病人对焦虑的应对能力，能否用恰当的方式进行应对。⑤ 焦虑后的诊疗及护理经过：如是否反复求诊，是否使用过抗焦虑的药物，询问其种类、剂型、用法及用量。

（2）身体评估　焦虑可引起生理和行为的异常表现，如心率增加、呼吸加快及出现过度换气、血压升高、面色潮红或苍白、出汗、失眠、头晕、头痛、畏食、尿频、定向力变化、坐立不安、说话声调改变、注意力不能集中和情绪激动等。

3. 心理社会评估　因传染病住院可导致生活环境的改变、角色改变和角色冲突、疾病的影响、经济困难、人际关系紧张等。不良消极的焦虑情绪可造成中枢神经系统功能紊乱，免疫功能下降，不利于疾病恢复，甚至加重病情，影响预后。

4. 护理诊断　焦虑与住院隔离和（或）不了解疾病的预后有关。

5. 护理措施

（1）观察病人焦虑表现　如面色变化、出汗、坐立不安、注意力不能集中、失眠、畏食、尿频和定向力变化等，根据其表现评估焦虑程度。

（2）与病人进行有效的沟通　尊重病人，态度要和蔼，耐心倾听病人的抱怨、哀伤、挫折感等，鼓励其述说，认同病人目前的应对方式。

（3）提供安全、舒适的环境　减少对病人的不良刺激。

(4) 针对病人焦虑原因进行指导与教育　如向病人介绍住院环境,生活制度,消毒隔离的目的、方法、要求、解除隔离的标准及隔离时间。说明隔离的目的是保护病人,保护他人,防止交叉感染,希望病人自觉遵守隔离制度。护理人员对病人要热情,千万不可流露出怕传染的厌恶情绪。

(5) 对于进行抢救的病人,护士应保持镇静,守候在病人身边,密切观察病情变化,及时采取措施,态度认真,动作迅速,技术熟练,工作有条不紊,这些都会使病人产生可信赖感、安全感,从而消除焦虑、紧张不安的心理。对于慢性传染病病人,应向其介绍疾病发展过程、预后、治疗过程中的注意事项、复发因素等。护士应对病人表示理解与同情,并根据每个病人的不同情况教会其应对措施。指导病人使用松弛术,如进行深而慢的呼吸、练习瑜伽、接受按摩、听轻松的音乐等,有助于减轻焦虑。

6. 健康教育

(1) 对病人的指导　及时与病人沟通,了解真实的思想动态。病人特别是严密隔离的病人,往往会出现孤独、无助感,对病情的恐惧可出现焦虑、抑郁、烦躁不安的心理,首先让病人认识自己的焦虑,帮助其分析产生焦虑的原因,针对焦虑原因进行指导与教育。应鼓励其面对现实、树立战胜疾病的信心和勇气。

(2) 预防疾病指导　焦虑本身是人体正常的情绪反应,适当的焦虑有利于提高机体的警觉水平,应付应激。持久、严重的焦虑属于病理性情感,影响个体的生活和健康。注意保持乐观稳定的心态,避免劳累,充足睡眠,适当运动,提高人体抗焦虑能力。

要点:焦虑的护理措施

(陈瑞领)

第一章能力分析题

一、A1/A2 型选择题(每题有 A、B、C、D、E 五个备选答案,请从中选择一个最佳答案)

1. 病原体侵入人体后,可在一定部位生长繁殖,并不断排出体外,但人体不表现任何症状,这称为(　　)
   A. 隐性感染　B. 病原体携带状态　C. 显性感染　D. 潜伏性感染　E. 轻型感染
2. 传染病的下列特征中最主要的是(　　)
   A. 有病原体　B. 有传染性　C. 有地方性　D. 有季节性　E. 有感染免疫
3. 传染病的流行过程必须具备哪三个基本环节(　　)
   A. 病原体、环境、易感人群　B. 病原体、人体、环境
   C. 传染源、传播途径、易感人群　D. 病原体、环境、传染源
   E. 传染源、环境、传播途径
4. 传染过程的下列表现形式中,最常见的是(　　)
   A. 隐性感染　B. 显性感染　C. 病原体携带状态　D. 潜伏性感染　E. 受感染的动物
5. 传染病与其他感染性疾病最根本的区别是前者具有一定的(　　)
   A. 变异性　B. 传染性　C. 免疫性　D. 地区性　E. 季节性
6. 传染病病人最常见的症状是(　　)
   A. 皮疹　B. 发热　C. 黄疸　D. 食欲缺乏　E. 腹泻
7. 预防传染病最重要的措施是(　　)
   A. 预防接种　B. 加强锻炼　C. 增加营养　D. 抗生素疗法　E. 血清疗法

8. 注射下列何种制剂可迅速获得免疫力(　)
A. 减毒活疫苗　B. 减毒活菌苗　C. 纯化抗原菌苗　D. 抗毒素　E. 类毒素
9. 病儿,男,2岁,发热4日从耳后、颈部出现皮疹,皮疹呈红色,稍隆起于皮面,压之退色,疹间皮肤正常。该患儿的皮疹属于(　)
A. 红斑疹　B. 瘀点　C. 疱疹　D. 荨麻疹　E. 斑丘疹
10. 病人,男性,20岁,发热8日,体温呈阶梯样上升,从发热第7日起,体温持续在39~40℃以上,24小时体温相差不超过1℃。该病人的热型属于(　)
A. 弛张热　B. 间歇热　C. 波状热　D. 败血症型热　E. 稽留热
11. 不适用于严密隔离者为(　)
A. 霍乱　B. 咽部白喉　C. 传染性非典型肺炎　D. 肺鼠疫　E. 麻疹
12. 关于消化道隔离,下列哪项是错误的(　)
A. 工作人员密切接触病人时应穿隔离衣、戴帽子和口罩、穿隔离鞋
B. 病人的排泄物、呕吐物要随时消毒
C. 病室应有防蝇灭蝇设施
D. 病人之间可交换使用物品
E. 最好同种病种病人收住同意病室
13. 熟悉各种传染病的潜伏期,最重要的意义是(　)
A. 有助于诊断　B. 确定检疫期限　C. 预测疫情
D. 估计病情严重程度　E. 推测预后
14. 城市发生甲类传染病要求上报时间(　)
A. 2小时　B. 12小时　C. 18小时　D. 24小时　E. 30小时
15. 传染病在较小范围、短时间内突然出现大批同类病例,称为(　)
A. 暴发　B. 散发　C. 流行　D. 大流行　E. 以上均是
16. 甲类传染病是指(　)
A. 鼠疫、霍乱　B. 鼠疫、炭疽　C. 鼠疫、破伤风　D. 炭疽、霍乱　E. 霍乱、狂犬病
17. 传染病病房内半污染区的区域是(　)
A. 病室　B. 值班室　C. 更衣室　D. 医护人员办公室　E. 库房
18. 保护易感人群最重要的免疫措施是(　)
A. 接种抗毒素　B. 注射高效价免疫球蛋白　C. 口服化学药物
D. 接种疫苗、菌苗、类毒素　E. 注射丙种球蛋白

二、A3型选择题(每题有A、B、C、D、E五个备选答案,请从中选择一个最佳答案)

(19~20题共用题干)

病人,男孩,2岁,发热4日从耳后、颈部出现皮疹,皮疹呈红色,稍隆起于皮面,压之退色,疹间皮肤正常。

19. 其病人的皮疹表现是传染病传染过程中的哪种感染形式(　)
A. 隐性感染　B. 显性感染　C. 病原体携带状态　D. 潜伏性感染
E. 受感染的动物
20. 在采用物理降温时应禁用的降温措施是(　)
A. 头戴冰帽　B. 冷盐水灌肠　C. 乙醇擦浴　D. 降低室温　E. 补充水分

三、问答题

21. 简述传染病、传染、隔离、消毒的概念。
22. 简述构成传染病流行过程的基本条件。

23. 如何预防传染病的发生蔓延？消毒的方法有哪些？
24. 隔离的种类有哪些？哪些传染病适用于严密隔离？
25. 传染病的常见症状有哪些？
26. 对传染病病人最常出现的发热、皮疹，应采取哪些护理措施？

选择题参考答案

1～10. BACAB　BADEE　　11～20. EDBAA　ADDBC

第二章　病毒性感染性疾病病人的护理

第一节　病毒性肝炎病人的护理

要点：甲、戊型肝炎与乙、丙、丁型肝炎传播途径及转归

病毒性肝炎是由多种肝炎病毒引起的以肝损害为主的全身性传染病。按病原分类，可分为甲、乙、丙、丁、戊五型，近年还发现了庚型肝炎病毒和输血传播病毒，但是否引起肝炎尚未有定论。各型肝炎病毒均可表现为急性肝炎，乙型、丙型和丁型还可表现为慢性肝炎，并可发展为肝硬化，甚至肝细胞癌。甲、戊型肝炎主要通过粪-口传播，乙型、丙型、丁型肝炎主要通过血液、体液及母婴等途径传播。病毒性肝炎的主要临床表现为乏力、食欲缺乏、恶心、呕吐、肝大及肝功能损害，部分病人出现黄疸。无症状感染也常见。

【病因与发病机制】

1. 病原

（1）甲型肝炎病毒（HAV）　属于小RNA病毒科的嗜肝病毒属，无包膜，呈球形，能感染人的血清型只有1个，因此只有一个抗原抗体系统，IgM型抗体出现早，仅维持半年左右，是近期感染的标志，IgG型抗体则维持多年，是过去感染的标志。HAV对外界抵抗力较强，耐酸碱，能耐受60℃高温30分钟，在贝壳类动物、污水、淡水、海水、泥土中能存活数月。但紫外线（1.1 W，0.9 cm）照射1分钟，余氯（1.5～2.5 mg/L）15分钟，100℃，5分钟可将其灭活。

（2）乙型肝炎病毒（HBV）　属于嗜肝DNA病毒科，在肝细胞内合成后释放入血，还可存在于唾液、精液、阴道分泌物等各种体液中。HBV在电镜下可见3种病毒颗粒，其中大球型颗粒为完整的HBV颗粒，又名戴恩（Dane）颗粒，由包膜与核心两部分组成。核心部分含环状双股DNA、DNA聚合酶（DNAP）、核心抗原（HBcAg），是病毒复制的主体。HBV有3对抗原抗体系统。HBV的抵抗力很强，对低温、一般浓度的消毒剂都能耐受。但煮沸10分钟、65℃高温10小时或高压蒸气消毒可被灭活，0.2%苯扎溴铵及0.5%过氧乙酸可将其灭活。

知识链接

乙型肝炎（HBV）的抗原抗体系统

乙型肝炎（HBV）的抗原抗体系统有三对：①表面抗原（HBsAg）和抗体（抗-HBs）：人体感染HBV后3周血中出现HbsAg，在急性乙型肝炎病人中持续5周到5个月，在慢性乙型肝炎病人和无症状携带者血中可持续存在多年，是乙型肝炎感染的标志；抗-HBs在HBsAg消失后数周血中出现，具有保护作用，可保持多年，主要见于乙型肝炎恢复期、过去感染和

乙肝疫苗接种后。②核心抗原(HBcAg)和核心抗体(抗-HBc):HBcAg 主要存在于受感染的肝细胞内,血液中不易测到,可诱生抗体(抗-HBc);抗-HBc 有两型,即抗-HBc-IgM 和抗-HBc-IgG,是 HBV 感染的标志。抗-HBc-IgM 出现较早,多数于6个月后消失,是近期感染的标志;而抗-HBc-IgG,出现较晚,但可保持多年,是既往感染的标志。③e 抗原(HBeAg)和抗体(抗-HBe):血中 HBeAg 出现是 HBV 活动性复制和传染性强的标志;抗-HBe 表示 HBV 复制减少和传染性降低。

要点:乙型肝炎病毒的抗原抗体系统及意义

(3) 丙型肝炎病毒(HCV)　属于黄病毒科,为单股正链 RNA 病毒,易变异,不易被机体清除。但对有机溶剂敏感,煮沸5分钟或在60℃温度下10小时,10%氯仿、高压蒸汽和紫外线等均可使之灭活。HCVRNA 在血清中检出,表示血液中有 HCV 存在,并具有传染性。

(4) 丁型肝炎病毒(HDV)　亦称δ肝炎病毒,是一种缺陷的 RNA 病毒,必须有 HBV 或其他嗜肝 DNA 病毒的辅助才能复制、表达抗原及引起肝损害。

(5) 戊型肝炎病毒(HEV)　为单股正链 RNA 病毒。本病毒不稳定,4℃保存易裂解。猕猴对 HEV 最易感。感染后在肝细胞内复制,经胆道随粪便排出,发病早期可在感染者的粪便和血液中存在,碱性环境下较稳定,加热、氯仿可将其灭活。

2. 发病机制　甲型、戊型肝炎发病机制相似。病毒经口感染后先在肠道中增殖,由肠道进入血流,引起短暂的病毒血症,进入肝细胞复制,随后又胆汁排出体外。引起细胞损伤的机制尚未完全阐明,推测可能与免疫反应有关。

HBV 侵入人体后,迅速通过血流到达肝和其他器官(如胰腺、肾、淋巴结等),并在部分组织细胞内复制,但乙型肝炎的组织损伤并非 HBV 复制的直接结果,主要是由病毒诱发的免疫反应引起,乙型肝炎慢性化机制至今未明,可能与免疫耐受有关。丁型肝炎发病机制至今未明,可能与 HDV 本身及其表达产物对肝细胞有直接损伤有关,也可能与人体的免疫反应有关。HDV 可与 HBV 重叠感染或同时感染,但以重叠感染为主,当 HBV 感染结束后,HDV 感染也随之结束。丙型肝炎的发病机制也和 HBV 感染相似,主要是病毒诱发人体免疫反应导致肝细胞的免疫损伤。乙型和丙型肝炎重叠感染其他类型肝炎后均可使病情加重。

【临床表现】

甲型肝炎潜伏期平均为4周(2~6周);乙型肝炎潜伏期平均为3个月(1~6个月);丙型肝炎潜伏期平均为6周(2周至6个月);丁型肝炎潜伏期为4~20周;戊型肝炎潜伏期平均为6周(2~9周)。按临床经过分以下五类。

1. 急性肝炎　各型肝炎病毒均可引起急性肝炎,包括急性黄疸型肝炎和急性无黄疸型肝炎。

(1) 急性黄疸型肝炎　总病程2~4个月。

1) 黄疸前期:甲型、戊型肝炎起病较急,绝大多数有发热伴畏寒。乙型、丙型、丁型肝炎起病缓慢,偶有发热。该期常有乏力、食欲缺乏、厌油、恶心、呕吐、腹胀、肝区疼痛、尿色逐渐加深等。本期平均持续5~7日。

要点:急性黄疸性肝炎的临床表现

2) 黄疸期:发热消退,症状好转,但尿色更黄,巩膜、皮肤出现黄染,1~3周内达高峰。有些病人可有一过性大便颜色变浅、皮肤瘙痒等肝内梗阻性黄疸表现。肝大、质软、有压痛及叩击痛,可有脾大。此期持续2~6周。

3) 恢复期:黄疸消退,症状逐渐消失,肝、脾回缩。此期持续1~2个月。

(2) 急性无黄疸型肝炎　较急性黄疸型肝炎多见。仅表现为乏力、食欲缺乏、腹胀、肝区痛等症状,症状轻且无特征性,不易诊断,常成为重要的传染源。病程大多在3个月内。乙型、丙型、丁型无黄疸型肝炎病人易转为慢性。

2. 慢性肝炎　慢性肝炎是指急性肝炎病程超过半年;或原有乙型、丙型、丁型肝炎或HBsAg携带而因同一病原再次出现肝炎症状、体征及肝功能异常者;部分病人发病日期不确定或无急性肝炎病史,但综合分析符合慢性肝炎表现者。主要见于乙型、丙型、丁型肝炎。

按严重程度可分为三度。①轻度:病情较轻,症状不明显,或虽有症状但肝功能指标仅有1或2项轻度异常者;②中度:病情严重程度居于轻、重度之间者;③重度:症状明显或持续,可伴有肝病面容、肝掌、蜘蛛痣、肝脾大及肝功能明显异常。

3. 重型肝炎　是最严重的一种类型,预后差,病死率高。各型肝炎均可引起。

(1) 诱因　常因劳累、营养不良、嗜酒、服用损肝药物、妊娠或合并感染等诱发。

(2) 临床表现　①黄疸迅速加深,血清胆红素甚至高达171 μmol/L,出现胆酶分离现象(重型肝炎病人可出现ALT快速下降、而胆红素不断上升的现象,呈胆酶分离);②肝进行性缩小,出现肝臭;③出血倾向;④中毒性鼓肠、可有腹水;⑤肝性脑病;⑥急性肾衰竭(肝肾综合征):出现少尿、无尿、电解质紊乱及酸碱平衡失调、血尿素氮升高。

(3) 分型

1) 急性重型肝炎亦称暴发型肝炎:病情发展迅猛,病初类似急性黄疸型肝炎,2周内病情迅速进展,出现上述肝衰竭的临床表现,病人多因肝性脑病、肝肾综合征、脑疝、消化道出血等并发症而死亡,病死率高,病程一般不超过3周。

2) 亚急性重型肝炎亦称亚急性肝坏死:发病2周后出现上述表现症状者属于此型。病人常死于消化道出血、肝衰竭、严重感染、电解质紊乱及酸碱平衡失调。出现肝肾综合征者,提示预后极差。病程常超过3周至数月。

3) 慢性重型肝炎:在慢性肝炎、肝硬化或乙肝表面抗原携带病史的基础上发生的重型肝炎,常具有慢性肝病体征和重型肝炎的表现。预后差,病死率高。

要点:重型肝炎的诱因、分型、临床表现及胆酶分离现象;淤胆型肝炎出现大便颜色变浅和皮肤瘙痒

4. 淤胆型肝炎　亦称毛细胆管型肝炎,以肝内淤胆为主要表现的一种特殊临床类型。急性淤胆型肝炎起病类似急性黄疸型肝炎,但黄疸深且持续3周以上、消化道症状轻,同时伴大便颜色变浅、皮肤瘙痒等肝内梗阻性黄疸表现。大多数病人可顺利恢复。在慢性肝炎或肝硬化基础上发生上述表现者称为慢性淤胆型肝炎,预后较差。

5. 肝炎后肝硬化　仅在乙型、丙型肝炎后发生,包括:①活动性肝硬化:有慢性肝炎活动的表现(ALT升高、乏力及消化道症状明显,黄疸、清蛋白下降)伴有门静脉高压征(腹壁、食管静脉曲张,腹水,肝缩小、质地变硬,脾进行性增大。②静止性肝硬化:无明显肝炎活动的表现,可有上述肝硬化的临床体征。

6. 并发症　甲型与戊型肝炎仅引起急性肝炎,少数发展为重型肝炎,并发症少见。乙型、丙型肝炎可转为慢性,肝内并发症有肝硬化、肝细胞癌、脂肪肝;肝外并发症有胆道炎症、糖尿病、再生障碍性贫血、心肌炎、肾小球肾炎等;也可发生重型肝炎,引起肝性脑病、继发感染、出血、电解质紊乱及肝肾综合征等。

【辅助检查】

1. 肝功能检查

(1) 丙氨酸氨基转移酶(ALT)　曾称谷丙转氨酶(GPT),在肝功能检测中最常见,是判

定肝细胞损害的重要指标。急性肝炎常明显升高；慢性肝炎在病情活动进展时 ALT 可持续或反复升高；重型肝炎由于大量肝细胞坏死，ALT 随黄疸加深反而下降（胆-酶分离）。

（2）门冬氨酸氨基转移酶（AST）　曾称谷草转氨酶（GOT），意义与 ALT 相同。但持续升高，表明病情易持久且严重。急性肝炎时 AST/ALT 常小于 1；慢性肝炎时 AST/ALT 常大于 1。

（3）血清清蛋白　慢性肝炎和肝硬化时常有血清清蛋白下降，球蛋白升高，白/球比值下降甚至倒置。

要点：丙氨酸氨基转移酶和凝血酶原活动度检查的临床意义

（4）血清胆红素和尿三胆　黄疸型肝炎时，血清直接和间接胆红素均升高，尿胆原和尿胆红素增加；淤胆型肝炎时，血清直接胆红素升高为主，尿胆红素增加，尿胆原减少或阴性。

（5）凝血酶原时间及凝血酶原活动度（PTA）检查　凝血酶原主要由肝合成，肝病时凝血酶原时间延长。PTA 高低与肝损害程度成反比。PTA <40% 是重型肝炎的诊断依据之一，越低预后越差。

（6）血氨　血氨升高提示肝性脑病。

2. 肝炎病毒标志物检测

要点：肝功能检查、肝炎病毒标志物检测的意义

（1）甲型肝炎　血清抗-HAVIgM 是甲肝病毒近期感染的指标，是确诊甲型肝炎最主要的标志物；血清抗-HAVIgG 是保护性抗体，可长期存在。

（2）乙型肝炎

1）表面抗原（HBsAg）与表面抗体（抗-HBs）：HBsAg 阳性表示 HBV 感染，阴性不能完全排除感染。抗-HBs 为保护性抗体，其阳性见于感染恢复期、过去感染或预防接种后。

2）e 抗原（HBeAg）与 e 抗体（抗-HBe）：HBeAg 阳性表示病毒复制活跃且有较强的传染性，抗-HBe 阳性表示病毒复制减少及传染性减低。但是，抗-HBe 不是保护性抗体，不表示病毒已被消除。

3）核心抗原（HBcAg）与核心抗体（抗-HBc）：HBcAg 阳性意义同 HBeAg，因 HBcAg 主要存在于 Dane 颗粒的核心，游离的极少，用一般方法不易检出。抗-HBcIgM 阳性提示 HBV 的急性感染或慢性乙肝急性发作。高滴度的抗-HBcIgG 是现症感染的指标，低滴度抗-HBcIgG 是过去感染的指标。

4）乙型肝炎病毒脱氧核糖核酸（HBV DNA）和 DNA 聚合酶：阳性提示 HBV 活动性复制，传染性较强。

（3）丙型肝炎检测　①丙型肝炎病毒核糖核酸（HCV RNA）：HCV RNA 阳性是病毒感染和复制的直接标志，定量测定有助于了解病毒复制程度、抗病毒治疗的选择及疗效的评估等。②丙型肝炎病毒抗体（抗-HCV）：抗-HCV 提示有丙肝病毒感染，抗-HCV 不是保护性抗体。抗-HCV IgM 阳性提示现症感染，高滴度的抗-HCV IgG 常提示病毒复制活跃，而低滴度的提示病毒处于静止状态。

（4）丁型肝炎检测　血清或肝组织中的 HDAg 和 HDV RNA：HDAg 阳性可确诊急性感染。抗 HD IgM 阳性是现症感染的标志，抗 HD IgG 不是保护性抗体，高滴度的抗 HD IgG 常提示病毒持续存在，而低滴度的提示病毒处于静止状态。

（5）戊型肝炎　抗 HEV IgM 和高滴度抗 HEV IgG 阳性可作为近期 HEV 感染的标志。

3. 影像学检查　B 超检查有助于鉴别梗阻性黄疸、脂肪肝及肝内占位性病变。对肝硬

化有较高的诊断价值，可显示肝表面变化，门静脉、脾静脉直径，脾大小，有无腹水。在重症肝炎时可动态观察肝大小变化。

4. 肝组织病理检查　对明确诊断、衡量炎症活动度、纤维化程度及评估疗效具有重要价值。不仅可观察肝微细变化，还可在肝组织中原位检测病毒抗原或核酸，以了解病毒复制状态。

【治疗要点】

目前尚无特效治疗方法，治疗原则以充足的休息、营养为主，辅以适当的药物治疗，避免饮酒、过劳、使用肝损害的药物。

1. 急性肝炎　以一般治疗和对症、支持治疗为主。应卧床休息，辅以适当药物，如B族维生素和维生素C。除急性丙型肝炎外，一般不主张应用抗病毒药物，急性丙型肝炎则以应用干扰素联合利巴韦林进行抗病毒治疗为宜。

2. 慢性肝炎

（1）一般治疗　适当休息、合理饮食、心理辅导。

（2）药物治疗　①促进肝功能恢复：非特异性保肝药，如水飞蓟素、还原型谷胱甘肽、葡醛内酯（肝泰乐）维生素；降酶药，如联苯双酯、甘草酸二胺、垂盆草制剂等；退黄药，如丹参、茵栀黄等。②抗病毒药：如干扰素、核苷类药等。③免疫调节剂：如胸腺肽或胸腺素、转移因子、特异性免疫核糖核酸等。

3. 重型肝炎　以支持、对症治疗为基础的综合治疗，促进肝细胞再生，预防和治疗并发症，有条件时可采用人工肝支持系统，争取行肝移植。

（1）一般支持疗法　病人应绝对卧床休息，实施重症监护，密切观察病情，防止院内感染。尽可能减少膳食中的蛋白质，以控制肠内氨的来源。可补充足量维生素、输注白蛋白、新鲜血浆或免疫球蛋白。注意维持水、电解质及酸碱平衡和热量供应。

（2）促进肝细胞再生　使用肝细胞生长因子等。

（3）并发症治疗

1）肝性脑病：①氨中毒的防治：静脉滴注精氨酸、门冬氨酸、乌氨酸。口服乳果糖，以酸化肠腔减少氨吸收及保持大便通畅。②维持氨基酸比例、减少或拮抗假神经递质：可用支链氨基酸。③治疗脑水肿：快速滴注20%甘露醇和呋塞米（速尿）脱水治疗。④GABA/BE复合受体阻滞剂：氟马西尼。⑤低蛋白、低脂饮食。

2）出血：使用止血药物，也可输入新鲜血、血小板或凝血因子等。

3）继发感染：根据药敏试验及临床经验选用抗生素。

4）肝肾综合征：避免肾损害药物及血容量不足等诱因，目前尚无有效治疗方法。

（4）其他治疗　有条件时可行人工肝治疗、肝移植。

考点：慢性肝炎的药物治疗方法及重型肝炎的治疗要点

【护理评估】

1. 健康史　①当地有无肝炎流行；有无肝炎密切接触史以及家族中特别是母亲是否患有肝炎；病人近期的饮食及饮水卫生情况，是否经常在外就餐或有不洁饮食史；②是否接受过手术、血液透析、注射、输血及使用血制品史；是否接种过肝炎疫苗等；③黄疸发生时间、是否有进行性加重；有无皮肤瘙痒、瘙痒部位及程度及粪便颜色的改变；④有无食欲缺乏、食量的变化，有无恶心、呕吐、厌油等消化道表现；⑤是否感到乏力；⑥有无导致发病或病情加重的诱因。

2. 身体评估

(1) 生命征 注意发热及体温变化情况;有无神志及精神状态的改变,注意扑翼样震颤。

(2) 黄染 注意有无巩膜和皮肤黄染、皮肤有无搔抓痕迹或破损、有无肝掌和蜘蛛痣。

(3) 肝脾 肝脾大小,肝区有无压痛及叩痛,有无腹水。

(4) 出血 有无出血表现,如牙龈出血、鼻出血和消化道出血等。

3. 辅助检查 注意肝功能检查结果,尤其是 ALT、血清胆红素等项目检查情况;注意肝炎病毒标志物检测结果;影像学检查情况。了解肝损害情况及肝炎类型。

4. 心理评估 因病程长且有传染性,担心传染家人,或害怕转为慢性,或因慢性肝炎久治不愈、害怕发展为肝硬化或肝癌、经济负担重,产生紧张、焦虑、悲观等不良情绪;因长期住院隔离,担心被人歧视、嫌弃、或产生孤独感,有意回避他人;社会支持系统对病人的关心程度以及家庭经济情况如何。

【护理诊断】

1. 活动无耐力 与肝功能受损、能量代谢障碍有关。

2. 营养失调:低于机体需要量 与食欲缺乏、呕吐、腹泻、消化和吸收功能障碍有关。

3. 焦虑 与隔离治疗、久治不愈、担心预后等有关。

4. 有皮肤完整性受损的危险 与胆盐刺激皮肤神经末梢引起痛痒搔抓、组织受压有关。

5. 知识缺乏 缺乏肝炎防治和护理知识。

6. 潜在并发症 肝性脑病、出血、感染、肝肾综合征。

【护理措施】

1. 一般护理

(1) 隔离 甲型、戊型肝炎进行消化道隔离 3 ~4 周。乙、丙、丁型肝炎要实行血液、体液隔离;乙、丁型肝炎急性期应隔离到 HBsAg 转阴,恢复期仍不转阴者,按 HBsAg 携带者处理;丙型肝炎急性期隔离至病情稳定;HBsAg 携带者需要随诊,可以工作,但禁止献血,不应从事托幼、餐饮工作。为阻断母婴传播,对新生儿最适宜的预防方法是应用乙肝疫苗加用高价乙肝免疫球蛋白注射。住院期间,病人餐具应专用;使用一次性注射器,使用的体温表、听诊器等医疗器械要用含氯消毒剂或过氧乙酸消毒;排泄物要用含氯消毒剂消毒后再倾倒。医护人员应做好自我防护,一旦出现针刺伤,立即挤出伤口的血,流水冲洗,立即注射高价的免疫球蛋白,并定期检查。

(2) 休息 在目前无特效治疗药物的情况下,休息是治疗急性肝炎的重要措施。应强调病人早起休息,因安静卧床可增加肝血流量,降低代谢率,有利于肝炎症病变的恢复,防止发生重型肝炎。当症状好转、黄疸减轻、肝功能改善后,可每日轻微活动 1 ~2 小时,以病人不感觉疲劳为度。以后随病情进一步好转,可逐渐增加活动量。出院后仍继续休息 1 ~3 个月,避免过劳及重体力劳动。重症肝炎病人,应绝对卧床休息,保持安定情绪。

(3) 饮食 合理的营养、适宜的饮食也是治疗急性肝炎的重要措施。因合理的饮食可以改善病人的营养状况,促进肝细胞恢复及再生,有利于肝功能恢复。在急性期肝炎病人消化道症状较明显,因此应给予易消化、清淡饮食,但应保证有足够的热量、蛋白质、维生素 C,蛋白质每日 1.0 ~1.5 g/kg,并多进水果、蔬菜等含维生素 C 丰富的食物。随着病情好转,食欲改善,食量增加则应防止营养过剩,对于体重增加较快的病人,应适当控制饮食,最好能维持体重在病前水平。慢性肝炎病人宜给予合理饮食,需要注意蛋白质的摄入、避免高热量饮食,防止肥胖和脂肪变性。避免高糖饮食以防诱发糖尿病。重型肝炎病人,应给予低脂、低盐、高糖、高维生素、易消化的流质或半流质饮食,限制蛋白质摄入量,每日蛋白质应少于0.5 mg/kg,但随病情好转逐渐增加蛋白质饮食;昏迷不能进食者鼻饲。变换食物品种,增加病人食欲,鼓励病人多进食。进食量不足者应输入10% ~25%葡萄糖液加适量胰岛素或更高浓度葡萄糖溶液,总液量以1 500 ~2 000 ml/d。

要点:肝炎的隔离要点、饮食护理
要点及病情观察的要点

(4) 肝炎病人应禁酒,因乙醇能严重损害肝。

2. 病情观察　①注意病人消化道症状、黄疸的变化,有无水肿,腹水病人注意量腹围;②重症病人要注意出入量、尿量及体重变化,观察神志和精神状态改变、有无出血倾向及出血程度(呕血、便血及皮肤黏膜出血等),有无肝臭味,监测肝功能注意有无胆-酶分离;③注意观察肝性脑病早期表现,如发现病人情绪异常、性格改变、定向力障碍、扑翼样震颤、烦躁或淡漠等,及早报告医师并协助抢救,做好安全防护,以防病人出走、自杀、坠床等。

要点:并发症的护理

3. 并发症的护理

(1) 肝性脑病　使用利尿剂、进高蛋白饮食、消化道大出血或放腹水病人易诱发肝性脑病,应注意观察,发生肝性脑病后协助医师进行抢救并给以相应处理。

(2) 出血　及时取血查血型、血红蛋白及凝血功能等,并配血备用;告知病人不要用手指挖鼻或用牙签剔牙、不用硬牙刷刷牙,刷牙后有出血者可用棉棒擦洗或用水漱口;若发生出血时,根据不同出血部位给以相应护理。

(3) 继发感染　常见感染的部位是口腔、肺部、腹腔、肠道及皮肤等,可出现相应的症状及体征。应根据情况采取相应的预防感染措施。

(4) 肝肾综合征　肝肾综合征常是重型肝炎病人死亡的原因。①对有上消化道出血、大量利尿、大量或多次放腹水、严重感染等病人更应加强观察,严格记录出入量,量出为入,严格控制输液量。②按医嘱及时检查尿常规、尿比重、尿钠、血尿素氮、肌酐及血清钾、钠、氯、二氧化碳结合力等。③发生肾衰竭者给以相应治疗配合。

知识链接

肝性脑病的表现及处理

表现:肝性脑病(肝昏迷)是严重肝病引起的、以代谢紊乱为基础的中枢神经系统功能失调的综合征,早期可出现计算力下降、定向障碍、性格改变、行为失常、扑翼样震颤,后期出现昏睡、昏迷。

协助医师积极处理:①设专护,安床档,躁动者用约束带,取舒适体位并定时变换,防止压疮产生。②吸氧,必要时头置冰帽、降低颅内温度,减少脑细胞耗氧,保护细胞功能。③保持大便通畅,减少肠道细菌产氨。④备好抢救物品和药品,建立静脉通路,及时合理用药;注意严格控制液体输入速度,防止稀释性低钾及低钠血症、心力衰竭、肺水肿以及脑水肿的发生。⑤做好口腔护理,保持呼吸道通畅。⑥禁食蛋白质,供给足量的维生素,以高糖补充热能,待病情改善,逐步增加优质蛋白质供给。昏迷不能进食者给予鼻饲流汁。

4. 心理护理　应多与病人交谈,对病人所关心的问题耐心解答,给予其精神上的安慰和支持。向病人解释疾病的特点、隔离的意义和疾病预后。对因疾病反复和久治不愈产生悲观、消极、怨恨、愤怒情绪的病人,多与其沟通,进行心理疏导,指导病人保持乐观情绪,增强战胜疾病的信心。并与其家属取得联系,介绍肝炎的相关知识,取得家属配合,给病人家庭的温暖和支持，同时积极协助病人取得社会支持。

5. 药物护理

（1）遵医嘱用药　因大部分药物都经过肝代谢，为减轻肝负担，避免随意使用药物。注意观察药物疗效和不良反应。

（2）使用干扰素治疗的护理　①类流感综合征：通常在注射后2～4小时出现发热，伴有头痛、肌肉、骨骼酸痛、疲倦无力等症状，反应随治疗次数增加而不断减轻。不必停药，嘱病人多饮水，卧床休息，必要时按医嘱服用解热镇痛药对症处理。②骨髓抑制：表现为粒细胞和血小板减少，一般停药后可自行恢复。若白细胞 $<3.0\times10^9/L$ 或中性粒细胞 $<1.5\times10^9/L$，或血小板 $<40\times10^9/L$ 应停药。应定期按医嘱检测血常规。③神经精神症状：如焦虑、抑郁、兴奋、易怒甚至精神病。一般对症处理，严重者应停药。④轻度皮疹、脱发。告知停药后可恢复。

【健康指导】

1. 对病人的指导　肝炎恢复期病人，视病情的不同进行相应的健康指导。急性病人出院后还需休息1～3个月。对慢性肝炎稳定期和无症状携带者应进行劳逸结合，保持乐观情绪；加强营养，适当增加优质蛋白质摄入，但要避免长期高热量、高脂肪饮食，以防能量过剩和脂肪肝，戒烟酒；避免过度劳累、暴饮暴食、酗酒、不合理用药、感染、不良情绪等；定期检查肝功能及病毒标志物，出现食欲缺乏、乏力、尿黄等症状，立即就诊。

2. 预防疾病指导　告知病人和家属各类型病毒性肝炎的发病及传播知识。甲型、戊型肝炎应预防消化道传播，乙型肝炎、丙型肝炎、丁型肝炎重点防止血液和体液传播。凡接受输血、应用血制品、接受大手术的病人，出院后应定期检查肝功能。接触病人后用肥皂和流动水洗手。实施适当的家庭隔离，采用家庭分餐制，日常生活用品应专用。定期消毒病人排泄物、分泌物。家中密切接触者应进行疫苗的预防接种，甲肝应接种甲肝疫苗，乙肝可接种乙肝疫苗进行常规预防，以及应急情况下如被乙肝病人血液污染的针头刺破皮肤，应立即接种乙肝免疫球蛋白（HBIG）预防。

要点：甲肝疫苗、乙肝疫苗的预防接种及乙肝免疫球蛋白的使用

思考题

病人，30岁，近1周来出现发热，自觉乏力，食欲缺乏、厌油，恶心、呕吐，尿色黄、皮肤巩膜黄染。实验室检查：ALT 950 U/L，TBil 88 μmol/L，抗 HAV IgM（+），HBsAg（-），抗 HBc IgG（-）。病前半月有毛蚶食用史。现食欲缺乏，厌油明显，担心家人被传染。

1. 该病人可能患有什么疾病？
2. 对病人的饮食有何建议？
3. 本病的主要传播途径是什么？如何预防家人被传染？

（缪文玲）

第二节　流行性乙型脑炎病人的护理

流行性乙型脑炎简称乙脑，是由乙脑病毒引起的以脑实质炎症为主要病变的急性传染病。本病是人兽共患的自然疫源性传染病，猪是本病的主要传染源，经蚊虫传播，故本病具有严格的季节性，约有90%病例发生在7、8、9三个月内，发病年龄以10岁以下儿童居多。感染后可获得持久免疫力。临床上以高热、意识障碍、抽搐、脑膜刺激征及病理反射为特

征。重症者常出现中枢性呼吸衰竭,病死率高达20% ~50%,并留有神经系统后遗症。本病的预防应采取以防蚊、灭蚊和预防接种为主的综合预防措施。

【病因与发病机制】

乙脑病毒属虫媒病毒B组,核心为单股正链RNA,此病毒能寄生在人或动物的细胞内,尤其在神经细胞内更适宜生长繁殖,故又称嗜神经病毒。乙脑病毒抵抗力较弱,加热56℃持续30分钟或常用消毒剂即可灭活。

人体感染乙脑病毒后,病毒在单核-巨噬细胞内繁殖,继而引起病毒血症引起病毒血症,如不侵入中枢神经系统则以隐性感染为主,或引起轻型感染,并可获得持久的免疫力;只有少数情况下,病毒通过血-脑屏障进入中枢神经系统,引起脑实质广泛性炎症损害,尤以大脑皮质、间脑和中脑病变最为严重,导致神经变性、坏死,严重时形成坏死软化灶,如不能恢复则可导致后遗症。

要点:乙脑流行病学特征

【临床表现】

要点:乙型脑炎极期的主要表现及死亡的主要原因

流行性乙型脑炎的潜伏期为4~21日,一般为10~14日。

1. 初期　病程的第1~3日。起病急,体温在1~2日内升高达39~40℃,伴有头痛、恶心、呕吐,多有倦怠或嗜睡,少数病人可有颈强直或抽搐。

2. 极期　为病程的第4~10日。初期症状加重,主要表现为脑实质损害症状。

(1) 持续高热　为乙脑必有的症状,体温常高达40℃以上,多呈稽留热型,持续7~10日,重者可达3周。体温越高,热程越长,则病情越重。

(2) 意识障碍　为本病的主要症状,表现为嗜睡、昏睡、谵妄或昏迷。意识障碍多发生于病程第3~8日,通常持续1周左右,重者可达4周以上。昏迷越深,持续时间越长,则病情越重。

(3) 惊厥或抽搐　是乙脑严重症状之一,多见于病程第2~5日。主要由于高热脑实质炎症、脑水肿、脑疝或缺氧等所致。先由面部、眼肌、口唇的小抽搐,随后出现肢体阵挛性抽搐或全身强直性抽搐,历时数分钟至数十分钟不等,均伴有意识障碍。频繁抽搐导致发绀,甚至呼吸暂停,使脑缺氧和脑水肿加重。

(4) 呼吸衰竭　是乙脑最严重的表现,也是死亡的主要原因。见于重症和极重症病人。有中枢性呼吸衰竭、外周性呼吸衰竭或混合性呼吸衰竭。

中枢性呼吸衰竭多因脑实质炎症尤其是延脑损害、脑水肿、脑疝及低血钠性脑病等引起。表现为呼吸节律不规则及幅度不均,如呼吸表浅、双吸气、叹息样呼吸、潮式呼吸等,最后呼吸停止;如出现脑疝,常有颞叶沟回疝及枕骨大孔疝,病人除表现上述呼吸异常外,尚有脑疝的其他表现,如剧烈头痛、喷射状呕吐、昏迷加重或烦躁不安、血压升高、脉搏减慢、瞳孔不等大,肌张力增强及反复抽搐。

周围性呼吸衰竭常因呼吸道阻塞、并发肺炎或脊髓受损所致呼吸肌麻痹而出现,表现为胸式或腹式呼吸减弱、呼吸困难、发绀,但呼吸节律始终整齐。

(5) 其他表现　因脑实质损害部位的不同可出现相应的神经系统症状和体征,如颈强直、脑膜刺激征、病理反射、吞咽困难、失语、听觉障碍、肢体瘫痪、精神失常等;脑水肿明显时可有剧烈头痛、呕吐等颅内压增高的表现。

3. 恢复期　多数病人于发病10日后进入恢复期,大多于2周内完全恢复。重症病人恢复较慢,少数留有不同程度后遗症,常可引起病人焦虑不安、悲观失望等不良情绪。

4. 并发症　发生率约为10%，以支气管肺炎最多见。还可有肺不张、败血症、尿路感染、压疮、消化道出血等。

【辅助检查】

要点：早期诊断乙脑指标

1. 血常规　白细胞计数多在(10～20)×10^9/L，中性粒细胞增高可达80%以上。

2. 脑脊液　压力增高，外观无色透明或微混，白细胞计数常在(50～500)×10^6/L以上，很少超过1 000×10^6/L，分类早期以中性粒细胞增多，后期单核细胞增多，氯化物与糖正常，蛋白质轻度增加。少数病例于病初脑脊液检查可正常。

3. 免疫学检查　发病后血及脑脊液中可出现特异性IgM抗体，最早在病程的第2日出现，2周达高峰，有助于早期诊断。

【治疗要点】

本病目前无特效抗病毒药物，以积极对症治疗和护理为主，重点做好高热、惊厥、呼吸衰竭等危重症状的处理是抢救病人、降低病死率之关键。有后遗症者酌情予以针灸、理疗、按摩、高压氧治疗及功能训练等。

【护理评估】

1. 健康史　①询问病人居住地蚊虫密度及蚊虫叮咬史，近期是否接种过乙脑疫苗，以往曾否患过乙脑，周围是否有类似病例等。②询问病人发病情况，有无发热，热型及持续时间如何。③病人有无嗜睡、昏睡、谵妄或昏迷等意识障碍症状。④病人有无剧烈头痛、呕吐、抽搐或惊厥表现。

2. 身体评估

(1) 生命征　血压、脉搏、呼吸、体温、意识是否正常。有无呼吸频率、节律、深浅的改变；有无高热；有无昏睡、昏迷、抽搐等。

(2) 注意昏迷病人有无尿潴留。

(3) 注意病人脑膜刺激征及病理反射等。

3. 辅助检查　注意血常规检查白细胞计数及分类比例如何，脑脊液常规检查和生化检查结果如何；血或脑脊液中是否检测到特异性IgM抗体，特异性IgM抗体检测具有早期诊断意义。

4. 心理评估

(1) 刚清醒的病人其思维能力及接受外界刺激的能力较差，易感情脆弱和激动。

(2) 因躯体活动受限或语言障碍，病人易产生焦虑、恐惧的心理，或对功能的恢复缺乏耐心和信心。

【护理诊断】

1. 体温过高　与病毒性血症及脑部炎症有关。

2. 意识障碍　与脑实质炎症、脑水肿有关。

3. 有窒息和受伤的危险　与乙脑所致惊厥有关。

4. 气体交换受损　与呼吸衰竭有关。

知识链接

惊厥先兆的表现及处理

先兆表现：病人两眼呆视、面部肌肉及口角、指(趾)小的抽动、惊跳等表现。

协助医师积极处理：①将病人置于仰卧位，头偏向一侧，松懈衣领和领口，如有义齿应取下,及时清除口咽部分分泌物,保持呼吸道通畅;② 用缠有纱布的压舌板或开口器置于病人上下磨牙之间,以防咬伤舌头,必要时用舌钳拉出舌头,以防舌后坠阻塞呼吸道;③ 按医嘱应用镇静药,如地西泮、苯巴比妥等,但要注意此类药物的呼吸抑制作用;④ 注意病人安全,防止坠床等意外的发生,必要时用床边加栏杆或约束带;⑤ 针对原因做好护理。

5. 知识缺乏　缺乏乙型脑炎的防治知识。

6. 潜在并发症　颅内压增高、脑疝。

【护理措施】

1. 一般护理

(1) 隔离　虫媒隔离。

(2) 休息　绝对卧床休息。昏迷病人应取头高脚低位,呈15°~30°角,头偏向一侧,待病情好转后酌情采取侧卧位。

(3) 饮食　按不同病期给予不同饮食,以补充营养。初期、极其应给予清淡流质饮食,如绿豆汤、菜汤、牛奶等。昏迷及有吞咽困难者给以鼻饲或静脉输液,保证每日入量1 500~2 000 ml,并注意电解质平衡。恢复期应逐渐增加有营养、高热量饮食。

2. 病情观察　检测生命征:① 尤其应注意体温变化,每1~2小时测体温1次。② 判断有无呼吸衰竭:观察呼吸频率、节律。③ 意识状态:注意意识障碍是否继续加重;惊厥:发作先兆、发作次数、每次发作持续时间、每次抽搐部位和方式。④ 颅内压增高及脑疝的先兆:重点应观察瞳孔大小、形状、两侧是否对称、对光反应等。准确记录24小时出入液量。⑤ 并发症:观察有无肺部感染、压疮等症状及体征。

3. 症状、体征护理

(1) 发热　常采取综合措施控制体温。

1) 物理降温:如乙醇擦浴、温水擦浴或头部予以冰帽,冰袋冷敷体表大血管处,或冷盐水灌肠,尽快将体温控制在38℃左右,但要注意局部冻伤或坏死。

2) 药物降温:可应用退热药,可用对乙酰氨基酚、吲哚美辛等。对于高热伴频繁抽搐病人可采用亚冬眠疗法,用氯丙嗪和异丙嗪每次0.5~1 mg/kg,肌内注射,每4~6小时1次。

3) 降低室温:使用空调、地面洒水等将室温控制至28℃。

(2) 惊厥或抽搐　应注意早期发现惊厥或抽搐先兆,及时处理。惊厥先兆为烦躁、眼球上翻、口角抽动、肢体紧张等。针对引起抽搐的不同原因进行处理。

1) 如脑水肿所致者:以脱水治疗为主,常用20%的甘露醇静脉滴入,每次1~2 g/kg每4~6小时1次。

2) 如因脑实质病变引起的抽搐:地西泮(安定)为抗惊厥药物首选药物,成人每次10~20 mg,小儿每次0.1~0.3 mg/kg,肌内注射或静脉滴注。此外,还可用水合氯醛、苯巴比妥钠等。

3) 如因呼吸道分泌物阻塞致脑缺氧引起抽搐者:应给以吸痰、吸氧。

(3) 呼吸衰竭　应针对引起的不同原因进行治疗。

1) 呼吸道分泌物梗阻引起者:保持呼吸道通畅,及时吸痰,加强翻身、拍背引流排痰,若痰液黏稠可雾化吸入α-糜蛋白酶以稀释痰液。同时给以氧气吸入。

2) 脑水肿、脑疝所致呼吸衰竭者:应进行脱水治疗。

3) 应用呼吸中枢兴奋剂:如洛贝林、尼可刹米、二甲弗林(回苏灵)等。

4）血管扩张剂的应用：近年来采用山莨菪碱（654-2）、阿托品，以改善微循环，对抢救乙脑中枢性呼吸衰竭有效。

5）气管插管、气管切开及人工呼吸器的应用：气管插管适用于呼吸衰竭发展迅速或呼吸突然停止者。气管切开适用于深度昏迷痰阻，经多种处理呼吸功能仍恶化者；脑干型呼吸衰竭、呼吸肌麻痹经吸痰、吸氧仍不能维持其换气功能者。如自主呼吸停止或呼吸微弱、有严重换气功能障碍者，可应用人工呼吸器辅助呼吸，经鼻导管使用高频呼吸器（送氧压力 39～18kPa、0.4～0.8 kgf/cm^2，频率 80～100 次/分）等，并适当应用抗菌药物预防感染。

（4）恢复期及后遗症的护理

1）对于恢复期病人应注意增加营养、防止继发感染。

2）对遗留有精神、神经后遗症者，可进行中西医结合的综合治疗，护士应以积极耐心的护理，从生活上关心、照顾病人；有肢体瘫痪者给予被动肢体活动，以防肌肉萎缩；鼓励并指导病人进行功能锻炼，帮助其尽快康复。

3）观察病人神志、各种生理功能、运动功能恢复情况。

4. 心理护理　多与病人沟通，解除病人焦虑不安、紧张、急躁等不良情绪，对有功能障碍和有后遗症者，鼓励病人积极配合治疗，鼓励病人及家属给予心里支持和帮助，以利病人尽快恢复。多与病人沟通，解除病人焦虑不安、紧张、急躁等不良情绪，对有功能障碍和有后遗症者，鼓励病人积极配合治疗，鼓励病人及家属给予心里支持和帮助，以利病人尽快恢复。

要点：发热、惊厥、呼吸衰竭的护理措施

要点：预防要点

【健康指导】

1. 对病人的指导　恢复期遗留有精神、神经症状者，应向病人及家属讲解积极治疗的意义，尽可能使病人的功能于6个月内恢复，以防成为不可逆性后遗症；帮助并指导病人如何鼻饲、针灸、按摩及理疗，如何进行肢体功能锻炼及语言训练。

2. 预防疾病指导　告知病人及家属在流行季节防蚊、灭蚊和疫苗接种，这是预防乙脑的关键。

思考题

患儿，2岁半。8月19日因高热、呕吐、嗜睡伴频繁抽搐2日而入院。体格检查：体温39.3℃，颈有抵抗感，巴氏征阳性（双侧）。实验室检查：血白细胞 $18\times10^9/L$，中性粒细胞 0.80；脑脊液清，压力增高，呈非化脓性改变。

1. 该病人可能患有什么疾病？进一步确诊还需做什么检查？

2. 提出3个主要的护理诊断。

3. 针对病人频繁的抽搐请为她制定合理的护理措施。

（缪文玲）

第三节　流行性出血热病人的护理

流行性出血热（又称肾综合征出血热）是由汉坦病毒引起的自然疫源性传染病，鼠为主要传染源，在我国以黑线姬鼠、褐家鼠、大林姬鼠为主。可通过如下途径传播，携带病毒的鼠类排泄物如尿、粪、唾液等污染尘埃后形成的气溶胶，通过呼吸道而感染人体；进食被鼠

要点：流行性出血热的传染源、传播途径及流行特点

类排泄物所污染的食物而感染；伤口接触带病毒的鼠类血液和排泄物而感染；孕妇感染经胎盘感染胎儿。我国是高发区，发病有明显季节性和周期性，其中黑线姬鼠传播者以11月到次年的1月为高峰，5～7月为小高峰，家鼠传播者以3～5月为高峰，林区姬鼠以夏季为流行高峰。以男性青壮年发病较多。

临床上以发热、休克、充血、出血和急性肾衰竭为主要表现，典型病例病程呈发热期、低血压期、少尿期、多尿期和恢复期五期经过。本病的预防应采取防鼠、灭鼠及疫苗接种为主的综合预防措施。

要点：何为"三痛"、"三红"；蛋白尿是肾损害的早期标志

【病因与发病机制】

流行性出血热病毒，属布尼亚病毒科的汉坦病毒属，为负性单链RNA病毒。目前至少有20个以上的血清型，其中Ⅰ型汉坦病毒（野鼠型）、Ⅱ汉城病毒（家鼠型）、Ⅲ型（流行性肾病型）、Ⅳ（田鼠型）已被WHO认定的。我国流行的主要是Ⅰ型和Ⅱ型，Ⅰ型感染后病情比Ⅱ型重。病毒对热、酸、紫外线、乙醇及碘酊等一般消毒剂均敏感。

汉坦病毒呈泛嗜性，可引起多器官损害。病毒进入机体后，随血流到达全身，侵入内皮细胞及骨髓、肝、脾、肺、肾、淋巴结等组织，经复制后再释放入血引起病毒血症。病毒侵入机体后一方面能直接破坏感染细胞的功能和结构，另一方面可诱发人体的免疫应答和各种细胞因子的释放，导致机体组织损伤。

休克的发生，早期原发性休克主要是由于全身小血管损伤，血管通透性增加、血浆外渗、使血容量减少，继发血液浓缩、血液黏滞度增高和DIC所致；后期继发性休克则因大出血、继发感染、多尿、水电解质补充不足，导致有效血容量不足而引起。

出血的发生主要是由于血管壁的损伤、血小板减少和功能障碍及DIC所致的凝血机制异常引起。

急性肾衰竭发生与肾血流不足、肾实质损害、肾素-血管紧张素系统激活，DIC时的肾小球中微血栓形成等原因有关。

【临床表现】

流行性出血热潜伏期4～46日，一般为7～14日。典型病例有5期经过，轻型病人可有越期现象，重型病人前3期可相互重叠。

1. 发热期　发热、全身中毒症状、小血管损害及肾损伤是本期的主要表现。

（1）发热　起病急骤，发热常在39～40℃之间，以稽留热和弛张热多见，热程多为3～7日。体温越高，热程越长，则病情越重。

（2）全身中毒症状　表现为全身疲惫，肌肉酸痛，以头痛、腰痛、眼眶痛尤为明显，称为"三痛"。头痛为脑血管扩张所致；腰痛与肾周围组织充血、水肿以及腹膜后水肿有关；眼眶痛是眼球周围组织水肿引起。多数病人可出现胃肠道症状，如食欲缺乏、恶心、呕吐或腹痛、腹泻，部分病例易误诊为急腹症。重型病人出现嗜睡、烦躁、谵妄或抽搐等神经精神症状。

（3）毛细血管损害　主要表现为充血、出血和渗出水肿征。皮肤充血主要见于颜面、颈部、前胸皮肤充血潮红（"三红征"），呈酒醉貌；黏膜充血见于眼结膜、软腭和咽部（黏膜"三红"）。皮肤出血多见于腋下和胸背部，常呈条索点状或搔抓样瘀点；黏膜出血常见软腭和眼结膜。渗出水肿征表现在球结膜和眼睑水肿，渗出水肿征越重，病情也越重。

（4）肾损害　主要表现为蛋白尿和尿镜检发现管型。

2. 低血压休克期　常发生于病程的第4～6日，一般持续1～3日，其持续时间长短与

病情轻重、治疗措施是否及时和正确有关。多在发热期末或热退同时出现血压下降，少数热退后发生休克，这是与细菌性感染不同之处。初期血压开始下降，四肢温暖，继之出现脸色苍白、四肢厥冷、脉搏细弱或不能触及、尿量减少甚至神经精神症状；重者出现 DIC、脑水肿、急性呼吸窘迫综合征（ARDS）和急性肾衰竭。

3. 少尿期　是本病的极期，常发生于病程的第 5 ~ 8 日，持续 2 ~ 5 日。主要表现是少尿（24 小时尿量少于 500 ml）或无尿（24 小时尿量少于 50 ml），尿毒症，酸中毒和水、电解质紊乱。严重者可出现高血容量综合征及出血。

（1）水、电解质紊乱及酸碱平衡失调　酸中毒表现为呼吸增快，重者出现深大呼吸；钠水潴留引起组织水肿，表现颜面、四肢水肿，重者出现腹水；高血钾时病人嗜睡、肌张力下降、健反射减弱或消失、心律失常等；部分病人可有低钠、低钙、低氯血症，低钠可引起低渗性脑水肿，低钙可有手足抽搐等。

（2）尿毒症　表现为畏食、恶心、呕吐、顽固性呃逆、腹泻腹胀等消化道症状；有头晕、头痛、嗜睡、烦躁、谵妄和昏迷等神经系统症状；肾损害主要有尿中出现大量蛋白质甚至出现膜状物。

（3）出血倾向　皮肤瘀斑增加、鼻出血、便血、呕血、咯血、尿血和阴道出血，少数病人尚可出现颅内出血或其他内脏出血。

（4）高血容量综合征　体表静脉充盈、脉搏洪大、脸部胀满、收缩压增大、脉压增大、心率增快、血液稀释、血红蛋白下降等。

4. 多尿期　多尿期一般出现于病程 9 ~ 14 日，持续时间短者 1 日，长者可达数月。因新生的肾小管吸收功能尚未完善，尿素氮等滞留物质引起高渗性利尿作用，使尿量明显增加。尿量由每日 500 ml 逐渐增加至 3 000 ml 以上。此期若水和电解质补充不足或继发感染，可发生继发性休克，亦可发生低钠、低钾症状。

5. 恢复期　经多尿期后，尿量逐步恢复为每日 2 000 ml 以下，精神食欲基本恢复，一般尚需 1 ~ 3 个月体力才能完全恢复。少数病人可遗留高血压、肾功能障碍、心肌劳损和垂体功能减退等症状。

要点：热退后症状加重提示进入低血压休克期；少尿、无尿的定义及病因

要点：典型病程的五期经过

6. 并发症

（1）出血　呕血、便血、咯血、腹腔出血、鼻出血、阴道出血及颅内出血等。

（2）中枢神经系统并发症　由病毒侵犯中枢神经系统而引起脑炎和脑膜炎。

（3）肺水肿　为最常见的并发症。多见于低血压休克期、少尿期及多尿早期，主要表现：急性呼吸窘迫综合征，病死率高达 67%；心源性肺水肿。

（4）继发性感染　如呼吸系和泌尿系感染，多发生于少尿期和多尿期。

（5）其他　自发性肾破裂、心肌损伤等。

【辅助检查】

1. 血常规　白细胞计数在病程第 3 日开始升高，可达 $(15 \sim 30) \times 10^9/L$，早期以中性粒细胞为主，可有核左移和中毒颗粒。第 4 ~ 5 日后淋巴细胞增多，并可出现异型淋巴细胞。因血液浓缩，发热后期和低血压期血红蛋白和红细胞可明显升高。

2. 尿常规　可见蛋白尿、管型尿和红细胞等，部分病人尿中出现膜状物，为大量蛋白和脱落上皮细胞的凝聚物。

3. 生化检查　低血压休克期血尿素氮、血肌酐开始升高；发热期可有呼吸性碱中毒，休克期和少尿期可有代谢性酸中毒；血钾少尿期升高，多尿期降低。

4. 特异性血清学检查　IgM 1∶20 为阳性；IgG 1∶40 为阳性。相隔 1 周双份血清抗体滴度升高超过 4 倍以上者，有诊断价值。

5. 病原学检查　血清、血细胞和尿液可进行病毒分离及用聚合酶链反应（PCR）检测汉坦病毒 RNA。

要点："三早一就"原则

【治疗要点】

治疗原则为"三早一就"，即早发现、早休息、早治疗、就近治疗。本病以综合治疗为主，早期可用抗病毒治疗（如可应用利巴韦林或干扰素治疗），中晚期主要是对症治疗，防治休克、肾衰竭和出血是本期的关键。

要点：发病前接触史

【护理评估】

1. 健康史　①询问病人是否在流行季节（发病前 2 个月内）到过疫区，有与鼠类接触史；亲属和同事有无类似发病情况；是否接种过疫苗。②有无发热、热型及持续时间。③有无全身酸痛及"三痛"表现。④有无食欲缺乏、恶心、呕吐或腹痛、腹泻等胃肠道症状。⑤病人有无嗜睡、烦躁、谵妄或抽搐等神经精神症状。⑥病人 24 小时出入液量，特别是尿量。

2. 身体评估

（1）生命征　血压、脉搏、呼吸、体温、意识是否正常。有无高热；有无意识状态的改变；有无血压下降。

（2）充血、出血体征　有无皮肤"三红征"及黏膜"三红"的表现；有无皮肤出血，尤其是腋下和胸背部有无条索点状或搔抓样瘀点；有无黏膜出血，尤其是软腭和眼结膜；球结膜有无水肿。

（3）注意 24 小时尿量。

3. 辅助检查　注意血常规中白细胞计数及幼稚细胞数、血小板和淋巴细胞数量及形态；注意尿常规和生化检查结果，特异性血清学检查 IgM、IgG 检查结果。

4. 心理评估　病人因起病突然、病情重或缺乏疾病的有关知识，而出现紧张、焦虑、恐惧等心理反应。

【护理诊断】

1. 体温过高　病毒血症有关。

2. 组织灌注量改变　与血管壁损伤造成血浆大量外渗有关。

3. 体液过多　与肾损害有关。

4. 皮肤完整性受损　与皮肤黏膜的充血、出血和渗出性损伤有关。

5. 潜在并发症　出血、肺水肿、继发感染、脑炎及脑膜炎等。

【护理措施】

1. 一般护理

（1）休息　早期应绝对卧床休息，不宜搬动，以免加重组织脏器的出血。恢复期可逐渐增加活动量。

（2）饮食　给予易消化的流质或半流质饮食；发热期应注意适当补充液体量；少尿期应限制液体量、钠盐及蛋白质的摄入，病人口渴时可采用漱口或湿棉签擦拭口腔的方式来缓解，给予病人高热量、高维生素、低盐低蛋白饮食；多尿期应注意液体量及钾盐等补充；消化道出血病人应禁食。

2. 病情观察　①密切监测生命征及意识状态的变化；注意体温及血压变化，有无脉搏细速、节律不整等；有无嗜睡、昏迷等。②密切观察症状、体征的变化，如"三红"、"三痛"的表现，皮肤瘀斑的分布、大小及有无破溃等，有无呕血、便血及肺水肿等表现。③严格记录24小时出入量，注意观察尿常规检查的结果。④注意有无畏食、恶心、呕吐和顽固性呃逆等氮质血症的表现。⑤注意血尿素氮、肌酐、电解质及酸碱平衡的监测以及血小板及凝血功能检查。

3. 症状、体征护理

（1）高热　以物理降温为主，如应用冰袋、冰囊等，但注意不能采用乙醇或温水擦浴，以免加重皮肤损害。禁用强效退热药，以免大量出汗促使病人提前进入休克期。

（2）皮肤黏膜的护理　①减少对皮肤的不良刺激。保持床铺清洁、干燥、平整，衣服应宽松、柔软，出汗较多时应及时更换。剪短指甲，避免搔抓引起皮损。②帮助病人保持舒适体位，用软垫适当衬垫，并及时变换体位。避免推、拉、拽等动作，以免造成皮肤的破损。测血压时袖带绑扎不可过紧和时间过长，以防加重皮下出血。③眼结膜充血、水肿的病人应注意保持眼部清洁，防止继发感染，可用4%硼酸水或生理盐水清洁分泌物和眼痂，滴氯霉素眼药水或涂抗生素眼膏。④做好口腔护理，咽部红肿的病人每日用温水或朵贝液漱口，进食前后清洁口腔，保持口腔卫生。⑤保持会阴部清洁，留置导尿者应做好无菌操作，定时膀胱冲洗。⑥若皮肤已发生破溃，用无菌生理盐水清洗局部，辅以红外线等照射，涂抗生素软膏，覆盖无菌敷料。⑦遵医嘱可给予芦丁、维生素C等静脉滴注，以减轻液体外渗。给予20%甘露醇静脉滴注，以提高血浆渗透压。出血明显者可给予酚磺乙胺（止血敏）、维生素K等静脉滴注。

（3）循环衰竭　①迅速建立静脉通路，按医嘱准确、迅速给以输入液体扩充血容量，使用碱性液及血管活性药，迅速纠正休克。②吸氧。③应做好交叉配血、备血，为输血做好准备。④做好各种抢救的准备工作，密切观察治疗效果。

知识链接

低血压休克的防治

积极补充血容量：应早期、快速、适量的补充血容量，液体以晶体液和胶体液相结合，晶胶液比为3∶1，晶体液以平衡盐液为主，胶体液常用低分子右旋糖酐、血浆、白蛋白等，根据低血压程度估计输液量，争取在4个小时内使血压稳定；给予5%的碳酸氢钠溶液及时纠正酸中毒；应用血管活性药物，如阿拉明（间羟胺）、多巴胺等活性药物改善微循环，并注意心脏功能。

要点：低血压休克及急性肾衰竭护理要点

（4）急性肾衰竭　①按“量出为入，宁少无多”的原则，严格控制液体入量，每日补液量为前一日排出量（尿量和呕吐量）+（500～700）ml；②利尿、导泻治疗时密切观察病人用药后的反应并做好记录；③出现高血容量综合征者，应立即减慢输液速度或停止输液，使病人取半坐位或坐位，双下肢下垂；④做血液透析或腹膜透析的病人，给予相应护理。

4. 心理护理　向病人和家属解释疾病的相关知识，关心体贴病人，鼓励病人树立战胜疾病的信心，积极配合治疗和护理。同时，要求家属不要将焦虑、紧张等不良情绪带给病人，引导家属和亲友给病人心理支持和帮助。

【健康指导】

1. 对病人的指导　病人出院后仍需休息1～3个月，生活要规律，保证足够的睡眠，参与力所能及的活动（如散步、太极拳等），避免劳累，加强营养，定期复查肾功能。

2. 预防疾病指导　向病人和家属讲述疾病的发生、预防及康复等知识，认识到防鼠、灭鼠是预防本病的关键，防止鼠类排泄物污染食物和水源。流行季节野外作业或疫区工作时应按要求戴口罩,穿“五紧服”,系好领口、袖口、裤管口等,并避免被鼠类咬伤,不用手直接接触鼠类及其排泄物,重点人群可接种流行性出血热疫苗。

思考题

病人,30 岁。发热伴头痛、肌肉酸痛、腰痛 6 日,尿量减少 1 日入院。半月前曾自驾游去林区留宿。体格检查:体温 39℃,血压 80/52 mmHg。颜面潮红,眼结膜、软腭和咽部充血,胸背部皮肤有条索点状瘀点,心肺无异常发现。血白细胞 25×10^9/L,见异型淋巴细胞,尿常规蛋白(+++)。临床诊断为“流行性出血热”。

1. 写出诊断为“流行性出血热”的依据。
2. 目前的病情在病程的哪一期?
3. 如果这一期出现急性肾衰竭,写出护理措施。

(华桂春)

第四节　狂犬病病人的护理

要点:传染源、传播途径、病死率

狂犬病(又名恐水症)是由狂犬病病毒所致,是以侵犯中枢神经系统为主的急性人兽共患传染病。人狂犬病通常由病兽以咬伤方式传给人,主要传染源是狂犬,其次是猫、猪、牛、马等家畜,近年来有多起报道人被“健康”的犬、猫抓咬后而患病。本病主要通过咬伤传播,也可由带病毒的唾液经伤口、抓伤、舔伤的黏膜和皮肤侵入,少数可通过对病犬宰杀而感染。人普遍易感。被病兽咬伤而未做预防接种者,发病率平均为 15% ~30%,若及时处理伤口和接种疫苗后,发病率可降为 0.15%。临床表现为特有的恐水、怕风、恐惧不安、咽肌痉挛、进行性瘫痪等。病死率几乎 100%。

【病因与发病机制】

狂犬病病毒属弹状病毒科,为单股负链 RNA 病毒,在病人或病兽体内分离到的病毒称野毒株或街毒株,特点为致病力强。将街毒株连续在家兔脑内多次传代获得的毒株称为固定毒株,其毒力减弱,失去致病力,但仍保持其免疫源性,可提纯制备疫苗。病毒对外界的抵抗力不强,易被紫外线、碘酊、乙醇、高锰酸钾、甲醛等灭活。加热 100℃,2 分钟也可灭活。但可耐受低温。

狂犬病病毒侵入人体后,对神经组织有强大的亲和力,致病过程可分为三个阶段:①组织内病毒小量繁殖期:病毒先在伤口附近的肌细胞内小量繁殖后再侵入近处的末梢神经。②侵入中枢神经期:病毒沿神经轴突向中枢神经向心性扩散,在脊髓背根神经节大量繁殖后,经脊髓很快到达脑部。③向各器官扩散期:病毒从中枢神经向周围神经呈离心性扩散,侵入各组织器官,尤以唾液腺的病毒数量最多。由于迷走、舌咽及舌下神经核受损,致吞咽肌及呼吸肌痉挛,从而出现恐水、呼吸和吞咽困难等症状。交感神经受累可使唾液腺和汗腺分泌增加。

【临床表现】

狂犬病潜伏期长短不一,为 5 日至 19 年或更长,一般为 1 ~3 个月。病程一般不超过 6 日。典型临床经过分三期。

1. 前驱期　常先有低热、头痛、倦怠、恶心、全身不适等类感冒症状,继而出现烦躁失眠、恐惧不安,并对声、风、光等刺激有喉头紧缩感。最有意义的早期症状为愈合伤口处及其相应的神经支配区有痒、痛、麻及蚁走等异样感觉。本期持续2~4日。

2. 兴奋期 主要表现为高度兴奋、表情极度恐怖、恐水、怕风。发作性咽肌痉挛和呼吸困难，并可有体温升高(38~40℃)。恐水为本病的特征，典型者虽渴但不敢饮水，闻水声、见水或仅提及水均可诱发咽喉肌痉挛，甚至如风、光、声等也可引起咽喉肌痉挛。严重发作时可有全身肌肉阵发性抽搐或呼吸肌痉挛致呼吸困难、发绀。常出现大汗、流涎、心率快、血压升高等交感神经功能亢进的表现。多数神志清楚，少数可出现精神失常。本期持续1~3日。

3. 麻痹期 肌肉痉挛停止，全身弛缓性瘫痪，逐渐进入昏迷状态，最后因呼吸、循环衰竭而死亡。本期持续6~18小时。本病全程一般不超过6日。

要点：典型三期经过，全病程一般不超过六日

【辅助检查】

1. 血常规及脑脊液检查 白细胞计数轻至中度增多，中性粒细胞占0.8以上。脑脊液细胞数及蛋白可稍增多。糖及氯化物正常。

2. 病原学检查 取病人的唾液、脑脊液、泪液或脑组织接种鼠脑分离病毒，或取动物死亡脑组织做切片染色，镜检找内基小体，阳性时可确诊。或用PCR检测狂犬病毒核酸。

要点：内基小体是确诊依据

3. 抗体检测 检测血清中和抗体，对未注射过疫苗、抗狂犬病血清或免疫球蛋白者有诊断价值。近年来多采用酶联免疫吸附试验检测血清或脑脊液中特异性抗体，方法简单，特异性较高，但该抗体仅在疾病晚期出现。

【治疗要点】

本病目前无特效疗法，重在预防，应及时正确处理伤口及注射疫苗预防。

【护理评估】

1. 健康史 ①询问是否曾接触过病犬，有无被病犬或其他动物咬伤或抓伤史，咬伤或抓伤史的部位。②是否与病兽密切接触过(如拥抱、亲吻)。③是否进食过病兽肉等。④咬伤部位是否处理过以及是否进行疫苗接种。⑤是否对风、光、声等刺激敏感；已愈合的伤口及周围有无痒、痛、麻及蚁走感觉。

2. 身体评估 ①生命征：血压、脉搏、呼吸、体温、意识是否正常；有无发热；有无意识状态的改变。②注意有无出汗多、流涎的表现。③注意有无肌肉痉挛尤其是咽喉肌痉挛、抽搐、瘫痪的表现。

3. 辅助检查 病原学检查是否分离出病毒或血清或脑脊液中检测出特异性抗体。

4. 心理评估 大多数病人(除后期昏迷者外)神志清楚，因症状明显、病情发展而恐惧不安，恐水使病人更加痛苦和恐惧。

【护理诊断】

1. 皮肤完整性受损 与病犬、病猫等动物咬伤或抓伤有关。

2. 有受伤的危险 与病人兴奋、狂躁、出现幻觉等精神异常有关。

3. 低效性呼吸型态 与病毒损害中枢神经系统导致呼吸肌痉挛有关。

4. 恐惧 与疾病引起死亡的威胁有关。

5. 潜在并发症 惊厥发作、呼吸衰竭、循环衰竭。

【护理措施】

1. 一般护理

(1) 隔离 单室严格隔离，防止唾液污染环境。

（2）休息　应绝对卧床休息，保持安静，减少风、光、声等刺激。有兴奋不安、痉挛发作时可用镇静剂。

（3）饮食　应给予鼻饲高热量流质饮食，注意维持水、电解质平衡及纠正酸中毒。

（4）保持呼吸道通畅　及时清除口腔分泌物，必要时做好气管切开的准备工作，加强监护，吸氧，保持呼吸道通畅，必要时行人工呼吸器辅助呼吸。

（5）维持水、电解质平衡及纠正酸中毒，有脑水肿时使用脱水剂。

2. 病情观察　①生命征、意识状态的变化；②恐水、恐风的表现及变化；③发作时有无幻觉和精神异常；④注意呼吸频率及节律的变化。

3. 症状、体征护理

要点：伤口护理要点

（1）伤口护理　及时有效地处理伤口可明显降低狂犬病发病率。

（2）伤口冲洗　立即用20%肥皂水或0.1%苯扎溴铵（新洁尔灭）和（或）流动的清水（如自来水）反复清洗伤口至少半小时，伤口深时要用注射器灌注反复冲洗，力求除去狗涎。注意苯扎溴铵不可与肥皂水混用。

（3）消毒　冲洗后用50%～70%乙醇反复涂擦或3%～5%碘酊涂擦。

（4）开放引流　无大出血情况下，伤口不予止血、不缝合不包扎，以便排血引流。

（5）被动免疫制剂的使用　若咬伤部位为头面、颈部或严重咬伤者还需用抗狂犬病免疫血清或抗狂犬病免疫球蛋白，在伤口底部及周围行局部浸润注射（免疫血清试验阳性应进行脱敏试验）。

（6）预防其他感染　酌情使用抗生素和破伤风抗毒血清。

4. 心理护理　护士应关心体贴病人，语言严谨，满足病人的身心需要，尽量减少病人独处。提供必要的帮助，使病人有安全感。

【健康指导】

1. 对病人家属的指导　告知病人家属做好接触隔离，防止唾液污染；说明本病缺乏特效治疗，病死率几乎达100%；告知对咬伤伤口处理和疫苗接种的重要意义。

2. 预防疾病指导　宣传狂犬病对人的严重危害和预防措施，加强对犬的管理。接触狂犬病的工作人员、兽医、山洞探险者、动物管理人员等高危人群暴露前要进行疫苗接种，于暴露前第0、7、21日接种3次，每次2 ml肌内注射；2～3年加强注射1次，接种期间应戒酒、多休息；讲述被狂犬咬伤后立即、彻底进行伤口处理及注射狂犬病疫苗对降低狂犬病发病率的重要作用。

知识链接 ……………………………………………………

要点：健康指导及狂犬疫苗的接种方法

狂犬疫苗的接种

伤口处理后，要对被咬伤者进行狂犬疫苗的接种，这是预防狂犬病的关键措施。

1. 主动免疫　目前我国多用是地鼠肾疫苗，此疫苗具有免疫源性强、安全可靠等优点。全程5针，在30日内注完，分别在0、3、7、14、30日各肌内注射一针（2 ml）。严重咬伤者可加用，全程10针，即当日至第6日每日一针，后分别于10、14、30、90日再各注射一针。

2. 被动免疫　遇有创伤严重或创伤发生在头面、手、颈等处，咬人动物又确有狂犬病可能时，应立即注射抗狂犬病毒免疫球蛋白或抗狂犬病毒免疫血清，以抗狂犬病毒免疫球蛋白为佳。被咬伤后尽可能在48小时内注射，一次肌内注射，也可使用总量的一半作伤口周围浸润注射，另一半作肌内注射。使用前做皮肤敏感试验。

思考题

病人,男性,20岁。因宠物犬咬伤5个月余,恐水、怕风1日入院。入院前5月,病人被自家宠物犬咬伤左手中指,伤口出血较多,在家自行伤口包扎,未做特殊处理,未接种狂犬病疫苗。宠物犬也未接种疫苗。入院前3日,病人自觉左手中指伤口处有痒痛感,1日前出现精神紧张、夜不能眠、恐水、怕风症状。体格检查:体温37.5℃,脉搏140次/分,呼吸34次/分,血压120/80 mmHg,烦躁不安,四肢抽动,流涎明显。

1. 该病人可能患有何种疾病?该病人被宠物犬咬伤的当日做哪些积极处理可以避免患此病?
2. 你对家属预防本病提出哪些健康指导?

(缪文玲)

第五节　艾滋病病人的护理

艾滋病即获得性免疫缺陷综合征(AIDS),是由人类免疫缺陷病毒(HIV)引起的一种慢性致命性传染病。病人和无症状病毒携带者是本病的传染源。病人的传染性最强,但无症状病毒携带者更具有流行病学的意义。病毒主要存在于血液、精液、子宫和阴道分泌物中,乳汁、唾液、泪水、皮肤等也能检出病毒。主要通过性接触、血液传播及母婴传播。性接触是主要传播途径,公用针具注射或输注含病毒的血液及血制品也可传播,感染病毒的孕妇可通过胎盘、产道及产后血性分泌物和哺乳传给婴儿。此外,接受病毒感染者的器官移植或人工授精,被污染的针头刺伤或破损皮肤意外也可造成感染。人群普遍易感,以50岁以下青壮年居多,高危人群是男同性恋、静脉药瘾者、性乱者、多次接受输血或血制品治疗者。自1981年美国首次报道艾滋病以来,至少199个国家和地区发现艾滋病病毒感染者。我国于1985年发现首例艾滋病病人,现流行进入快速增长期,艾滋病正由高危人群向普通人群传播。

要点:艾滋病的传染源、传播途径及高危人群

临床上表现为无症状病毒感染者,继而发展为持续性全身淋巴结增大综合征和艾滋病相关综合征,最后并发各种严重机会性感染或恶性肿瘤,成为艾滋病。本病目前无特效治疗,以预防为主。

【病因与发病机制】

HIV是单链RNA病毒,分两个型,即HIV-1型和HIV-2型,两者均为单链RNA病毒,均能引起艾滋病,HIV-2型毒力弱,多数艾滋病乃由HIV-1型引起,HIV既有嗜淋巴细胞性又有嗜神经性,主要感染$CD4^+$T淋巴细胞,也能感染单核-巨噬细胞、B细胞和小神经胶质细胞、骨髓干细胞等。HIV对酸、热和常用消毒剂较敏感。加热至56℃煮30分钟或70%的乙醇可使其灭活,但对紫外线和γ射线不敏感。因病毒在外界干燥环境下抵抗力很弱,短时间内将会失去活性和感染力,所以握手、拥抱、共用办公用具、共用卧具及浴池等不会传播艾滋病。

要点:主要感染$CD4^+$T淋巴细胞

HIV侵入人体细胞后,主要侵犯$CD4^+$T淋巴细胞,病毒在细胞内大量复制而导致细胞溶解和破坏,并再感染其他细胞。由于HIV有选择性的侵犯和破坏辅助性T淋巴细胞,使$CD4^+$T细胞数量减少,B细胞的数量及功能也发生改变,对新抗原刺激的反应性降低,可出现自身免疫功能下降,最终导致整个免疫系统崩溃,因而并发各种严重的机会性感染和恶性肿瘤。

由于单核吞噬细胞也被 HIV 侵袭，成为病毒储存场所，病毒可随受感染的细胞进入中枢神经系统，造成神经系统病变和精神障碍。

【临床表现】

1. 临床分期　艾滋病潜伏期一般认为 2～10 年，可短至数月，长达 15 年。临床可分为四期。

(1) 急性感染期　HIV 感染 2～4 周后可出现发热、皮疹、乏力、头痛、畏食、恶心、咽痛、肌肉关节痛和颈枕部淋巴结增大等表现。持续 3～14 日后症状自然消失。此时血清中可检出 HIV RNA 及 p24 抗原，部分病人白细胞、血小板减少可有减少。

(2) 无症状感染期　也称为临床潜伏期。无症状感染者是本病的重要传染源。可由急性期进入此期，或无明显的急性期症状而直接进入此期。有传染性。此期辅助性 T 淋巴细胞逐渐减少，血液中可检出 HIV RNA、HIV 核心及包膜蛋白抗体。此期持续时间一般为 2～10 年或更长。

(3) 全身淋巴结增大期　除腹股沟淋巴结外，其他部位可有 2 处或 2 处以上淋巴结增大，其直径达 1 cm 以上，质地柔韧，无压痛，无黏连，可移动，活检为淋巴结反应性增生。增大一般持续 3 个月以上，无自觉症状。

(4) 艾滋病期　是艾滋病病毒感染的终末阶段。此期临床表现复杂，易发生机会性感染及恶性肿瘤，可累及全身各个系统及器官，常有多种感染和肿瘤并存。常见表现：① 发热、乏力不适、盗汗、体重下降、畏食、慢性腹泻、肝脾大等。② 神经系统症状，如头痛、癫痫、下肢瘫痪、进行性痴呆。③ 机会性感染：原虫、真菌、结核杆菌和病毒感染。④ 继发肿瘤：卡波济肉瘤和非霍奇金淋巴瘤。⑤ 继发其他疾病，如慢性淋巴性间质性肺炎等。

2. 各系统的临床表现

(1) 呼吸系统　以卡氏肺孢子菌肺炎最为常见，且是本病因机会性感染而死亡的主要原因。疱疹和巨细胞病毒、结核杆菌、念珠菌及隐球菌、卡波济肉瘤均可侵犯肺部。表现为慢性咳嗽、发热、发绀、血氧分压降低。

(2) 消化系统　念珠菌、疱疹和巨细胞病毒引起口腔感染口腔和食管炎症或溃疡最为常见，表现为吞咽困难和胸骨后烧灼感。胃肠黏膜易受到疱疹病毒、隐孢子虫、鸟分支杆菌、卡波济肉瘤的侵犯，表现为腹泻和体重减轻。可因隐孢子虫、肝炎病毒及巨细胞病毒感染肝，引起肝大及肝功能异常。

要点：艾滋病的临床四期经过及死亡的主要原因

(3) 中枢神经系统　① HIV 直接感染中枢神经系统：引起艾滋病痴呆综合征和无菌性脑炎，表现为头晕、头痛、癫痫、进行性痴呆、脑神经炎；② 机会性感染：如脑弓形虫病、隐球菌脑膜炎及巨细胞病毒脑炎等；③ 机会性肿瘤：如中枢系统淋巴瘤。

(4) 皮肤黏膜　肿瘤性病变，如卡波济肉瘤可引起紫红色或深蓝色浸润斑或结节，可见于口腔和下肢皮肤。机会性感染可有白色念珠菌、乳头状病毒或疱疹病毒所致口腔感染，以及外阴疱疹病毒感染、尖锐湿疣等。

(5) 眼部　巨细胞病毒、弓形虫引起视网膜炎，眼部卡波济肉瘤等。

【辅助检查】

1. 血常规　血红蛋白、白细胞、血小板可有不同程度的减少，淋巴细胞总数显著减少。

2. 免疫学检查　T 细胞总数降低，$CD4^+T$ 淋巴细胞计数减少［正常$(0.8\sim1.2)\times10^9/L$］。$CD4^+T/CD8^+T<1.0$（正常 1.2～1.5）。

3. 血清学检查　HIV 抗体阳性，一般 ELISA 连续两次阳性，再作免疫印迹法和固相放射免疫沉淀试验来确诊。

4. 其他　X线及影像学检查，有助于相应部位病变的诊断。

【治疗要点】

1. 抗病毒治疗　抗HIV的药物可分为三大类，因HIV在抗病毒治疗过程中易发生突变，从而产生耐药性，目前主张联合用药，称为高效抗反转录病毒治疗（HAART俗称“鸡尾酒”法）。

知识链接 ……………………………………………………………………

艾滋病的抗病毒治疗

抗病毒治疗是目前治疗艾滋病的重要手段，国内现有抗病毒的药物有三类：①核苷类逆转录酶抑制剂，如齐多夫定（AZT）、拉米夫定、司坦夫定等。②非核苷类逆转录酶抑制剂，如奈韦拉平、施多宁等。③HIV蛋白酶抑制剂，如茚地那韦（佳息患）等。三类抗病毒药物以特定的方式组合应用称之为高效抗逆转录病毒治疗。

HAART可使艾滋病人体内的病毒降至检测不到的水平，延长病人生存期期。

2. 免疫调节　应用免疫增强剂，如干扰素、白介素-2、胸腺肽等。

3. 并发症的治疗　根据机会性感染病原体和肿瘤的不同类型采用相应的治疗方法。如卡氏肺孢子菌肺炎可用复方磺胺甲噁唑、戊烷脒治疗；弓形虫病用螺旋霉素或盐酸克林霉素加用乙胺嘧啶治疗；隐球菌脑膜炎应用氟康唑或两性霉素B治疗；病毒感染可用更昔洛韦治疗；鸟分枝杆菌感染可用阿奇霉素或克拉霉素治疗。卡波济肉瘤可用齐多夫定与干扰素联合治疗或应用博来霉素、长春新碱和多柔比星联合治疗。

要点：免疫学检查、血清学检查的意义；“鸡尾酒”疗法；健康史的内容

【护理评估】

1. 健康史　①询问病人有无与艾滋病病人或无症状病毒携带者的密切接触史；有无性紊乱史。②有无输血、血制品史；有无血友病病史；有无器官移植及血液透析史等。③有无间歇或持续性发热史。④有无体重持续下降。⑤有无慢性咳嗽、反复腹泻或头痛症状，持续多长时间。有无反复出现带状疱疹的表现。

2. 身体评估

（1）有无发热、意识状态改变，有无脑膜刺激征及病理反射等。

（2）全身淋巴结有无增大，淋巴结增大的部位、大小、质地。

（3）皮肤黏膜有无浸润斑或结节；有无带状疱疹。

（4）口咽部有无毛状白斑。

（5）皮肤有无浅褐色的斑块或结节。

3. 辅助检查　注意免疫学检查，如T细胞总数及$CD4^+T$细胞数，$CD4^+T/CD8^+T$比值是多少，HIV抗体检测结果如何。

4. 心理评估　由于人们对本病的恐惧心理和特殊的流行病学特征，病人往往受到他人的回避，甚至歧视，加之本病无特效治疗及预后不良，极易产生恐惧、孤独、焦虑、悲伤、失落感、罪恶感甚至自杀念头。

【护理诊断】

1. 社交孤立　与对病人实施强制性管理及易被他人歧视有关。

2. 恐惧　与疾病折磨、预后不良及缺乏社会支持有关。

3. 营养失调：低于机体需要量　与长期发热、进食减少、腹泻有关。

4. 活动无耐力　与长期发热、感染和肿瘤导致的消耗过多有关。

5. 皮肤完整性受损　与感染和卡波济肉瘤有关。

6. 潜在并发症　各种机会性感染。

【护理措施】

1. 一般护理

(1) 隔离　艾滋病期病人在执行血液或体液隔离的基础上,还要实施保护性隔离措施,以减少机会性感染的发生。

(2) 休息　急性感染期和艾滋病期应绝对卧床体息,症状减轻后可逐步增加活动量;无症状感染期可以正常工作,但要避免劳累,保证充足的休息和睡眠。

(3) 饮食护理　给予高热量、高蛋白、高维生素、清淡可口易消化饮食。必要时给予鼻饲或遵医嘱静脉补充所需营养。

2. 病情观察　①严密观察生命征及病情变化,每日测体温、脉搏、呼吸及血压 2~4 次,每周量体重 1~2 次,并注意精神状态的变化;②注意有无呼吸、消化、中枢神经系统的症状及皮肤黏膜病变的表现;③按医嘱正确的留取痰、大便标本。

3. 症状、体征护理

(1) 高热　参见第一章总论"发热"的护理。

(2) 疼痛　确定疼痛部位,根据不同情况进行护理,如胸痛应协助病人采取舒适体位,给予胸部按摩或咳嗽时按压胸部以减轻疼痛等措施,或按医嘱给予止痛药。

(3) 呼吸困难　密切观察呼吸困难的表现及血气分析等,协助病人采取半卧位或端坐位,给予氧气吸入等,应避免使用镇静剂及麻醉剂,以防抑制呼吸。

(4) 恶心、呕吐　呕吐频繁者,禁食 2 小时,若恶心、呕吐减轻,应鼓励病人进食;及时除去呕吐引起的异味,保持口腔的清洁,预防口腔感染;及时清除呕吐物,通风换气,保持空气新鲜;采取额头冷敷或嘱咐病人放松,必要时在餐前 30 分钟遵医嘱给予止吐药。

要点：预防感染的护理措施

(5) 皮肤的护理　因艾滋病病人体质虚弱,免疫能力差,易发生继发感染,皮肤成为病原菌侵入的主要门户,故应加强皮肤护理,预防发生感染。

另外,卡波济肉瘤可发生在皮肤、黏膜上。护理时应注意一下几点:①评估皮肤颜色、温度、完整性:观察口腔、舌、上颚是否出现斑块及破损,肛门周围处皮肤是否出现溃疡;②保持皮肤清洁、卫生,经常更换衣服、被褥,穿着柔软的内衣,防止皮肤破损和继发感染;③长期卧床要经常翻身,以防压疮和感染;④皮肤有损伤,应用生理盐水清洗后,给予微波及药物治疗;⑤改进营养状况、补充水分,以增加抵抗力及伤口愈合能力。

4. 心理护理　多与病人进行有效沟通,了解病人的需求,给予病人支持、同情和帮助,解除病人的孤独、恐惧感;帮助病人正视现实,建立自尊和自信,积极融入社会;与病人家属、亲友等进行沟通,教育他们不歧视病人,给予病人更多的理解、鼓励、关怀,使病人树立起战胜疾病的信心。

5. 用药护理　检测全血细胞计数尤其是观察有无中性粒细胞减少。观察有无末梢神经炎的表现。

【健康指导】

1. 对病人和感染者的指导　要按时、足量服药和坚持终身服药的重要意义;避免劳累,保证充足的休息和睡眠;面对疾病,鼓起生活勇气,积极配合治疗;应避免不安全性行为;不要与他人共用注射器、剃须刀、指甲刀、牙刷、手帕等，日常生活用品应单独使用并定期消毒；排泄物、呕吐物、分泌物等须经消毒处理后才能排入下水道。育龄妇女最好避免妊娠，已受孕者要采用产科干预、抗病毒药物干预以及人工抚养；向病人及家属说明机会性感染的表现和预防措施；定期就诊及医学观察；对无症状病毒携带者应每 3 ~6 个月做一次临床及免疫血检查，随时就诊，及早治疗。

2. 预防疾病指导　告知病人及家属做好血液体液隔离；要洁身自爱，远离毒品、杜绝不洁注射；告知一般的社交活动如握手、共同进餐、共用办公用品、共用浴室（游泳池）、礼节性的接吻以及空气、水、食物、昆虫叮咬等不会传播本病；被病人用过的针头或器械刺伤应立即就诊，并进行不少于 4 周的预防性治疗。

要点：对病人和感染者的健康指导要点

思考题

病人，男性，33 岁。不规则发热、咳嗽伴间断腹泻 3 个月，经用抗生素等药物治疗效果不佳，现食欲锐减、体重明显下降。病人及其家属均感到十分紧张、恐惧。有公用针具静脉吸毒史 5 年。体格检查：体温 38.5℃，双下颌及腋下淋巴结增大，质地柔韧，无压痛，可移动。右肺闻及少许湿啰音，肠鸣音亢进。血红蛋白 80 g/L，白细胞 3.5×10^9/L；胸部 X 线检查示右下肺炎；血清抗-HIV 阳性。

1. 该病人可能患何种疾病。
2. 写出该病人感染此病的途径及血清学诊断的依据。
3. 针对病人社交孤立和对疾病的恐惧等心理问题，应采取怎样的心理护理。

（于　颖）

第六节　人感染高致病性禽流感病人的护理

人感染高致病性禽流感（人禽流感）是由甲型流感病毒某些禽类亚型引起的急性呼吸道传染病。病毒基因易发生变异，有可能感染人，其中以 H_5N_1 引起的临床症状重，对人危害大，病情进展快，可引起呼吸系统和全身多脏器功能衰竭，病死率高。由 H_5N_1 引起的人禽流感称人感染高致病性禽流感。传染源主要为病禽或携带禽流感病毒的鸡、鸭、鹅等禽类，经呼吸道传播，也可通过密切接触感染的家禽及其分泌物、排泄物、受病毒污染的物品和水等被感染。目前尚无人与人之间传播的确切证据。尽管任何年龄均可被感染，但在已发现的 H_5N_1 感染病例中，12 岁以下儿童发病率高，以冬春季多见。临床表现以呼吸系统症状为主，严重者可因全身多脏器功能衰竭而死亡，本病的预防主要采取呼吸道隔离，加强病禽、死禽的管理。

要点：传染源、传播途径、预防措施

【病因与发病机制】

禽流感病毒属正黏病毒科甲型流感病毒属。依据其外膜血凝素（H）和神经氨酸酶（N）蛋白抗原性的不同，目前已鉴定出 16 个 H 亚型（H_1 ~ H_{16}）和 9 个 N 亚型（N_1 ~ N_9）的。到目前为止已证实感染人的禽流感病毒亚型有 H_5N_1、H_9N_2、H_7N_7，其中感染 H_5N_1 的病人病情最重，病死率高。在自然条件下存在于病禽口腔、鼻腔和粪便中的病毒受到有机物的保护，具有较大的抵抗力，在粪便中可存活 1 周，低温下可长期保存。但易被乙醚、氯仿等有机溶剂以及氯石灰和碘剂等消毒剂灭活；在 65℃ 液体中加热 30 分钟或煮沸 2 分钟以上也可灭活；在阳光直射下 40 ~48 小时或紫外线直接照射即可灭活。

人禽流感的发病机制与普通流感发病机制基本一致。即病毒复制致细胞病变是其发病的主要原理。带有病毒的飞沫被吸入呼吸道后，借助病毒血凝素的作用，吸附和侵入呼吸道纤毛柱状上皮细胞，并在其中复制，通过神经氨酸酶的作用从细胞内释放，并感染邻近柱状上皮细胞，短期内使大量呼吸道上皮细胞受感染和发生炎症，从而产生发热、头痛、肌痛等症状。

【临床表现】

1. 潜伏期　一般为1~3日，通常在7日内。

2. 临床过程　急性起病，早期表现类似普通型流感。主要为发热，体温大多持续在39℃以上，热程持续1~7日，可伴有流涕、鼻塞、咳嗽、咽痛、头痛、肌肉酸痛和全身不适。部分病人可有恶心、腹痛、腹泻、稀水样便等消化道症状。重症者病情发展迅速，发病7日内出现呼吸急促，肺部实变体征，随即发展为呼吸衰竭，即使接受辅助通气治疗，大多数病人仍然死亡。

3. 并发症　急性呼吸窘迫综合征、肺出血、胸腔积液、全血细胞减少、肾衰竭、败血症、休克及瑞氏（Reye）综合征等。

要点：临床表现特点

【辅助检查】

1. 血常规　白细胞总数一般正常或降低。重症病人多有白细胞总数及淋巴细胞减少。

2. 病毒抗原及基因检测　取病人呼吸道标本采用免疫荧光法或酶联免疫法，检测甲型流感病毒核蛋白抗原及禽流感病毒H亚型抗原。还可用RT-PCR法检测禽流感病毒亚型特异性H抗原基因。

3. 病毒分离　从病人呼吸道标本（如鼻咽分泌物、口腔含漱液、气管吸出物或呼吸道上皮细胞）中分离禽流感病毒。

4. 血清学检查　发病初期和恢复期双份血清检测禽流感病毒抗体，若前后滴度4倍或以上升高，有助于回顾性诊断。

5. 胸部影像学检查　可显示为肺内片状或多灶性浸润影。重症者肺内呈大片状毛玻璃样或肺实变影像，可合并胸腔积液。

【治疗要点】

目前无特异治疗方法，主要是综合对症、支持治疗。

1. 隔离治疗　对疑似和确诊病人均应进行隔离治疗。

2. 对症支持治疗　应用解热药、缓解鼻黏膜充血药、止咳化痰药等。儿童忌用阿司匹林或含阿司匹林以及其他水杨酸制剂的药物，避免引起儿童瑞氏综合征。

3. 抗病毒治疗　应在发病48小时内使用抗流感病毒药物。奥司他韦（达菲）成人剂量每日150 mg，儿童每日3 mg/kg，分2次服用，疗程为5日。也可用金刚烷胺和金刚乙胺，金刚烷胺成人剂量每日100~200 mg，儿童每日5 mg/kg，分2次服用，疗程5日。

【护理评估】

1. 健康史　①询问病人是否从事禽类养殖业，病前1周有无禽类接触史，有无与人禽流感病人密切接触史。②1周内有无发热、全身酸痛等流感样症状。③有无咳嗽、咳痰、胸痛、胸闷、气急、咯血等表现。

要点：从事禽类养殖业，有与禽类或有与人禽流感病人密切接触史

2. 身体评估　①生命征：血压、脉搏、呼吸、体温、意识是否正常。有无呼吸频率、节律、深浅的改变；有无高热；血压有无下降；有无昏睡、昏迷、抽搐等。②胸部有无膨隆，肺部有无实变体征。③皮肤有无发绀。

3. 辅助检查　注意病毒抗原及基因检测、血清学检查、病毒分离结果，了解胸部影像学

检查有无短时间内广泛性急变表现。

4. 心理评估　由于发病突然、进展快、病情凶险，加之需隔离治疗，使病人和家属易产生焦虑、恐惧的情绪反应。

【护理诊断】

1. 体温过高　与毒血症有关。

2. 气体交换受损　与肺部广泛病变有关。

3. 焦虑　与知识缺乏、隔离治疗、担心预后有关。

4. 潜在并发症　急性呼吸窘迫综合征、肺出血、胸腔积液等。

【护理措施】

1. 一般护理

(1) 隔离　按呼吸道传染病隔离。

(2) 休息　尽早卧床休息，保持室内空气流通，每日进行空气消毒。

(3) 饮食　鼓励多饮水，给予富有营养、易消化、富含维生素的流质或半流质饮食。

要点：隔离方式

2. 病情观察　①注意病情监测，重点监测生命征及神志的变化；②注意体温的变化，若发现病人胸痛、胸闷、气急、咯血、发绀应立即吸氧并报告医师；③对危重病人实行 24 小时严密监测，及时发现和协助处理各种并发症。

3. 症状、体征护理

(1) 高热　给予物理降温，并按医嘱给予解热镇痛药，儿童避免使用阿司匹林。

(2) 重症病人　应当送入 ICU 病房进行救治。对于低氧血症的病人应进行氧疗，保证病人血氧分压 >7.98 kPa(60 mmHg)，必要时协助进行机械通气治疗。机械通气过程中应注意室内通风、空气流向和医护人员防护，防止交叉感染。

4. 心理护理　护士应注意了解病人的想法，进行有效的疏导，满足病人的生活所需，并注意与病人家属的沟通，并及时向家属解释病人的病情，以取得他们的理解和配合。

5. 用药护理　对服用奥司他韦者应注意神经精神系统反应，如精神错乱、幻觉等，对服用金刚烷胺者应注意中枢神经系统和消化系统症状不良反应，如注意力不集中、眩晕、嗜睡等，严重者可出现抽搐、惊厥、谵妄、运动失调等，有无恶心、呕吐、腹痛、食欲缺乏等表现。肾功能不全者应减量，有癫痫史者禁用。

【健康指导】

1. 对病人的指导　对鸡肉等食物应煮熟煮透方可食用，一旦发现可疑病人应及时住院隔离，在转运中应注意戴口罩。对于密切接触者按医嘱口服金刚烷胺或达菲并隔离观察。

2. 预防指导　宣传人禽流感的流行特点和发病规律，平时应尽量避免与禽类接触，一旦发现禽类或其他动物感染人禽流感病毒，应按照《动物检疫法》有关规定，就地销毁，并由相关部门对疫源地进行彻底消毒。

要点：预防疾病的指导

思考题

病人，男性，29 岁，是 1 名农业技术员。7 日前到邻村一养鸡场光临指导，因发热、咳嗽全身酸痛 3 日后入院。入院前在当地按“感冒”治疗，病情逐渐加重。体格检查：体温 40℃，神志清楚，急性热病容，双肺呼吸音粗，可闻及细湿啰音。胸部 X 线片示双肺实质炎症及右侧胸腔少量积液。

1. 临床诊断考虑什么疾病？

2. 进一步检查从病人的口咽部分离出H5N1病毒，请问这一型死亡率高吗？对于本病流行期间，易感人群应如何进行预防？

（陈瑞领）

第七节　麻疹病人的护理

要点：麻疹的传染源及传播途径

麻疹是麻疹病毒引起的急性呼吸道传染病。病人是唯一的传染源，主要经空气飞沫传播，6个月至5岁儿童发病率高，冬春季高发。临床症状以发热、咳嗽、流涕、眼结膜充血、口腔出现麻疹黏膜斑，又称科氏斑（Koplik spot）及皮肤出现斑丘疹为特征。可引起肺炎、心肌炎、喉炎、脑炎等并发症。本病传染性强，易造成地方流行，病后有持久免疫力。

麻疹具有高度的传染性，每年全球有数百万人发病。我国自1978年实施麻疹疫苗计划免疫以来，控制了麻疹的大流行，流行周期也基本消失，儿童发病率明显下降。但青少年和成人麻疹发病有上升趋势，且临床表现不典型，需引起注意。

要点：麻疹早期有诊断意义的体征

【病因与发病机制】

麻疹病毒属副黏液病毒科，直径100～150 nm。病毒核心为由负链单股RNA和三种核衣蛋白（L、P、N蛋白）组成的核壳体，外层为一层脂质双层的包膜。麻疹病毒的主要蛋白质的抗原性稳定，只有一个血清型。分离麻疹病毒的最好方法是组织培养。病毒经组织细胞培养连续传代后逐渐失去致病性，但仍保持免疫源性，故常用人羊膜及胚胎细胞培养传代而制备成减毒活疫苗。麻疹病毒在外界生存力不强，对日光和消毒剂均敏感，在空气中保持传染性不超过2小时，流通空气中或日光下0.5小时即失去活力，但耐寒及耐干燥。

麻疹病毒侵入上呼吸道和眼结膜的上皮细胞内复制繁殖，通过局部淋巴组织进入血流（初次病毒血症），病毒被单核吞噬细胞系统吞噬，在该处广泛繁殖，大量病毒再侵入血流，造成第2次病毒血症，出现高热和皮疹。目前认为麻疹的发病机制有两方面：一方面由于麻疹病毒侵入细胞，直接引起细胞病变；另一方面是全身性迟发型超敏性细胞免疫反应。

【临床表现】

1. 典型麻疹　麻疹的潜伏期平均约为10日（6～18日），曾接受主动或被动免疫者可延长至3～4周。病程可分为三期。

（1）前驱期　从发病到出疹一般3～5日。主要表现为上呼吸道炎症，有发热、咳嗽、流涕、打喷嚏、流泪、畏光、结膜充血和眼睑水肿等上呼吸道卡他症状，还可有头痛、全身乏力、食欲缺乏、呕吐和腹泻，婴幼儿偶有惊厥。发热2～3日时，约90%病人在口腔两侧颊黏膜近第1磨牙处可见直径0.5～1.0 mm大小的灰白色小点，周围红晕，此所谓科氏斑（又称麻疹黏膜斑）。该黏膜斑也可见于唇内及牙龈等处。黏膜斑出现2～3日即可消失，对早期诊断有重要意义。

（2）出疹期　发病3～4日后开始出现典型皮疹，从耳后发际开始，渐及前额、面颊、颈部、躯干与四肢，最后达手掌与足底，2～5日遍及全身。皮疹初为淡红色斑丘疹，直径2～5 mm，呈充血性，压之退色，重者色深压之不退色，疹间皮肤正常。出疹高峰期皮疹增多，部分融合，呈暗红色。此时全身中毒症状加重，体温高达40℃左右，精神委靡，嗜睡或烦躁不安，重者有谵妄、抽搐，咳嗽频繁，结膜充血，面部水肿，全身浅表淋巴结及肝、脾轻度大。肺部可闻及湿啰音。胸部X线片可见弥散性肺部浸润病变。出疹期为3～5日。

（3）恢复期　皮疹出齐后病情缓解，发热开始减退，体温在12～24小时内降至正常，上呼吸道卡他症状减轻，皮疹按出疹顺序隐退，留浅褐色色素斑，伴糠麸样脱皮，持续 1 ~ 2 周消失。无并发症者病程约 10 日。

2. 非典型麻疹

(1) 轻型麻疹　潜伏期长(21 ~ 28 日)，发热低，上呼吸道症状轻，麻疹黏膜斑不典型，皮疹少面色淡，病程 3 ~ 5 日，并发症少，多见于接受过疫苗接种者，或婴儿体内保留母体免疫力。

(2) 重型麻疹　见于体弱多病、营养不良、免疫力较低或继发严重细菌感染者，病情凶险，死亡率高。重型麻疹又可分为中毒性、休克性、出血性及疱疹性麻疹。

1) 中毒性麻疹：体温高达 40℃以上，中毒症状重，早期出现大量紫蓝色融合性皮疹，呼吸脉搏增快、发绀、谵妄、抽搐及昏迷。

2) 休克性麻疹：皮疹未出齐而骤然隐退，或皮疹稀少、色淡而迟迟不能诱发，面色苍白，唇、指(趾)发绀、四肢厥冷、脉搏弱、心率快、第一心音低钝、血压下降等循环衰竭综合表现显著。

3) 出血性麻疹：有高热，常伴有黏膜、内脏出血和严重中毒症状。

4) 疱疹性麻疹：疱疹位于真皮内，内含澄清液，周围有红晕，疱疹有时融合成大疱。发热高，中毒症状严重。

3. 并发症

(1) 支气管肺炎　最常见，占 12% ~ 15%。由麻疹病毒引起的支气管肺炎多不严重，若并发肺部细菌感染则病情加重。常见的病原体有金黄色葡萄球菌、肺炎球菌、流感杆菌、腺病毒等，也可有多种病原体混合感染。

(2) 心肌炎　婴幼儿多见。表现为气促、烦躁、肢端发绀、面色苍白、心率快、心音低钝和肝短期内增大等急性心力衰竭表现。

(3) 喉炎　麻疹过程中可有轻度喉炎，但并发细菌感染后可发生严重声音嘶哑、犬吠样咳嗽、吸气性呼吸困难和缺氧等呼吸道梗阻表现。并发率为 1% ~ 4%，多见于 2 ~ 3 岁儿童。

(4) 其他　如麻疹脑炎及亚急性硬化性脑炎。

要点：典型皮疹的特点及退疹特点；麻疹常见的并发症

【辅助检查】

1. 血常规检查　白细胞总数减少，为$(4.0 \sim 6.0) \times 10^9/L$，淋巴细胞相对增高。

2. 多核巨噬细胞及麻疹病毒抗原检测　初期取病人鼻咽分泌物、痰及尿沉渣涂片可见多核巨细胞。可用直接荧光抗体检测剥脱细胞中麻疹病毒抗原。

3. 血清抗体检测　可用酶联免疫吸附试验(ELISA)检测病人血清中的特异性抗体 IgM，是早期特异性诊断方法。

【治疗要点】

1. 对症治疗　高热病人酌情用少量解热剂；咳嗽者用祛痰止咳药；烦躁不安者可用镇静剂。

2. 并发症治疗

(1) 支气管肺炎　主要为抗菌治疗，根据药敏结果选用抗菌药物。常用青霉素、氨苄西林、红霉素及复方磺胺甲噁唑等。疗程 1 ~ 2 周，或体温正常后 5 日停药。高热、中毒症状严重者，酌用小剂量氢化可的松静脉滴注。进食少者可适当补液加支持疗法。

(2) 心肌炎　有心力衰竭者宜及早静脉注射毒毛花苷 K 或毛花苷 C。重症者可同时用糖皮质激素保护心肌。

(3) 喉炎　应尽量使患儿安静，给予蒸汽吸入，稀释痰液，选用抗菌药物。重症者可同时用肾上腺皮质激素以减轻喉部水肿。喉阻塞严重者应及早气管切开。

【护理评估】

1. 健康史　①询问病人当地有无麻疹流行;询问病人有无麻疹接触。②询问病人麻疹预防接种史。③询问发热起病的时间以及出疹的时间。

2. 身体评估

(1) 注意病人有无急起发热、上呼吸道卡他症状(结膜充血、畏光、流泪及眼睑水肿)。

(2) 注意病人有无科氏斑及典型的皮疹等。

3. 辅助检查　免疫学检查、病原学检测有助于明确诊断。

4. 心理评估　麻疹病人起病急,多有高热,婴幼儿常有并发症,家属多焦急紧张,并担心大面积皮疹会影响个人形象。

【护理诊断】

1. 体温过高　与麻疹病毒感染有关。

2. 皮肤完整性受损　皮疹与皮肤血管受损有关。

3. 气体交换受损　与麻疹并发支气管肺炎有关。

4. 清理呼吸道无效　与麻疹肺炎所致痰液增加、黏稠不易咳出有关。

5. 潜在并发症　肺炎、心功能不全。

【护理措施】

要点:隔离方式及隔离期

1. 一般护理

(1) 隔离　呼吸道隔离。隔离至出疹后5日,有并发症者延至出疹后10日。接触的易感儿隔离观察21日。保持房间空气流通。衣被、玩具在阳光下裸晒2~4小时。医务人员接触患儿后,必须在日光下或流动空气中停留30分钟以上,才能再接触其他患儿或健康易感者。

(2) 休息　病人应卧床休息。病室内应保持空气清新、通风,室温不可过高,以18~20℃为宜,相对湿度应维持在50%~60%。室内光线不宜过强,可遮以有色窗帘,以防止强光对病人眼睛的刺激。保持床褥干燥、清洁、平整,盖被应轻软,内衣柔软宽适并勤换洗。切忌紧衣厚被"捂汗发疹"。

(3) 饮食　应给与营养丰富、高维生素、易消化的流质及半流质食物,并注意补充充足的水分,可给予果汁、鲜芦根水等,少量、多次喂服。脱水、摄入过少者给予静脉输液,注意维持水、电解质平衡。恢复期应逐渐提高饮食质量。

2. 病情观察　麻疹并发症多且重,为及早发现,应密切观察病情变化情况:①注意观察体温、脉搏、呼吸及神志状态。如出现体温过高或下降后又升高、呼吸困难、发绀、躁动不安等,均提示可能出现并发症。②皮疹变化:出疹期应注意观察出疹顺序、皮疹颜色及分布情况,如出疹过程不顺利,提示有可能发生并发症,需报告医师及时处理。早期观察有无科氏斑,一旦发现对本病诊断很有帮助。对重症患儿要观察有无出血性皮疹、皮疹骤退、四肢发冷等周围循环衰竭的表现。③观察有无脱水、酸中毒及电解质紊乱的表现。④观察有无支气管肺炎、喉炎等并发症表现。

3. 症状、体征护理

(1) 发热　对发热的护理应注意麻疹的特点。在前驱期尤其是出疹期,如体温不超过39℃可不予处理,因为体温太低影响发疹。如体温过高,可用微湿毛巾敷于前额或用温水擦浴(忌用乙醇擦浴),或服用小剂量退热剂,使体温略降为宜,以免发生惊厥。

（2）皮疹　具体措施见第一章第六节中“传染病的常见症状及护理”。

（3）眼、鼻、口腔的护理　①眼：因麻疹病人有结膜炎，应每日用生理盐水或硼酸溶液冲洗双眼2～3次，冲洗后滴入眼药水，以预防继发细菌感染。②鼻：随时清除鼻腔分泌物，保持鼻腔通畅。③口腔：每日彻底清洗口腔2～3次，每次进食后用温水漱口腔，以保持口腔清洁、黏膜湿润。口唇或口角干裂者，局部涂以甘油。

（4）并发症的护理　根据所患并发症如支气管肺炎、喉炎等给予相应护理。

4. 用药护理　遵医嘱给药，并注意观察用药的效果及药物的不良反应。医护人员要合理安排各种诊疗操作，如查房、服药、注射、输液及其他护理，尽量集中时间进行，可减少交叉感染的机会。

5. 心理护理　告知家属大多数麻疹是会痊愈的，一般不会遗留色素沉着。与病人家属进行沟通，让其家人了解病情及病程，积极配合医护工作，让病人早日康复。

要点：病人高热、皮疹、眼结膜炎的护理；接种麻疹疫苗和丙种球蛋白的意义

【健康指导】

1. 对病人的指导　告知病人及家属该病传染性强、传播快、对儿童健康有严重威胁。单纯麻疹可在家中进行隔离、治疗、护理，以减少继发感染及并发症。重症病人应到医院进行隔离治疗。

2. 预防疾病指导　宣传预防麻疹的措施，密切接触者应接种丙种球蛋白，对8月龄以上的易感者注射麻疹病毒减活疫苗是预防麻疹的根本措施。

思考题

患儿，女性，3岁，因发热、咳嗽、流涕、畏光4日来诊。体检：体温40℃，两眼结膜明显充血，有分泌物。耳后发际下有红色斑丘疹，疹与疹之间可见正常皮肤。血常规：WBC 4.7×10^9/L，N 0.3，L 0.7。

1. 根据病史和临床表现，你认为该患儿可能患有什么出疹性疾病？该出疹性疾病常见的并发症有哪些？

2. 预防此病的关键是什么？

附：风疹病人的护理

风疹为风疹病毒感染引起的急性传染病，临床以发热、全身性皮疹、淋巴结增大为特点。

【病因与发病机制】

风疹病毒为一种小球形包膜病毒，含单股正链RNA。在体外细胞培养中生长良好，但未发现有明显的细胞毒性。

风疹病毒对外界环境抵抗力较弱，能被紫外线及多种消毒剂杀灭，但对寒冷及干燥环境有一定耐受力。

风疹病毒主要侵犯上呼吸道黏膜，引起上呼吸道炎症。继之侵入耳后、枕部、颈部等浅表淋巴结，并可发展为病毒血症，出现发热、皮疹、淋巴结增大等典型临床表现。当孕妇在妊娠早期感染风疹病毒时，病毒可经胎盘感染胎儿，直接影响胎儿的生长发育，引起宫内发育迟缓和先天畸形。

【临床表现】

潜伏期12～19日。常以低热、全身不适及皮疹起病，可伴有咽痛、轻咳和流涕。浅表淋巴结多有增大伴轻度触痛。皮疹于发热后很快出现，呈充血性斑丘疹，多见于面部及躯干部位。皮疹经2～3日消退，一般不遗留色素沉着。病人常全身症状轻微，仅少数病例全身淋巴结增大和脾大。风疹脑炎为极罕见的并发症，发生率仅为1/5 000，但病死率可高达20%，幸存者多无智力障碍。

女性妊娠期,特别是妊娠前3个月内感染风疹病毒,受染胎儿在宫内发育迟缓,出生后20%~80%的婴儿有先天性器官缺陷,包括白内障、视网膜病变、听力损害、心脏及大血管畸形,亦可出现活动性肝炎、贫血、紫癜、脑膜炎及进展性脑炎等并发症。其长期影响还包括精神发育障碍、糖尿病等严重后果,总称为先天性风疹综合征。

【辅助检查】

1. 确认风疹依靠从细胞培养分离出风疹病毒。

2. 其他　临床亦可采用血凝抑制试验或补体结合试验检测病人血清中抗风疹病毒抗体,如滴度显著升高或前后两次效价升高4倍以上,有助于临床诊断。

【治疗要点】

目前尚无特效的抗风疹病毒药物。少数症状严重者可给予对症治疗。

【护理措施】

1. 一般护理　按传染病一般护理常规护理。呼吸道隔离。

2. 病情观察　注意有无紫癜样皮疹或黏膜出血,有无关节肿痛。注意神志改变,有无神经系统异常表现等。

【健康指导】

早期孕妇注射丙种球蛋白能减轻孕妇症状,但不能避免胎儿受感染。应用风疹疫苗能有效地保护儿童,成人接种疫苗后也可以获得有效的免疫。特别是对育龄妇女的保护更具有重要意义。

(周庆华)

第八节　手足口病病人的护理

要点:传播途径、临床特征

手足口病是由多种肠道病毒感染引起的常见传染病,以婴幼儿发病为主。大多数病人症状轻微,以发热和手、足、口腔等部位的皮疹或疱疹为主要特征。少数病人可引起脑炎、脑脊髓膜炎、呼吸道感染和心肌炎等,个别重症患儿进展快,易发生死亡。

卫生部2008年5月2日决定,将手足口病列入传染病防治法规定的丙类传染病进行管理,是必须监测管理的传染病,发现后24小时内上报。

【病因与发病机制】

引起手足口病的主要为小RNA病毒科、肠道病毒属的一组肠道病毒,包括柯萨奇病毒A组的4、5、7、9、10、16型,B组的2、5、13型及埃可病毒和肠道病毒71型(EV71),其中以柯萨奇病毒A组16型(CoxA16)及EV71最为常见。

肠道病毒适合在温暖、潮湿的环境下生存和传播,对乙醚、75%乙醇、5%甲酚皂溶液(来苏)等不敏感,但对紫外线及干燥敏感。各种氧化剂(高锰酸钾、漂白粉等)、含氯消毒剂、甲醛、碘酊都能将其灭活。在50℃可被迅速灭活,在4℃环境下可存活1年,在-20℃可长期保存,在外界环境中病毒可长期存活。

手足口病是以消化道为原发灶的全身感染,病毒在肠道中增殖(很少引起肠道症状),进入血流,形成病毒血症。少数病人的病毒可透过血-脑屏障。

【临床表现】

1. 一般病例

(1)全身症状　急性起病,发热。

要点：手足口病病人皮疹特点

(2) 皮疹　手掌或脚掌部出现斑丘疹和疱疹，臀部或膝盖也可出现皮疹。皮疹周围有炎性红晕，疱内液体较少。口腔黏膜出现散在的疱疹，疼痛明显。

(3) 伴随症状　可伴有咳嗽、流涕、食欲缺乏、恶心、呕吐和头痛等症状。部分病例仅表现为皮疹或疱疹性咽峡炎，预后良好。

2. 重症病例　少数病例（尤其是小于3岁者）可出现脑膜炎、脑炎、脑脊髓炎、肺水肿、循环障碍等，病情凶险，可致死亡或留有后遗症。

(1) 神经系统表现　精神差、嗜睡、易惊、惊厥；头痛、呕吐；肢体肌肉痉挛、眼震、共济失调、眼球运动障碍；无力或迟缓性麻痹。查体可见脑膜刺激征、腱反射减弱或消失；危重病例可表现为昏迷、脑水肿、脑疝。

(2) 呼吸系统表现　呼吸浅促、呼吸困难或节律改变，口唇发绀，口吐白色或咳粉红色、血性泡沫液（痰）；肺部可闻及湿啰音或痰鸣音。

(3) 循环系统表现　面色灰暗、皮肤花斑、四肢发凉、指（趾）发绀；心率增快或减慢，脉搏浅速或减弱，甚至消失；血压升高或下降。

【辅助检查】

1. 外周血白细胞　一般病例白细胞计数正常。重症病例白细胞计数可明显升高（$>15\times10^9/L$）或明显降低（$<2\times10^9/L$）。多核大于单核。

2. 血生化检查　部分病例可有轻度丙氨酸氨基转氨酶（ALT）、门冬氨酸氨基转氨酶（AST）、肌酸激酶同工酶（CK-MB）升高，重症病例血糖可明显升高（>9 mmol/L）。

3. 脑脊液检查　外观清亮，压力增高，白细胞增多（危重病例多核细胞可多与单核细胞），蛋白正常或轻度增多，糖和氯化物正常。

4. 病原学检查　特异性EV71或CoxA16等核酸阳性或分离到EV71或CoxA16病毒。

5. 血清学检查　特异性EV71或CoxA16抗体检测阳性。

6. 其他检查　为了解病情，及早发现并发症，判断预后，还可进行心电图、胸部X线片及磁共振检查。

【治疗要点】

1. 一般病例　注意隔离，避免交叉感染，适当休息，给予清淡饮食。出现发热、呕吐、腹泻等给予相应对症处理。可适当选用利巴韦林等抗病毒治疗。

2. 重症病例

(1) 密切观察病情变化，尤其是脑、肺、心等重要脏器的功能，要特别注意监测危重病人的血压血气分析、血糖及胸部X线片。

(2) 加强对症支持治疗，做好口腔护理；注意维持水、电解质、酸碱平衡及对重要器官的保护；控制颅内高压，给予甘露醇0.5～1.0 g/kg，每4～8小时1次，20～30分钟静脉注射，根据病情调整给药间隔时间及剂量。必要时加用呋塞米；维持血压稳定，必要时适当给予血管活性药物；出现低氧血症、呼吸困难等呼吸衰竭征象者，宜及早进行机械通气治疗；若出现DIC、肺水肿、心力衰竭等，予以相应处理。

(3) 静脉注射免疫球蛋白，以增强机体的免疫力，总量2 g/kg，分2～5日给予。

(4) 及时使用抗生素治疗，有效抗生素防止继发肺部细菌感染；酌情应用糖皮质激素治疗，参考剂量：甲泼尼龙1～2 mg/(kg·d)；氢化可的松3～5 mg/(kg·d)；地塞米松0.2～0.5 mg/(kg·d)。重症病例可给予短期大剂量冲击疗法。

【护理评估】

1. 健康史　询问病人有无与手足口病病人接触史。

2. 身体评估

(1) 注意一般病儿手掌或脚掌、口腔及肛周是否出现斑丘疹和疱疹。

(2) 注意重症病例神经、循环、呼吸系统症状的变化。

3. 辅助检查　特异性 EV71 或 CoxA16 抗体检测阳性、核酸检测阳性,可分离到相应病毒。重症病例白细胞计数可明显升高或明显降低。

4. 心理评估

(1) 恐慌　本病传播途径复杂、传播速度快,短时间内可造成较大范围的流行;重症病例如不及时救治,可于短时间内危及生命,故流行期间在人群中可能会引起恐慌等严重的心理和社会问题。

(2) 孤独　本病需要隔离,再加上疾病带来的痛苦,病人孤独感明显,小儿因不适应陌生环境而烦躁、情绪低落、哭闹、依赖性强。

【护理诊断】

1. 体温过高　与病毒血症有关。

2. 皮肤完整性受损　与皮疹有关。

3. 知识缺乏　缺乏手足口病的相关知识与缺少宣教有关。

4. 潜在并发症　脑炎、呼吸衰竭、心力衰竭等。

【护理措施】

1. 一般护理

(1) 隔离　消化道、呼吸道接触隔离。隔离至热退、皮疹消退及水疱结痂为止。一般需隔离 2 周。

(2) 休息　卧床休息,温度适宜,定期开窗通风。

(3) 饮食　宜清淡、可口、营养丰富、易消化,口腔有糜烂时可给予流质。禁食冰冷、辛辣、酸咸等刺激性食物。口腔疼痛不能进食者,静脉滴注补充营养。

要点:隔离期,饮食指导;病情观察

2. 病情观察　①严密观察生命征、神志、尿量等病情变化。②注意有无严重并发症,如 DIC、呼吸衰竭、心力衰竭、脑膜炎等。③观察皮疹分布及形态,有无继发感染。④观察病情恶化征兆,具有以下情况者,尤其是 3 岁以下患儿,有可能在短期内发展为危重病例:持续高热不退,末梢循环不良,呼吸、心率明显增快,精神差、呕吐、肢体无力、抽搐,外周血白细胞计数明显增高,高血糖、高血压或低血压。

3. 症状、体征护理　皮疹和发热的护理措施见第一章第六节“传染病的常见症状及护理”。

4. 用药护理　遵医嘱用药,严密观察疗效及不良反应。使用脱水剂时,应快速静脉滴注或静脉注射,同时注意观察患儿的呼吸、心率、血压、瞳孔和神志等改变;使用糖皮质激素时,应注意控制用药速度,并逐渐减量,注意防止继发细菌感染和出血。

5. 并发症的护理　如并发 DIC、呼吸衰竭、心力衰竭、脑膜炎等,具体护理措施见《内科护理学》相关内容。

6. 心理护理　告知病人家属不要恐惧,要配合医师注意病人病情的变化,随时报告医师护士及时救治。要陪护好病人,尽量休息,情绪安定。

要点：流行季节健康指导

【健康指导】

1. 对病人的指导　指导家属观察病情，尤其注意体温、呼吸、皮疹的情况；嘱病人避免疲劳、受凉，选择营养丰富、易消化的饮食；指导家属空气、物品消毒的方法以及切断传播途径的其他方法；居室经常通风，勤晒衣被。

2. 预防疾病指导　进行预防教育，手足口病流行季节，提醒易感儿不去人口稠密的公共场所等。做好儿童个人、家庭及学校的卫生防护。

思考题

患儿，女性，5岁，突然发热1日，伴口腔黏膜出现散在米粒大小疱疹，疼痛明显，手掌、脚掌也有米粒大小疱疹，疱疹周围有炎性红晕，疱内液体较少。听父母主诉患儿入住的幼儿园也有类似疾病出现。

1. 该病人可能患有什么病？还需要进一步做什么检查以明确诊断？
2. 说出此病主要的传播途径和易感人群？
3. 为防止病情严重，护士应做好哪些病情观察？

（胡　芳）

第九节　水痘病人的护理

要点：水痘的传染源及传播途径

水痘是水痘-带状疱疹病毒所引起的儿童常见急性传染病。病人是唯一的传染源，主要经空气飞沫传播，易感者接触水痘病人后，几乎均可患病。临床上全身症状轻微，有发热及全身性分批出现的斑疹、丘疹及迅速发展的疱疹和结痂为特征，一般预后良好。水痘痊愈后，病毒继续潜伏在感觉神经节内，经再次激活即可引起带状疱疹。

【病因与发病机制】

水痘-带状疱疹病毒属疱疹病毒科，呈球形，直径为150～200 nm，核心为双股的DNA，包以对称的20面体的核衣壳，其外为脂蛋白包膜，含补体结合抗原，无血凝素及溶血素。本病毒仅有一个血清型，人为该病毒在自然界已知的唯一宿主。

该病毒在体外生活能力较弱，不能在痂皮中生存，但在疱液中－65℃环境下可长期生存。不耐热，不耐酸，能被乙醛等灭活。

病毒侵入机体后，首先在上呼吸道黏膜繁殖，继而少量病毒侵入血液，在单核吞噬细胞系统内繁殖。其后病毒再次侵入血液循环，形成第2次病毒血症，病毒侵犯皮肤及内脏引起发病。临床上水痘皮疹的分批出现与病毒间歇性播散有关，且各类皮疹同时存在。皮肤病变仅限于表皮棘细胞层，故水痘痊愈后不留瘢痕。部分病人痊愈后，病毒潜伏于脊髓后根神经节及脑神经节内，当人体免疫力下降或某些诱因（药物、肿瘤、创伤、放射线等）激活病毒时，再次发病，表现为带状疱疹。

【临床表现】

水痘的潜伏期为12～21日，平均14日。

1. 前驱期　可无症状或仅有轻微症状，如低热及头痛、乏力、全身不适、食欲缺乏、咽痛和咳嗽等上呼吸道感染症状，持续1～2日即迅速进入出疹期。

2. 出疹期　皮疹特点如下。

（1）出疹顺序　一般水痘皮疹经过斑疹、丘疹、疱疹、结痂四个阶段，连续分批出现，每批历时1～6日。发疹2～3日后，同一部位常可见不同性状的皮疹同时存在，即所谓的“多形性发疹”为水痘皮疹的重要特征。

（2）皮疹形态　初为红色斑疹，数小时后变为红色丘疹，再经数小时发展为疱疹。位置表浅，形似露珠水滴，椭圆形，壁薄易破，周围有红晕。疱液透明，数小时后变为浑浊，若继发脓性感染则成脓疱，皮疹处瘙痒严重。1～2日后疱疹从中心开始干枯结痂，周围皮肤红晕消失，再经数日痂皮脱落，一般不留瘢痕，若继发感染则脱痂时间延长，甚至可能留有瘢痕。

（3）皮疹分布　水痘皮疹数目为数个至数百个不等，皮疹数目越多，全身症状越重。皮疹呈向心性分布，先出现于躯干部和四肢近端，躯干皮疹最多，其次为头面部，四肢远端较少，手掌、足底更少。部分病人鼻、咽、口腔和外阴等处黏膜也可发疹，黏膜疹易破溃后形成溃疡，常有疼痛。

要点：水痘皮疹的演变经过及皮疹的分布特点

（4）水痘预后　水痘为自限性疾病，10日左右自行痊愈。但成人、免疫缺陷的小儿和新生儿患水痘时症状严重，易形成播散性水痘；其皮疹易融合成大疱型或因DIC导致疱疹内出血，称为出血型；也可形成坏疽型，病人高热、毒血症状严重，可继发感染如脓疱疮、丹毒、蜂窝织炎，甚至引起败血症，病死率极高。妊娠早期感染水痘，可引起胎儿畸形。患儿常在1岁内死亡，存活者留有严重的后遗症。

【辅助检查】

1. 血常规检查　白细胞总数正常或稍增加。
2. 疱疹刮片　刮取新鲜疱疹基底组织涂片，瑞氏染色见多核巨细胞，苏木精伊红染色常见细胞核包涵体。
3. 病毒分离　将疱疹液直接接种于人成纤维细胞，分离出病毒再做鉴定。用于非典型病例的诊断。
4. 病毒DNA的检测　用多聚酶链反应（PCR）检测病人呼吸道上皮细胞和外周血白细胞中水痘-带状疱疹病毒（VZV）中的病毒DNA，是敏感、快速的早期诊断方法。
5. 血清抗体检测　应用补体结合、免疫荧光等方法检测血清特异性抗体。

要点：治疗中应禁忌肾上腺糖皮质激素

【治疗要点】

水痘急性期应卧床休息，注意水分和营养补充。加强皮肤护理，避免因抓伤而继发细菌感染，皮肤瘙痒者可用0.25%石碳酸炉甘石洗剂，或口服抗组胺药物；疱疹破裂可涂甲紫、杆菌肽或新霉素软膏；若有继发感染，应尽早选用抗生素。水痘病人一般不需要抗病毒治疗。对免疫功能缺陷及免疫抑制剂的病人，应及早使用抗病毒药物，如阿糖腺苷、阿昔洛韦或泛昔洛韦等药物治疗。水痘一般禁用肾上腺糖皮质激素，如病人患水痘前因其他疾病已长期使用肾上腺糖皮质激素，应尽快减量或停用。在病程后期，水痘已结痂，合并重症肺炎或脑炎时，可酌情使用以减轻症状促进愈合。预防并发症发生，如皮肤继发感染时加用抗菌药物，因脑炎而出现脑水肿颅内高压者应脱水治疗。

【护理评估】

1. 健康史　询问病人有无与水痘病人接触史。
2. 身体评估　①生命征：全身症状轻微。②注意病人皮疹出现的顺序、分布和皮疹形态。
3. 辅助检查　血常规白细胞正常或稍偏高，可做血清特异性抗体IgM检查。

4. 心理评估　因被隔离，患儿孤独感明显，烦躁、情绪低落、哭闹、依赖性强；家属因不了解病情而过于恐慌。

【护理诊断】

1. 皮肤完整性受损　皮疹与水痘病毒对皮肤的损害有关。

2. 有感染的危险　与抵抗力不强、疱疹继发感染有关。

3. 舒适改变　与瘙痒有关。

4. 体温过高　与水痘-带状疱疹病毒继发感染有关，或与皮肤继发感染有关。

5. 有传播感染的危险　与病原体散播有关。

6. 潜在并发症　水痘脑炎、水痘肺炎等。

【护理措施】

1. 一般护理

（1）隔离　呼吸道隔离，接触隔离。隔离至疱疹全部结痂，或不少于发病后2周。

（2）休息　发热时应嘱病人卧床休息。衣服宽大、柔软，被子、褥垫应平整，勤换洗。注意口腔及皮肤清洁，皮疹较重者，不宜洗澡或擦浴，婴儿需随时清理大小便，保持臀部干燥。保持手的清洁，常为儿童修剪指甲，婴幼儿可用布包裹双手或戴布手套，避免抓破皮疹引起细菌感染。

（3）饮食　给予易消化及营养丰富的流质半流质饮食，忌油腻、姜、辣椒等刺激性食物，多饮水。若口腔疱疹溃疡影响进食，应予补液。

要点：隔离方式及隔离期

2. 病情观察　①观察病人的精神状态、体温、食欲及皮疹发展情况，如皮疹出现的顺序、分布和皮疹形态，有无出血及继发感染等。②及早发现并发症，如水痘脑炎、水痘肺炎、水痘肝炎的变化。

3. 症状、体征护理

（1）皮疹　见第一章总论“传染病的常见症状及护理”中“皮疹”的护理。

（2）发热　见第一章总论“传染病的常见症状及护理”中“发热”的护理。

（3）其他　疱疹破溃者，局部可涂2%甲紫溶液和抗菌药物软膏；瘙痒者可涂擦含0.25%冰片的炉甘石洗剂或用2%～5%碳酸氢钠溶液洗拭；儿童病人因皮肤瘙痒而吵闹时，要给予安慰，设法分散其注意力；瘙痒不安者遵医嘱给予抗组胺药物或镇静剂。

要点：水痘皮疹的护理措施

4. 用药护理　该病禁用肾上腺糖皮质激素。原来用肾上腺糖皮质激素治疗者，遵医嘱递减或停药。遵医嘱尽快给予适合的抗生素治疗。

5. 心理护理　水痘病情发展一般比较温和，不要急躁、恐慌，看护好病人不要随意抓挠以免感染。

【健康指导】

1. 对病人的指导　指导病人家属做好消毒隔离，病室空气消毒每日2次，通风每日不小于3次，地面擦洗每日2次，保持室内一定的温度和湿度。指导家长做好皮肤护理以防感染。本病无特效治疗方法，护理得当预后良好。病人一般不能外出，若要到其他科室检查，须戴口罩。

2. 预防疾病指导　在水痘流行季节，向群众普及预防水痘的知识宣教，提醒易感儿不去人口稠密的公共场所。接种疫苗是预防本病的主要措施。

思考题

病儿,男性,5 岁。无明显诱因下出现发热,2 日后,全身出现多发皮疹,初为红色丘疹,迅速出现水疱,3 日后部分皮疹出现结痂。

1. 该病儿可能患有什么病?指出此病传播途径及隔离期。

2. 如何指导病人家属做好患儿皮疹的护理。

(刘 波)

第十节 流行性腮腺炎病人的护理

要点:流行性腮腺炎的特征

流行性腮腺炎是由腮腺炎病毒引起的急性呼吸道传染病,主要发生在儿童和青少年。早期病人及隐性感染者均为传染源,主要通过空气飞沫传播。其临床表现以腮腺非化脓性炎症、肿痛为特征,多数病人伴有发热及咀嚼受限。腮腺炎病毒除侵犯腮腺外,也可侵犯其他器官,引起脑膜炎、睾丸炎、卵巢炎和胰腺炎等。本病为自限性疾病,大多数预后良好。人是腮腺炎病毒唯一的宿主,存在于病人的唾液、血液、尿及脑脊液中。

【病因与发病机制】

腮腺炎病毒属副黏液病毒,为单股 RNA 病毒。呈球形,直径为 100 ~ 200 nm。有脂蛋白包膜,表面有小的突起。腮腺炎病毒对外界抵抗力弱,不耐热,对乙醚、氯仿、甲醛和紫外线均较敏感。一般室温下 2 ~ 3 日其传染性可消失,加热至 56 ~ 60℃后,10 ~ 20 分钟或 70% 乙醇 2 ~ 3 分钟即可灭活,但对低温有相当强的抵抗力。

腮腺炎病毒通过飞沫侵入上呼吸道(口腔、鼻)后,在局部黏膜上皮细胞中大量繁殖,然后进入血液循环,形成第一次病毒血症。病毒经血流侵入腮腺等腺体和中枢神经系统,引起腮腺炎和脑膜炎等。病毒在受累部位进一步繁殖,并再次进入血液循环,形成第二次病毒血症,可侵犯第一次病毒血症未受累及的腺体和器官。因此,临床上出现不同器官相继发生病变。亦有认为病毒对腮腺有特殊的亲和力,进入口腔后即经腮腺管口直达腮腺,在该处增殖后再进入血液循环形成病毒血症累及其他器官。

流行性腮腺炎实际上是一种系统的、多器官受累的疾病。表现为局部症状和化脓性腮腺炎相似,但无化脓倾向,一般感染后 2 ~ 3 周可出现保护性抗体。

要点:腮腺肿大的特征

【临床表现】

流行性腮腺炎的潜伏期为 14 ~ 25 日,平均 18 日。

1. 前驱期　大多数起病较急,部分患儿在腮腺肿大前 1 ~ 2 日有发热、畏食、头痛、呕吐等症状。

2. 腺肿期

(1) 腮腺肿大　多数以腮腺肿大及疼痛为首发症状。腮腺肿大常由一侧开始,以耳垂为中心,向前、后、下发展,充塞于下颌骨和乳突之间。肿大的腮腺局部紧张发亮,表面发热但不红,边界不清,触之有弹性感及压痛,张口、咀嚼时疼痛。腮腺肿大 2 ~ 3 日达高峰,持续 4 ~ 5 日逐渐消退。通常一侧腮腺肿大后 2 ~ 4 日波及对侧。腮腺管早期可有红肿,但挤压无脓性分泌物。因腮腺管发炎阻塞,进食酸性食物可促使腺体分泌,使疼痛加剧。

（2）高热　体温可达 39～40℃，持续时间不一，短则 1～2 日，多则 1 周左右，体温升高的程度及持续时间的长短与腮腺肿大程度无关。

3. 并发症

（1）累及其他腺体　严重者颌下腺、舌下腺、颈淋巴结可同时受累。

（2）脑膜炎　是腮腺炎的常见临床表现，发生率占 15%。儿童常见，常发生在腮腺肿大前或同时发生，可有头痛、颈强直、呕吐、嗜睡、高热等症状及脑脊液异常。大部分预后良好，症状可于 7～8 日缓解，重者可留有后遗症或死亡。少数病人可遗留耳聋、视力下降等后遗症。

（3）睾丸炎和卵巢炎　因病毒多侵犯成熟生殖腺，故常见于青春期男女和成人，占 14%～35%，多发生于腮腺炎后一周内，主要表现为发热。病变的睾丸多为单侧，肿胀、有触痛，常合并有附睾炎、鞘膜积液和阴囊水肿。卵巢炎多见于成年女性，占 5%～7%，表现为下腹及腰背疼痛、月经不调等，平均病程为 4 日，一般不影响生育。

要点：儿童和成人常见的并发症

（4）胰腺炎　较少见，常与腮腺炎同时发生，多为轻型或亚临床感染。表现为上腹疼痛、压痛，伴发热、寒战、恶心及呕吐等。血清胰淀粉酶增高有助于诊断。发生率低于 10%，多在 1 周内恢复。

（5）其他　尚有并发心肌炎、肾炎、乳腺炎、甲状腺炎、前列腺炎等。

【辅助检查】

1. 血常规检查　白细胞计数大多正常或稍减少，淋巴细胞相对增多。有睾丸炎者血、尿白细胞均可增高。有肾损害时尿中而出现蛋白和管型。

2. 血清和尿淀粉酶测定　约 90% 病人发病早期有血清和尿淀粉酶的增高，其增高的程度与腮腺肿大的程度大致成正比。此项检查可作为早期诊断的依据。若考虑并发胰腺炎时，应进一步做血清脂肪酶检测。

3. 脑脊液检查　无脑膜炎表现的病人中，约有 50% 的病例脑脊液中白细胞计数轻度升高，并能从脑脊液中分离出腮腺炎病毒。

4. 血清学检查　特异性 IgM 抗体检测的敏感性高、特异性强，可作为早期诊断的依据。

5. 病毒分离　早期可从病人唾液、血液、尿液及并发脑膜炎者脑脊液中分离出病毒。

【治疗要点】

本病是自限性疾病，目前无特效治疗方法，除对症治疗外，应加强并发症的防治。

1. 一般治疗　应隔离，卧床休息至腮腺肿胀消退，给予流食、软食，避免进食酸性饮食。注意口腔卫生，餐后用生理盐水漱口，保持体液摄入量。

2. 对症治疗　为减轻腮腺胀痛，局部可选用紫金锭、青黛散或如意金黄散等，用适量食醋调和后外敷，头痛、肿胀较重时可给予镇痛剂。体温过高时给予药物或物理降温。

3. 抗病毒治疗　发病早期可使用利巴韦林（病毒唑）成人 1 g/d，儿童 15 mg/kg，静脉注射，疗程为 5～7 日。也可应用干扰素治疗。

4. 睾丸炎的治疗　用丁字带将肿大的睾丸托起，局部冷敷，以减轻疼痛。疼痛较剧烈时可用 1% 利多卡因做精索封闭。

5. 脑膜脑炎的治疗　除对高热、头痛、呕吐等进行对症治疗外，可用静脉注射 20% 甘露醇进行脱水治疗，降低颅内压。重症病人可短期应用肾上腺糖皮质激素治疗。

【护理评估】

1. 健康史　询问病人有无与流行性腮腺炎病人接触史。

2. 身体评估

(1) 腮腺肿大　注意腮肿的大小、颜色、弹性，单侧还是对侧，腮腺管口有无脓液渗出。

(2) 注意并发症　如儿童脑膜炎的症状体征，成人男性睾丸胀痛的变化。

3. 辅助检查　白细胞计数正常，血清、尿淀粉酶增高。

4. 心理评估　本病需要隔离，易使患儿产生误解，担心自身安全受到威胁，感到恐惧。对限制自己的活动范围产生不满，孤独感明显加重。加上不能进食平时喜爱的酸性饮料等，小儿易出现烦躁、哭闹、不配合等行为。

【护理诊断】

1. 疼痛　与腮腺炎病毒引起腮腺非化脓性炎症有关。

2. 发热　与流行性腮腺炎病毒感染有关。

3. 营养失调　与高热、进食困难、合并胰腺炎有关。

4. 潜在并发症　脑膜炎、睾丸炎、急性胰腺炎等，与病毒侵害相关组织有关。

5. 有传播感染的危险　与病原体播散有关。

【护理措施】

1. 一般护理

(1) 隔离　呼吸道的严格隔离，隔离至临床症状消失或至腮腺肿胀完全消退，约3周。

(2) 休息　急性期应卧床休息。

(3) 饮食　保证能量及体液的供应。给予清淡、易消化、高热量的流质或半流质饮食，勿进食酸性食物，以免加剧腮腺胀痛。

2. 病情观察　①生命征如体温、脉搏、呼吸、血压和意识状态的监测。②腮腺肿痛的表现及程度。③口腔黏膜护理：是否清洁卫生、腮腺管口有无红肿及脓性分泌物。④其他腺体、器官受损的临床表现，特别是当在体温恢复过程中又有升高现象时，更应加以密切观察。⑤及时了解血常规、血、尿淀粉酶等生化检测结果。

3. 症状、体征护理

(1) 高热　如体温超过39℃及以上者，可用物理降温或给服适当退热剂。鼓励病人多饮水以利于汗液蒸发散热。

(2) 局部疼痛　可选用中药制剂外敷以减少受累组织的胀痛，亦可采用局部冷敷收缩血管，减轻炎症充血程度及疼痛。

(3) 口腔　嘱病人勤刷牙、饭后用碱性液体漱口，以保持口腔黏膜的清洁卫生，防止继发感染。不会漱口的幼儿除饭后进行口腔护理外，应帮助其多饮水。

(4) 并发症　合并睾丸炎者用棉花垫或丁字带将肿胀的睾丸托起，但应注意避免束缚过紧影响血液循环。脑膜脑炎的护理参见“流行性乙型脑炎”的有关内容。

要点：隔离方式、隔离期；高热及疼痛的护理措施

4. 心理护理　针对患儿产生误解、恐惧及对限制活动范围产生不满、孤独感，和家长一起耐心劝导和安慰患儿，增添愉悦的氛围，使其积极配合治疗。对睾丸炎病人要告知积极治疗不会影响生育功能。

【健康指导】

1. 对病人的指导　告知病人及家属应避免食用酸性、辛辣等刺激性食物，以免加重疼痛；注意并发症，如脑膜炎、睾丸及其他腺体器官病变的发生；本病为自限性疾病，大多预后良好。

要点：流行性腮腺炎的预防措施

2. 预防疾病指导 做好流行性腮腺炎有关的知识教育，积极宣传预防接种的重要性，特别是做好儿童的预防接种工作。在流行期间，像幼儿园、学校等儿童比较集中的机构应勤通风，保持空气通畅，并加强消毒工作。可服用板蓝根预防服药。接种腮腺炎减毒活疫苗可预防本病，但孕妇禁用。

思考题

病人，男性，18岁，高热，头痛，双侧腮腺以耳垂为中心，向前、后、下三个方向发展，肿痛、腮腺管红肿，无分泌物3日。张嘴、食酸性食物时腮腺疼痛加剧。发病前2周曾到儿童医院探视过病人。

1. 该病人可能患有什么病？对其周围的同学应采取什么预防措施？
2. 针对腮腺疼痛，指导其饮食中的注意事项。
3. 如果该病人出现并发症，你认为哪种并发症可能性大，并写出对该并发症的护理措施。

（周庆华）

第二章能力分析题

一、A1/A2型选择题（每题有A、B、C、D、E五个备选答案，请从中选择一个最佳答案）

1. HBeAg(+)的正确概念是（ ）
   A. 病毒复制不活跃的指标 B. 传染性大的指标 C. 病情严重的标志
   D. 相应的抗体属保护性抗体 E. 是病毒外壳的成分之一
2. HAV主要传播途径是（ ）
   A. 血液及血制品 B. 垂直传播 C. 媒介生物 D. 呼吸道 E. 粪-口途径
3. 目前预防乙型肝炎最有效措施为（ ）
   A. 隔离病人 B. 注射乙型肝炎疫苗 C. 丙种球蛋白被动免疫
   D. 搞好粪便管理及水源防护 E. 消灭蚊蝇
4. 急性乙型肝炎病人经积极治疗后，肝功化验显示抗-HBs阳性，提示的是（ ）
   A. 病毒复制不活跃的指标 B. 传染性大的指标 C. 病情严重的标志
   D. 有保护性抗体 E. 是病毒外壳的成分之一
5. 张某HBeAg阳性，怀孕后生下一男婴。这一新生儿行预防乙肝的免疫处理最恰当的方法是（ ）
   A. 丙种球蛋白 B. 高效价乙肝免疫球蛋白 C. 乙肝疫苗
   D. 乙肝疫苗+高效价乙肝免疫球蛋白 E. 乙肝疫苗+丙种球蛋白
6. 下列哪一种检查不属于乙肝"二对半"的内容（ ）
   A. HBsAg B. 抗-HBs C. 抗-HBc D. HBcAg E. 抗-HBe
7. 下列哪项不是急性黄疸型肝炎黄疸前期的突出症状（ ）
   A. 全身乏力 B. 皮肤瘙痒 C. 食欲缺乏 D. 厌油腻 E. 畏寒、发热
8. 重型肝炎的护理措施下列哪项不妥（ ）
   A. 观察黄疸是否进行性加深 B. 消化道症状是否改善
   C. 病人绝对卧床休息 D. 给予高脂高蛋白饮食 E. 应有专人陪护
9. 被乙型肝炎病人血液污染的针头刺破皮肤后，主要宜采取（ ）
   A. 碘酊消毒 B. 立即注射丙种球蛋白 C. 立即注射乙肝疫苗
   D. 立即注射高价乙肝免疫球蛋白 E. 应用干扰素
10. 流行性乙型脑炎最主要的死亡原因是（ ）
    A. 高热 B. 昏迷合并肺炎 C. 中枢性呼吸衰竭 D. 反复惊厥 E. 意识障碍

11. 对于乙型脑炎病人，护士和医师在进行抢救中主要针对下列哪组症状(　　)
A. 高热、头痛、呼吸衰竭　B. 高热、呕吐、呼吸衰竭　C. 高热、惊厥、呼吸衰竭
D. 高热、昏迷、循环衰竭　E. 高热、昏迷、呼吸衰竭
12. 预防流行性乙型脑炎的综合措施应是(　　)
A. 积极治疗病人　B. 管理好动物传染源　C. 抓好灭蚊、防蚊工作
D. 灭蚊与疫苗接种为主　E. 管理好动物传染源和预防接种
13. 下列哪项不是流行性出血热发热期护理原则(　　)
A. 以物理降温为主　B. 不能采用乙醇擦浴　C. 不采用温水擦浴
D. 应用冰袋、冰囊降温　E. 强烈发汗退热
14. 流行性出血热少尿期的饮食原则是(　　)
A. 高热量、高维生素、低盐、低蛋白饮食
B. 清淡可口、易消化的流质饮食或半流质饮食
C. 高蛋白、低盐饮食
D. 清淡且含钾丰富的饮食
E. 高热量、高蛋白、低盐饮食
15. 流行性出血热早期出血的主要因素是(　　)
A. DIC　B. 凝血因子缺乏　C. 尿毒症
D. 小血管脆性增加和血小板减少　E. 纤溶系统功能亢进
16. 典型流行性出血热的五期经过是(　　)
A. 发热期-低血压期-休克少尿期-多尿期-恢复期
B. 发热期-少尿期-休克低血压期-多尿期-恢复期
C. 发热期-少尿期-多尿期-休克低血压期-恢复期
D. 发热期-低血压休克期-少尿期-多尿期-恢复期
E. 发热期-多尿期-低血压休克期-少尿期-恢复期
17. 流行性出血热少尿期是指(　　)
A. 24 小时尿量少于 100 ml　B. 24 小时尿量少于 500 ml
C. 24 小时尿量少于 50 ml　D. 24 小时尿量比平时尿量少
E. 低血压休克期之后，无论 24 小时尿量多少
18. 关于流行性出血液病人的护理，错误的一项是(　　)
A. 发热期应积极采用退热药尽快使体温降到正常范围
B. 低血压休克期应遵医嘱快速输入液体及血管活性药纠正休克
C. 少尿期应按“量出为入，宁少勿多”原则严格控制液体摄入量
D. 多尿期应按医嘱及时补充液体的电解质
E. 恢复期告知病人症状消失后仍需休息 1 ~3 个月
19. 艾滋病期最常见的恶性肿瘤是(　　)
A. 肺癌　B. 卡波济肉瘤　C. 血癌　D. 淋巴瘤　E. 骨瘤
20. 艾滋病病人肺部感染最多见的病原体是(　　)
A. 结核菌　B. 肺孢子菌　C. 念珠菌　D. 隐球菌　E. 疱疹和巨细胞病毒
21. 某病人，确诊为艾滋病，这一疾病的发生，主要是 HIV 侵犯了人体的(　　)
A. B 淋巴细胞　B. $CD4^+$ T 淋巴细胞　C. 单核-巨噬细胞
D. 自然杀伤细胞　E. 中性粒细胞

22. 确诊艾滋病的依据(　　)
A. 周围血象淋巴细胞减少　B. 血清抗-HIV 阳性,病毒分离阳性
C. 血红细胞减少　D. 外周血淋巴细胞增多　E. 血清抗-HIV 阴性

23. 患儿,男性,6 岁,患了流行性腮腺炎,关于这一疾病的说法不正确的是(　　)
A. 是一自限性疾病　B. 每年均可发病,以冬春季节为主
C. 通过空气飞沫传播　D. 可能会并发脑膜脑炎
E. 可以食用一些酸的食物增加食欲

24. 某幼儿园发生水痘的流行,水痘的主要传播途径是(　　)
A. 直接接触与呼吸道传播　B. 粪-口传播　C. 性接触传播
D. 虫媒传播　E. 动物源性接触

25. 下列哪一种动物是狂犬病的重要传染源(　　)
A. 犬　B. 猫　C. 猪　D. 蝙蝠　E. 蚊子

26. 狂犬病病毒在体内主要侵犯(　　)
A. 肌肉组织　B. 神经组织　C. 内分泌组织　D. 上皮组织　E. 淋巴组织

27. 人患狂犬病的预后是(　　)
A. 发病早期如得到积极治疗可以治愈
B. 一般于 6 日内因循环、呼吸衰竭死亡
C. 多数病人死亡,少数存活者留有后遗症
D. 经过积极治疗后多数病人可以康复
E. 重症病人病死率很高,轻症病人预后良好

28. 艾滋病隔离措施属于下列哪种(　　)
A. 肠道隔离　B. 引流液/分泌物隔离　C. 呼吸道隔离
D. 血液/体液隔离　E. 接触隔离

29. 禽流感病毒的主要传播途径是(　　)
A. 人与人之间的密切接触　B. 人与禽类动物的接触　C. 吸血节肢动物
D. 输血及血制品　E. 传播途径未明

二、A2/A3 型选择题

30. 某中学生,近 1 周来出现发热、自觉乏力、厌油、恶心、呕吐、尿色黄、皮肤巩膜黄染,实验室检查:ALT 升高,抗 HAV IgM(+),病人最可能的临床诊断是(　　)
A. 急性戊型肝炎　B. 急性甲型肝炎　C. 急性乙型肝炎
D. 急性丁型肝炎　E. 急性丙型肝炎

31. 王某被病犬咬伤,对于病犬咬伤的伤口,下列处理措施错误的一项是(　　)
A. 尽快使用 20% 肥皂水反复冲洗至少半小时　B. 挤出污血
C. 冲洗后用 70% 乙醇擦洗及浓碘酒反复擦拭
D. 尽快缝合包扎伤口,以避免感染
E. 伤口底部及周围注射抗狂犬病免疫球蛋白

32. 病人,25 岁。有与艾滋病病人性接触史,近 3 个月来发热、咳嗽、喘憋,疑为肺炎,经多种抗生素治疗无效,全身状况日渐衰竭,食欲锐减、体重明显下降。为确诊首先考虑的检查是(　　)
A. 胸部 X 线检查　B. 痰培养　C. 胸部 CT　D. HIV 抗体
E. 白细胞计数分类检查

(33 ~ 34 题共用题干)
病人,女性,50 岁,慢性乙型肝炎病史 10 年,近 1 个月来乏力、食欲缺乏、腹胀难忍、尿量减少。体检:

面色灰暗，神志清楚，精神委靡，巩膜黄染，肝肋下未触及，脾肋下约 2 cm，腹部移动性浊音(+)。ALT 120 U/L，TBIL 220 μmol/L，A 27 g/L，G 32 g/L，HBsAg(+)，抗-HBc(+)。

33. 病人最可能的临床诊断是(　　)

A. 肝细胞癌　B. 晚期肝硬化　C. 慢性重型肝炎　D. 亚急性重型肝炎

E. 急性黄疸性肝炎

34. 该病人近来发热，体温 38℃左右，全腹压痛，利尿效果差，尿量 300 ml/24 h。最可能并发了(　　)

A. 肝肾综合征　B. 肝性脑病　C. 原发性腹膜炎　D. 肺部感染　E. 消化道出血

(35～42 题共用题干)

男病儿，6 岁，高热，抽搐 3 日，昏迷半日，于 7 月 25 日入院。体温 40℃，血压 130/85 mmHg，脉搏 110 次/分。呼吸节律不整，瞳孔两侧不等大，对光反应迟钝，颈强直，巴氏征(+)。血常规发现白细胞 17×10^9/L，中性粒细胞比例 0.85。

35. 根据病例资料，最可能的临床诊断是(　　)

A. 流行性脑脊髓膜炎　B. 流行性乙型脑炎　C. 脑型疟疾

D. 中毒性细菌性痢疾　E. 癫痫

36. 首先应采取下列哪项治疗(　　)

A. 补充体液、钠盐　B. 脱水及呼吸中枢兴奋剂

C. 纠正水代谢紊乱　D. 地西泮止痉　E. 纠正酸中毒

(37～38 题共用题干)

病人，男性，40 岁，发热、头痛、腰痛、眼眶痛 6 日，无尿 2 日，柏油样大便 1 日。体检：呼吸稍促，体表静脉充盈，肺部湿啰音明显，心率 120 次/分，血压 170/100 mmHg。眼睑水肿，腋下和胸背部见搔抓样瘀点。临床诊断为流行性出血热。

37. 此病人目前处于(　　)

A. 发热期　B. 休克期　C. 多尿期　D. 少尿期　E. 恢复期

38. 此期当日(24 小时)补液量的原则是(　　)

A. 24 小时尿量 + 呕吐量

B. 24 小时尿量 + 呕吐量 + (200～300 ml)

C. 24 小时尿量 + 呕吐量 + (500～700 ml)

D. 24 小时尿量 + 呕吐量 + 1 000 ml

E. 24 小时尿量 + 呕吐量 + 2 000 ml

39. 这一疾病的传染源主要是(　　)

A. 黑线姬鼠　B. 猪　C. 病毒携带者　D. 犬　E. 急性期病人

(40～42 题共用题干)

病人，男性，32 岁，美籍华人，由美国来华旅游。因发热、咳嗽、吐白痰 5 日，气短 2 日住院。否认吸毒史，出生于中国，16 年前到美国定居，无子女，有同性恋史。

入院体检：体温 38.5℃，脉搏 128 次/分，呼吸 44 次/分，血压 110/70 mmHg，神志清楚，发育营养正常，呼吸急促，唇发绀，淋巴结不增大，双肺基部轻度湿啰音，肝脾未触及。

实验室检查：血红蛋白 15 g/L，白细胞 4.0×10^9/L，中性粒细胞 0.69，淋巴细胞 0.23，单核细胞 0.06，嗜碱性粒细胞 0.02，动脉血氧分压(PaO_2)24 mmHg，肺部 X 线征为间质性肺炎。初步诊断为艾滋病。

40. 该病人的护理诊断下列哪项除外(　　)

A. 腹泻　B. 体温过高　C. 气体交换受损　D. 社交孤立　E. 焦虑、

41. 在医院治疗过程中，来院探望病人的家属均被要求戴口罩，是为了(　　)

A. 以免他被传染艾滋病　B. 艾滋病病人缺乏抵抗能力　C. 艾滋病病毒无孔不入

D. 艾滋病毒传染能力太强　　E. 防止院内感染

42. 一名护士在护理过程中,不小心碰到了病人的手,她应该(　　)

A. 不用做任何检查　　B. 查血常规　　C. 做抗-HIV 检查

D. 认真消毒双手　　E. 做 HIV 抗原检测

(43~45 题共用题干)

病人,女性,20 岁,因“突起高热 3 日”以“流行性乙型脑炎”收治入院。查体:体温 39.8℃,脉搏 120 次/分,呼吸 38 次/分,节律不整,对光反射迟钝,肺部可闻及干、湿啰音,颈强直。

43. 该病人此时正处于病程的(　　)

A. 初期　　B. 极期　　C. 缓解期　　D. 恢复期　　E. 后遗症期

44. 下列血常规检查结果,符合该病人的特点的是(　　)

A. WBC 2.4×10^9/L,N 44%, L 56%

B. WBC 3.4×10^9/L,N 70%,L 30%

C. WBC 5.5×10^9/L,N 55%,L 45%

D. WBC 5.8×10^9/L,N 70%,L 30%

E. WBC 19.2×10^9/L,N 80%,L 20%

45. 下列脑脊液检查结果,符合该病人特点的是(　　)

A. 外观清亮,细胞数 1200×10^6/L

B. 外观混浊,细胞数 1500×10^6/L

C. 蛋白轻度升高,糖和氯化物正常

D. 蛋白明显增高,糖和氯化物明显降低

E. 蛋白、糖和氯化物均明显升高

选择题参考答案

1~5. BEBDD　　6~10. DBDDC　　11~15. CDEAD　　16~20. DBABB

21~25. BBEAA　　26~30. BBDBB　　31~35. DDCAB　　36~40. BDCAD

41~45. BABEC

第三章 细菌感染性疾病病人的护理

第一节 伤寒病人的护理

要点：传染源、传播途径及临床特征

伤寒是由伤寒杆菌引起的急性消化道传染病。病人和带菌者是本病的传染源，本病可通过水、食物、日常生活接触史及苍蝇、蟑螂等经消化道传播，人群中发病以儿童及青壮年多见。典型临床表现为持续发热、全身中毒症状、相对缓脉、玫瑰疹、肝脾大及白细胞减少为特征。肠出血和肠穿孔为主要并发症。

【病因与发病机制】

要点：三种抗原，第一次菌血症和第二次菌血症相当于临床哪一期

伤寒杆菌属沙门菌属D群，菌体呈短杆状，革兰染色阴性。本菌主要有菌体“O”抗原、鞭毛“H”抗原和表面“Vi”抗原，感染机体后诱生相应的抗体，但均为非保护性抗体。伤寒杆菌进入人体后是否发病取决于伤寒杆菌的数量、致病性以及人体的免疫能力。一般伤寒杆菌摄入量在10^5以上即可引起发病，而胃酸分泌减少、口服碱性药物、胃动力异常、肠道菌群失调等胃肠道非特异性防御机制异常时有利于伤寒杆菌在肠道的定位和繁殖。

当人体摄入被伤寒杆菌污染的水和食物后，若胃酸 $pH < 2$，伤寒杆菌可立即被杀灭。而未被胃酸杀灭的细菌进入小肠，在肠腔内碱性环境、胆汁和营养物质的适宜条件下繁殖。伤寒杆菌入侵肠黏膜，部分病菌被吞噬细胞吞噬并在其胞浆内繁殖，部分病菌经淋巴管进入回肠集合淋巴结、孤立淋巴滤泡及肠系膜淋巴结中继续繁殖，再由胸导管释放人血，引起第一次菌血症。此阶段相当于临床上的潜伏期，病人无症状。细菌随血流进人肝、脾、胆囊、骨髓等组织器官内继续大量繁殖，至潜伏期末再次释放人血引起第二次菌血症，同时释放内毒素，产生临床症状（相当于初期）。在病程第2～3周，伤寒杆菌继续随血流播散至全身各脏器。临床表现达到极期。进入胆系的细菌在胆囊胆汁内繁殖，大量病原菌随胆汁入肠，部分随便排出体外，部分经肠黏膜再度侵入肠壁淋巴组织，使原已致敏的淋巴组织产生严重的炎症反应，导致孤立和集合淋巴滤泡坏死，溃疡形成。病变多局限于黏膜和黏膜下层，若坏死和溃疡累及血管可引起肠出血，侵入肌层和浆膜层可引起肠穿孔。

随着机体免疫反应的加强，在血流和脏器中细菌逐渐被消灭，肠壁溃疡逐渐愈合，病情缓解，进入恢复期。少数病人由于免疫功能低下，潜伏在体内的细菌可再度繁殖，并侵入血流而形成复发。如症状消失后，胆囊内长期保留病菌则成为慢性带菌者。

伤寒杆菌释放脂多糖内毒素，可激活单核-巨噬细胞释放白介素-1和肿瘤坏死因子等细胞因子，引起持续性发热、表情淡漠、相对缓脉、便秘、休克和白细胞减少等表现。

【临床表现】

伤寒的潜伏期长短与感染细菌量以及机体免疫状态有关，一般为10～14日。食物型暴

发流行可短至48小时，而水源性暴发流行可长达30日。

1. 典型伤寒　临床经过可分为四期。

(1) 初期(病程第1周)　也称侵袭期，大多起病缓慢，发热是最早出现的症状。发热前可有畏寒，但少有寒战，出汗不多。随病情逐渐加重，体温呈阶梯形上升，5～7日内达到39～40℃，还可伴全身不适、乏力、头痛、咽痛、咳嗽、四肢酸痛、食欲缺乏、腹部不适、恶心、呕吐胃内容物、轻度腹泻或便秘等等症状。

(2) 极期(病程第2～3周)　出现伤寒特征性表现。

1) 发热：呈持续高热，以稽留热型为主，少数呈弛张热或不规则热，热程较长，持续10～14日。

2) 消化道症状：明显腹部不适、腹胀，多数病人有便秘，少数病人表现为腹泻。右下腹可有轻压痛。

3) 神经系统症状：与疾病的严重程度成正比。病人出现特殊的中毒面容，即精神恍惚，表情淡漠、呆滞，反应迟钝，听力减退，重者可有谵妄、昏迷或脑膜刺激征等中毒性脑病表现。随病情改善、体温下降而逐渐恢复。

4) 循环系统症状：多有相对缓脉。即体温增高1℃，每分钟脉搏增加少于15～20次。是因为副交感神经兴奋性增强所致。并发中毒性心肌炎时，相对缓脉不显著。重脉是指桡动脉触诊时，每一次脉搏感觉有两次搏动的现象。重症病人出现脉细速、血压下降、循环衰竭。

5) 肝脾大：大多数病人有轻度的肝脾大，若病人出现黄疸或肝功能明显异常时，提示并发中毒性肝炎。

6) 玫瑰疹：病程第7～13日，部分病人在胸、腹、肩背等部位的皮肤分批出现直径2～4 mm淡红色小斑丘疹，称为玫瑰疹，压之退色，多在10个以下，2～4日内消退。

(3) 缓解期(病程第3～4周)　体温逐渐下降，各种症状逐渐减轻，增大的肝脾开始回缩。由于本期小肠病理改变仍处于溃疡期，因此可能出现肠出血、肠穿孔。

(4) 恢复期(病程第5周)　体温恢复正常，临床症状消失，食欲好转，1个月左右完全康复。

2. 其他　除上述典型表现外，伤寒还可见轻型、暴发型、迁延型、逍遥型、顿挫型及小儿和老年型等多种临床类型。

3. 复发和再燃　少数病人热退后1～3周，临床症状再现，血培养再度阳性，称为复发。复发与胆囊或网状内皮系统中潜伏的病菌大量繁殖、再度侵入血循环有关，见于抗菌治疗不彻底、机体抵抗力低下的病人。部分缓解期病人体温下降还未恢复正常时，又重新上升，血培养阳性，持续5～7日后退热，称再燃，可能与菌血症仍未被完全控制有关。

要点：典型伤寒极期的表现、玫瑰疹出现的时间和分布特点；复发和再燃的概念及原因

4. 并发症

(1) 肠出血　是伤寒较常见的严重并发症，多发生于病程第2～3周。可有粪隐血试验阳性至大量便血，大出血的发生率为2%～8%。大量出血时，体温骤降，脉搏增快，并有头晕、面色苍白、烦躁、出冷汗、血压下降等休克表现。

(2) 肠穿孔　是最严重的并发症，多见于病程第2～3周，发生率1%～4%。好发于回肠末段。穿孔前常有腹胀、腹泻或肠出血等先兆。穿孔时病人突然右下腹剧痛，伴恶心、呕吐、冷汗、脉细速，呼吸急促、体温与血压下降，经1～2小时后体温又迅速回升，并出现腹膜刺激征等。X线检查膈下有游离气体。

知识链接

伤寒的并发症

伤寒的并发症除了肠出血、肠穿孔外，还有中毒性肝炎、中毒性心肌炎、溶血尿毒症综合征、支气管肺炎等。中毒性肝炎常发生在病程第1～2周，体检可发现肝大，伴有压痛。血清丙氨酸氨基转移酶(ALT)轻至中度升高，少数病人血清胆红素轻度升高，随着病情好转，肝损害一般于2～3周恢复正常。中毒性心肌炎常发生于病程第2～3周，伴有严重的毒血症状。主要表现为心率增快，第一心音低钝、期前收缩、舒张期奔马律、血压偏低等。心电图显示PR间期延长、T波改变、ST段偏移等。溶血尿毒症综合征常发生在病程第1～3周，主要表现为溶血性贫血，黄疸加深，接着出现少尿、无尿，严重时可发展为急性肾衰竭。并有纤维蛋白降解产物增加、血小板减少及红细胞碎裂现象，这可能与伤寒杆菌内毒素诱发肾小球微血管发生凝血，促使红细胞破裂，导致肾血流受阻有关。

要点：肠出血、肠穿孔的表现

要点：血培养、骨髓培养的意义，肥达反应的结果判断

【辅助检查】

1. 常规检查　血液检查中白细胞总数减少，一般在$(3\sim5)\times10^9/L$，中性粒细胞减少。嗜酸性粒细胞减少或消失，并随病情好转后逐渐恢复正常，复发时可再度减少或消失，对伤寒的诊断与病情评估有一定参考价值。尿常规检查常出现轻度蛋白尿和少量管型。粪便检查在腹泻病人可见少量白细胞，并发肠出血时粪隐血试验可为阳性。

2. 细菌学检查　血培养是本病最常用的确诊方法。发病第1～2周血培养阳性率最高，可达80%～90%以上；以后阳性率逐渐下降，复发时可再度阳性。由于骨髓中吞噬细胞丰富，吞噬伤寒杆菌多，故骨髓培养阳性率高于血培养，阳性持续时间长，对已用抗生素治疗、血培养阴性的病人尤为适用。粪便培养在发病第3～4周阳性率最高，常用于判断带菌情况。尿培养早期常为阴性，第3～4周可有25%的阳性率，注意避免粪便污染。十二指肠胆汁引流培养不作为常规，适用于慢性带菌者。玫瑰疹刮取液培养亦可获伤寒杆菌，但不作为常规检查。

3. 血清学检查

(1) 肥达反应(Widal test)　又称肥达试验，伤寒杆菌血清凝集反应，该试验应用伤寒杆菌“O”抗原和“H”抗原，通过凝集反应检测病人血清中相应抗体的凝集效价，对伤寒有辅助诊断价值。伤寒抗体通常在病后1周左右出现，第3～4周阳性率可达70%以上，效价亦较高，并可维持数月。“O”抗体效价在1∶80及“H”抗体效价在1∶160或以上时，可确定为阳性，有辅助诊断价值。相隔1周双份血清抗体效价上升4倍以上有助于确定诊断。“Vi”抗体的检测可用于慢性带菌者的调查，效价在1∶40以上有意义。

(2) 免疫学试验　近年来发展的一些新的检测技术，如对流免疫电泳(CIE)、间接血凝试验(IHA)、炭凝集试验、酶联免疫吸附试验、PCR等，主要检测伤寒杆菌IgM、IgG以及核酸。但特异性、敏感性、重复性还有待进一步评价。

【治疗要点】

1. 第三代喹诺酮类药物　是目前治疗伤寒的首选药物，具有抗菌谱广，杀菌作用强；细菌对其产生突变耐药的发生率低；体内分布广，组织体液中药物浓度高；口服制剂使用方便等优点。但因其影响骨骼发育，孕妇、儿童、哺乳期妇女慎用。目前常用的有诺氟沙星(氟哌酸)、氧氟沙星(氟嗪酸)、环丙沙星(环丙氟哌酸)等。诺氟沙星最常用，因此药体内分布广，组织浓度尤其胆囊浓度高，对并发胆囊炎者治疗特别有利。诺氟沙星可以单独使用，也

可与阿米卡星联合使用，治疗多重耐药菌株引起的伤寒。第三代头孢菌素在体外有强大的抗伤寒杆菌作用，临床应用效果良好，如头孢噻肟、头孢哌酮、头孢他啶、头孢曲松等。氯霉素主要用于对氯霉素敏感的非多重耐药伤寒杆菌所致的伤寒散发病例的治疗，仍为有效药物，在伤寒杆菌敏感地区仍可作为首选药物。还可选用氨苄西林、复方磺胺甲噁唑等。

2. 对有严重毒血症状者　可在适量、有效抗生素治疗同时，加用肾上腺糖皮质激素。

3. 慢性带菌者治疗　可选择氧氟沙星 300 mg 每日 2 次或环丙沙星 500～700 mg 每日 2 次，口服，疗程 6 周。氨苄西林每日 4～6 g 或阿莫西林每日 6 g，分 3～4 次口服，疗程 6 周。

4. 对并发症治疗　肠出血治疗应禁食，静卧，注射镇静剂及止血剂，大出血者经内科积极治疗无效时，可考虑手术处理。肠穿孔治疗应及早确诊，及早处理。禁食，胃肠减压，加用对肠道菌敏感的抗菌药物，以加强腹膜炎的控制，视病人具体情况，尽快手术治疗。

要点：目前治疗伤寒的首选药物及使用时注意事项

【护理评估】

1. 健康史　①询问病人当地是否有伤寒流行；是否到过伤寒流行区或有与伤寒病人接触史。②病人的饮食、饮水、个人卫生及生活环境如何。③既往伤寒病史、是否接种过伤寒菌苗。④询问起病的时间及食欲；有无便秘或腹泻、便血；有无腹胀、腹痛及其部位、性质、程度。⑤起病后经过何种处理、服药情况及其效果如何。

2. 身体评估

(1) 生命征　监测体温、脉搏、呼吸、血压、面色、神志状态。注意体温上升特点、发热程度及热型；注意有无相对缓脉、重脉或脉细数及血压下降等。

(2) 神经精神状态　注意病人意识状态的改变，如有无表情淡漠、反应迟钝，甚至谵妄、昏迷等；有无听力减退或重听、耳鸣；有无脑膜刺激征；上述症状与体温升降的关系。

(3) 皮肤黏膜　检查皮疹出现的部位、数目、颜色、大小、压之是否退色；有无皮肤黏膜黄染；有无白痱及脱发现象。

(4) 腹部情况　腹部有无压痛，其部位、性质、程度；有无腹膜刺激征；肝脾有无增大及压痛等。

3. 辅助检查　血常规中白细胞计数是否减少及嗜酸性粒细胞是否减少或消失；细菌培养及药敏试验是否找到伤寒杆菌及对何种抗生素敏感；血清肥达反应抗体效价是否升高；其他免疫学试验是否为阳性结果。

4. 心理评估　评估病人有否抑郁、悲观、孤独、焦虑、恐惧等心理反应，对住院隔离治疗的认识及适应情况。患病后对家庭、生活、工作、经济等的影响；社会支持系统的作用，如家属对伤寒知识的了解程度、对病人的心理支持等。

【护理诊断】

1. 体温过高　与伤寒杆菌感染、释放大量内源性致热原有关。

2. 营养失调：低于机体需要量　与高热、食欲缺乏、腹胀、腹泻有关。

3. 潜在并发症　肠出血、肠穿孔。

【护理措施】

1. 一般护理

(1) 隔离　消化道隔离。

(2) 休息　发热期间病人必须卧床休息至热退后 1 周，以减少热量和营养物质的消耗，同时减少肠蠕动，避免肠道并发症的发生。恢复期无并发症者可逐渐增加活动量。

(3) 饮食　发热期间应给予营养丰富、清淡的流质饮食，如牛奶、蛋汤、青菜汤、鲜果汁

要点：饮食护理要点

等，少量多餐，避免过饱。鼓励病人多饮水，入量不足者给予静脉补液。有肠出血时禁食24小时，静脉补充营养。缓解期，可给予易消化的高热量少渣、少纤维素的流质或半流质饮食，避免刺激性和产气的食物，并观察进食后胃肠道反应。恢复期病人食欲好转，可逐渐恢复至正常饮食，观察进食后反应，切忌饮食不节制或食用生冷和粗糙不易消化的食物。腹胀者给予少糖低脂食物，并注意补充钾盐，切忌食用易产气的食物如萝卜、豆类等。

2. 病情观察　①密切观察生命征，注意观察面色及意识状态的变化。密切观察大便情况如颜色、性状及粪隐血试验；注意腹胀、便秘、腹泻等情况。②注意观察玫瑰疹出现的部位、数量等情况。③注意监测有无突发右下腹剧痛、腹肌紧张、腹部压痛及反跳痛。④注意有无肝脾大及肝功能异常等变化。

3. 症状、体征护理

(1) 体温过高　可采取有效的降温措施：常用物理降温方法，如头部冰敷、温水或乙醇擦浴等，擦浴时避免在腹部加压用力，以免引起肠或肠穿孔。尽量避免应用发汗退热药，以防体温骤降，大汗虚脱。高热出汗后应及时温水擦拭，更换内衣，保持皮肤清洁、干燥。长期卧床者，定期翻身，以防压疮的发生。

(2) 口腔炎症与溃疡　发热病人食欲缺乏，消化功能低下，口腔自洁作用降低，易发生口腔炎症、溃疡，应协助病人饭后、睡前漱口，加强口腔护理。

(3) 便秘　病人排便时切忌过分用力，必要时用开塞露或生理盐水低压灌肠，无效时改用50%甘油或液状石蜡灌肠。忌用泻药和高压灌肠。

(4) 腹泻　病人腹部血液充盈，可施行腹部冷敷，以减轻充血，但避免腹部施压，也可酌情使用小檗碱(黄连素)。

要点：肠出血、肠穿孔并发症的护理

(5) 腹胀　病人除调节饮食外，可用松节油腹部热敷、肛管排气或生理盐水低压灌肠，但禁用新斯的明，因新斯的明可引起剧烈肠蠕动，诱发肠出血或肠穿孔。

4. 并发症的护理

(1) 肠出血　禁食，静卧，注射镇静剂及止血剂；大出血者酌情多次输新鲜血，注意水、电解质平衡；大量出血经内科积极治疗无效时，可考虑手术处理。

(2) 肠穿孔　及早确诊，及早处理。禁食，胃肠减压，加用对肠道菌敏感的抗菌药物，以加强腹膜炎的控制，视病人具体情况，尽快手术治疗。

5. 药物护理　遵医嘱使用抗菌药物，观察用药后疗效及不良反应。应用喹诺酮类抗菌药物时要密切观察血常规变化及胃肠不适、失眠等不良反应的发生。抗生素氯霉素使用期间必须监测血常规变化，尤其是粒细胞减少症的发生，偶见再生障碍性贫血。

6. 心理护理　针对病人对疾病引起的各种不适与变化等引起的焦虑、恐惧、日常生活紊乱等不良心理反应，以及由于不理解病程中限制饮食、消毒隔离的意义，病人常出现不配合和急躁情绪，应帮助病人及其家属理解熟悉本病的有关知识，以消除病人的不良心理反应；增加与病人交谈的时间，鼓励病人说出其内心的感受和忧虑，与病人及其家属一起讨论可能面对的问题，在精神上给予病人真诚的安慰和支持；指导病人家属在情感上关心支持病人，进而减轻病人的心理压力；可通过观看相关内容的电视、录像等方法来充分利用来自他人的情感支持。

【健康指导】

1. 对病人的指导　教育病人养成良好卫生与饮食习惯，坚持饭前、便后洗手，不饮生水，不吃不洁食物等。伤寒的恢复过程很慢，痊愈后仍需检查其粪便，以防止成为带菌者，若有发热等不适，应及时随诊，以防止复发。若粪便或尿液培养呈阳性持续1年或1年以上者，不可从事饮食服务业，且仍需用抗菌药物治疗。对居家治疗的病家和临时隔离治疗点中被污染的厕所、地面、食具、衣物、用品等实施随时消毒，病人排泄的粪、尿等要严格消毒。

2. 预防疾病指导　加强公共饮食卫生的管理、水源的保护和粪便的管理，注意个人卫生，消灭苍蝇、蟑螂，搞好"三管一灭"。高危人群应定期普查、普治。与带菌者一起生活，或在进入伤寒流行区之前，可以接受伤寒菌苗注射，增加对伤寒的抵抗力或应急性的预防服药，可用复方磺胺甲噁唑2片，每日2次，服用3～5日。易感人群可用伤寒，副伤寒甲、乙三联菌苗进行预防接种。近年口服减毒活菌苗，如Ty21a株的疫苗或外膜抗原-Vi亦证明有效。

思考题

病人，男性，25岁，工人，持续发热14日，体温38.4～39.5℃，伴乏力、食欲缺乏、腹胀，近2～3日未解大便，入院时，体温39.4℃，脉搏92次/分，面色苍白，表情淡漠，胸部可见5～6个玫瑰疹，心肺(－)，肝肋下1.8 cm，脾肋下2 cm，白细胞3.0×10^9/L，中性粒细胞0.45，淋巴细胞0.55，尿、粪常规正常。血培养伤寒杆菌阳性。

1. 该病人可能患有什么病？目前病人的饮食应注意什么？
2. 为防止病情恶化，预防并发症发生，病情观察要特别注意什么？
3. 如果出现了肠穿孔护士应配合大夫做哪些处理？

（胡　芳）

第二节　细菌性食物中毒病人的护理

要点：本病又名食物中毒感染；夏秋季是发病高峰

细菌性食物中毒是由于食用被细菌或细菌毒素污染的食物后，引起的急性感染性中毒性疾病，一般包括细菌感染与细菌毒素的中毒过程，故又称为食物中毒感染。按临床表现可分为胃肠型与神经型两大类。胃肠型食物中毒在临床上最为多见，夏秋季节常是发病的高峰季节。以下主要阐述此型。

【病因与发病机制】

要点：引起胃肠型食物病原体的种类

引起胃肠型食物中毒的细菌种类很多，常见的有沙门菌属、副溶血性弧菌、大肠埃希菌、金黄色葡萄球菌等。细菌或毒素随受污染的食物进入人体，是否发病和病情轻重与食物受细菌和毒素污染的程度、进食量（即进食的活菌数和毒素量）、机体抵抗力等因素有关。沙门菌、侵袭性大肠杆菌等可直接侵入肠壁，引起黏膜充血、水肿，上皮细胞变性、坏死并可形成溃疡；葡萄球菌、产毒大肠埃希菌等产生的肠毒素可激活肠上皮细胞膜上的腺苷酸环化酶，从而引起一系列酶反应，抑制肠上皮细胞对钠和水的吸收，促进肠液和氯离子的分泌，导致水样腹泻。沙门菌菌体裂解释放的内毒素可引起发热等全身中毒症状和胃肠黏膜炎症，并使消化道蠕动增快产生相应症状。部分细菌如侵袭性大肠杆菌，还可侵袭肠黏膜上皮细胞，造成侵袭性损坏，导致黏液血便。

【临床表现】

细菌性食物中毒潜伏期及病程短是主要临床特征，先吐后泻的急性胃肠炎症状为主要表现，是自限性疾病。潜伏期短，金黄色葡萄球菌为1～6小时，副溶血弧菌为6～12小时，大肠埃希菌为2～20小时，沙门菌为4～24小时等。

各种细菌引起的中毒及感染症状基本相似，主要表现为腹痛、呕吐、腹泻等胃肠炎症状。一般起病急，先有腹部不适，继而出现上腹部、脐周疼痛，呈持续性或阵发性绞痛，随后出现恶心、呕吐。呕吐物多为所进食物，也可呕出胆汁和胃液，部分含血液或黏液，以金黄色葡萄球菌性食物中毒呕吐最剧烈。腹泻每日数次至数十次不等，多为黄色稀水便或黏液便，出血性大肠埃希菌引起的食物中毒粪便可呈血水样。剧烈呕吐泻可引起脱水、酸中毒，甚至周围循环衰竭。查体见上腹部、脐周轻度压痛，肠鸣音亢进等。

【辅助检查】

对可疑食物、病人呕吐物、粪便等作细菌培养，如分离到相应病原菌即可确诊。

【治疗要点】

由于病原菌和肠毒素多于短期内排出体外，病程短，故以对症治疗为主。

适当休息，执行消化道隔离措施。有酸中毒者酌情补充5%碳酸氢钠或11.2%乳酸钠溶液。休克者给予抗休克治疗。腹痛剧烈者可用解痉剂阿托品0.5 mg肌内注射或口服溴丙胺太林（普鲁本辛）等。病情严重伴有高热或排黏液脓血便者，可根据不同病原菌选用敏感抗菌药物，如沙门菌属食物中毒，可选用喹诺酮类或氯霉素；副溶血性弧菌食物中毒，可选用氯霉素和四环素或喹诺酮类；大肠埃希菌食物中毒，可选用阿米卡星。

【护理评估】

要点：健康史

1. 健康史　①注意发病的季节，询问病人的生活及个人卫生状况。②是否有食用不洁的熟肉、熟鱼、虾、剩余饭菜，以及凉拌菜史。③发病人数如何，是否集体发病、散发、甚至爆发流行。

2. 身体评估

（1）生命征　监测体温、脉搏、呼吸、血压的变化。

（2）腹部情况　腹部有无压痛，其部位、性质、程度，肠鸣音等。

（3）消化系统情况　是否有恶心、呕吐、腹泻及其程度。

（4）电解质、酸碱变化。

3. 辅助检查　从可疑食物、病人呕吐物、粪便中是否分离到相应病原菌。

4. 心理评估　评估病人有否抑郁、悲观、孤独、焦虑、恐惧等心理反应，对住院隔离治疗的认识及适应情况。患病后对家庭、生活、工作、经济等的影响；社会支持系统的作用，如家属对细菌性食物中毒知识的了解程度、对病人的心理支持等。

【护理诊断】

1. 有体液不足的危险　与呕吐、腹泻引起大量体液丢失及摄入减少有关。

2. 腹痛　与胃肠道炎症及痉挛有关。

3. 潜在并发症　酸中毒、休克。

【护理措施】

1. 一般护理

（1）隔离　病人进行消化道隔离。

（2）休息　急性期卧床休息，以减少体力消耗。

（3）饮食　消化道炎症轻者可进易消化、清淡流质或半流质饮食，呕吐、腹泻严重者应暂时禁食，遵医嘱静脉滴注生理盐水、葡萄糖盐液等。注意做好口腔及肛周皮肤护理。

2. 病情观察　①严密观察呕吐和腹泻性质、量、次数，及时协助将呕吐物和粪便送检。

②注意观察伴随症状，如畏寒、发热，腹痛的部位及性质。③严重病人定时监测生命征，尤其注意观察病人的血压、神志、面色、皮肤黏膜弹性及温湿度。④严格记录出入量和血液生化检查结果，及时处理脱水、酸中毒、周围循环衰竭等征象。

3. 症状、体征护理

(1) 呕吐　因呕吐有助于清除胃肠道内残留的毒素，故呕吐者一般不予止吐处理。但应帮助病人清理呕吐物、清水漱口，保持口腔清洁和床单位整洁。呕吐严重者应暂时禁食，待呕吐停止后给予易消化、清淡流质或半流质饮食。

(2) 腹痛　应注意腹部保暖，禁食冷饮。剧烈吐泻、腹痛者遵医嘱口服颠茄合剂或皮下注射阿托品，以缓解疼痛。

(3) 腹泻　有助于清除胃肠道内毒素，故早期不用止泻剂。

(4) 纠正水、电解质紊乱　鼓励病人多饮水或淡盐水，以补充丢失的水分、电解质。呕吐明显者应少量多次饮水，有脱水者应及时口服补液盐（ORS），或遵医嘱静滴生理盐水和葡萄糖盐液。休克者迅速协助抗休克处理。

4. 药物护理　嘱病人餐后服药，注意观察药物的疗效和不良反应，发现异常及时向医师报告。

5. 心理护理　由于本病病程较短，多数病人病情较轻，所以疾病对病人学习和工作影响不大，对病人及其家属的生活及心理影响较小，病人及其家属可产生轻度紧张、焦虑等不良心理反应。针对吐泻与隔离等造成的不安情绪，有针对性的给予耐心细致的解答，与病人进行有效的沟通，从心理上消除病人的不良心理反应。指导病人正确面对疾病，保持乐观心态，去除不良情绪。另外要注重家庭及来自他人的情感支持，帮助病人早日康复。

知识链接 ……………………………………………………………………

预防细菌性食物中毒

1. 食品在烹调时应充分加热，特别是肉类食品，要烧熟煮透，防止外熟里生。

2. 认真执行食品卫生制度，制作生、熟食品的用具和容器要分开，防止发生交叉污染。

3. 食品做熟后，不宜放置时间太长，生、熟食品应分别存放于冷藏柜中。

4. 对于剩余的食品，再次食用时，食前应进行彻底加热处理。

5. 对于火腿、熟肉、罐头与其他瓶装食品，如发现有变色、变味等现象时，均不宜再食用。

【健康指导】

做好饮食卫生，加强食品卫生管理是预防本病的关键措施。

1. 对病人的指导　发现可疑病例及时送诊，沙门菌感染所致者应严格执行消化道隔离措施。

2. 预防疾病指导　向群众宣传预防细菌性食物中毒的卫生知识。尤其在夏秋季节，应注意不要暴饮暴食，不食用不洁和腐败变质食物。开展爱国卫生运动，消灭蟑螂、苍蝇、老鼠等传播媒介，防止食品被污染。贯彻《食品卫生法》，对从事服务性行业的人员应定期做健康检查，及时发现和治疗带菌者。

要点：预防疾病指导

思考题

病人,男性,腹泻10余次入院。临床表现主要为恶心、呕吐、畏寒、发热、乏力、上腹部阵发绞痛,洗肉水样血便,里急后重不明显,随后又有30余位类似病人入院。病人们均自述当晚6时在某著名大饭店参加亲友举办的喜庆酒席。

1. 从流行病学分析,病人是否患了食源性疾病?
2. 针对病人们的临床表现,护士应做哪些对症护理?
3. 除了对病人做必要的护理外,护士还应该做什么?

(刘 波)

第三节 细菌性痢疾病人的护理

要点:传染源、传播途径、病变部位及临床特征

细菌性痢疾简称菌痢,是由痢疾杆菌(志贺菌属)引起的急性肠道传染病,又称志贺菌病。菌痢的病人及带菌者是主要的传染源,主要通过消化道传播。本病以直肠、乙状结肠的炎症与溃疡为主要病变,以腹痛、腹泻、里急后重和黏液脓血便为主要临床表现,可伴有发热及全身毒血症状。临床表现轻重不一,轻者仅有腹痛、腹泻,严重者可有感染性休克和(或)中毒性脑病,预后凶险。

【病因与发病机制】

痢疾杆菌属肠杆菌科志贺菌属,为革兰染色阴性杆菌,无鞭毛及荚膜、有菌毛。痢疾杆菌侵入机体后是否发病,取决于细菌数量、致病力和人体抵抗力。

细菌致病力强或人体胃肠局部抵抗力弱,即摄入菌量少(10~100个)即可引起发病。致病作用主要是侵袭力和内毒素,只有能够黏附并能侵入结肠黏膜上皮细胞,在细胞内增殖的痢疾杆菌才引起发病。

痢疾杆菌进入消化道,大部分被胃酸杀死,少量未被杀死的细菌侵入乙状结肠与直肠黏膜上皮细胞和固有层中繁殖,引起肠黏膜的炎症反应和固有层小血管循环障碍,从而引起上皮细胞的变性、坏死,坏死的上皮细胞脱落形成浅表溃疡,分泌黏液和脓性分泌物。

痢疾杆菌释放内、外毒素,其外毒素与引起肠道症状及神经系统症状有关。细菌产生的内毒素,加之特异体质对内毒素呈现强烈的过敏反应,可能是中毒性痢疾的发病机制。此时血中儿茶酚胺等各种血管活性物质增加,至全身小血管痉挛而引起急性微循环障碍,出现感染性休克、弥散性血管内凝血(DIC)、脑水肿甚至脑疝,出现昏迷、抽搐和呼吸衰竭,是中毒性痢疾死亡的主要原因。

【临床表现】

细菌性痢疾潜伏期1~2日,潜伏期长短和临床症状的轻重主要取决于病人的年龄、抵抗力、感染细菌的数量、菌群毒力的不同。在菌属因素中,痢疾志贺菌感染症状多较重,宋内志贺菌感染多较轻,福氏志贺菌介于以上两者之间,但易转为慢性。根据病程长短和临床表现分为急性和慢性两型。

1. 急性菌痢　根据毒血症状及肠道症状轻重分为三型。

(1) 普通型(典型)　起病急,高热伴畏寒、寒战,体温可达39℃,伴头痛、乏力、食欲缺乏等全身不适;早期有恶心、呕吐,继而出现阵发性腹痛、腹泻和里急后重。排便次数增多,每日十几次至数十次,量少,失水不多见,粪便性状开始为稀便,可迅速转变为黏液脓血便。

体检有左下腹压痛及肠鸣音亢进。发热一般于2~3日后自行消退。腹泻常持续1~2周缓解或自愈,少数转为慢性。

(2) 轻型(非典型)　一般无全身毒血症状,不发热或仅有低热。肠道症状较轻,排便次数较少,每日3~5次,粪便糊状或稀便。病程短,3~7日可痊愈,亦可转为慢性。

(3) 中毒型　多见于2~7岁儿童。起病急骤,突然发热,体温高达40℃以上,病势凶险,有严重的全身毒血症状,精神委靡、昏迷及惊厥,迅速发生循环和呼吸衰竭。而肠道症状较轻,可无腹泻和脓血便。如作生理盐水灌肠或直肠拭子取标本镜检,可发现大量脓细胞和红细胞。根据其主要临床表现,可分为三型。

1) 休克型(周围循环衰竭型):较多见,以感染性休克为主要表现。病人面色苍白、四肢厥冷、指甲发白、心率快、脉细速、血压正常或稍低、尿量减少。晚期血压下降甚至不能测出,皮肤花纹明显,伴不同程度意识障碍,可出现心、肾功能不全的症状。

2) 脑型(呼吸衰竭型):最为严重,表现为脑膜脑炎,颅内压增高,甚至脑疝,并出现中枢性呼吸衰竭,如剧烈头痛、频繁呕吐,呈典型的喷射状呕吐;频繁或持续性惊厥、昏迷;瞳孔大小不等,可忽大忽小,对光反应迟钝或消失,眼球下沉呈落日征。呼吸节律不齐,深浅不匀,双吸气或叹息样呼吸,严重者可出现呼吸停止。

3) 混合型:预后最为凶险。常先出现惊厥,未能及时抢救则迅速发展为呼吸衰竭和循环衰竭。

要点:中毒型菌痢的临床表现特点

2. 慢性菌痢　病程反复发作或迁延不愈达2个月以上,即为慢性菌痢。导致菌痢慢性化的原因如下:①急性期治疗不及时或治疗不当,经正规治疗但因菌株耐药而转为慢性。②机体抵抗力低下,营养不良、伴有胃肠道慢性疾病、慢性胆囊炎等胃肠道疾患,分泌型IgA缺乏导致抵抗力下降等。③与感染的细菌菌型有关,如福氏菌易导致慢性感染。

(1) 急性发作型　半年内有痢疾史,常因进食生冷食物或受凉、过度劳累等因素诱发急性发作,可出现腹痛、腹泻、脓血便,发热常不明显。

(2) 慢性迁延型　最为多见。急性菌痢发作后,迁延不愈,常有腹痛、长期腹泻或腹泻与便秘交替、稀黏液便或脓血便。体检可见左下腹痛,可扪及增粗的乙状结肠。粪便常间歇排菌。长期腹泻导致营养不良、贫血、乏力等。

(3) 慢性隐匿型　较少见。1年内有痢疾史,而无临床症状。粪便培养可检出志贺菌,乙状结肠镜检查可有异常发现。

【辅助检查】

要点:粪常规检查和细菌培养对确诊的意义

1. 常规检查

(1) 血常规　急性期外周血白细胞计数可轻至中度增高,多在$(10\sim20)\times10^9/L$,以中性粒细胞升高为主。慢性菌痢可有贫血。

(2) 粪常规　外观多为黏液脓血便,量少,无粪质。镜检可见大量成堆的脓细胞、白细胞、分散的红细胞,如有吞噬细胞更有助于诊断。

2. 病原学检查

(1) 细菌培养　确诊依据为粪便培养出痢疾杆菌。早期、连续多次、抗菌治疗前、采新鲜粪便的脓血部分、采用适当培养基可提高培养阳性率。

(2) 特异性核酸检测　采用核酸杂交或PCR可直接检测出粪便中的痢疾杆菌核酸,具有灵敏度高、特异性强、简便、快速、对标本要求低等特点。但必须在具备检测条件的单位应用,故尚未广泛应用。

3. 血清学检查　与细菌培养比较具有早期快速诊断的优点。但由于粪便中抗原成分复杂,易出现假阳性反应,故目前临床上尚未广泛应用。

【治疗要点】

1. 急性菌痢　一般治疗应注意饮食,补充水分,维持水、电解质、酸碱平衡,必要的对症治疗。近年来报道,痢疾杆菌对氯霉素、磺胺及呋喃唑酮等药的耐药率为70% ~90%,故抗菌治疗时应注意参考当前菌株药物敏感情况。目前,喹诺酮类是目前成人抗痢疾的首选药,具有抗菌谱广、杀菌强优点,对耐药菌株亦有较好的疗效,口服后可完全吸收。常用诺氟沙星(氟哌酸),亦可选用环丙沙星、氧氟沙星等。因影响骨骺发育,故孕妇、儿童及哺乳期妇女慎用。复方磺胺甲噁唑虽有耐药菌株,但部分病人仍有较好的疗效。治疗婴幼儿菌痢有效可选择口服甲硝唑,或用庆大霉素、阿米卡星等。

2. 慢性菌痢　病原治疗应积极做病原菌分离及细菌药敏试验,以合理选择有效的抗菌药物,可联合应用两种不同类型的抗菌药物,疗程延长到10 ~14 日,重复1 ~3 个疗程。亦可应用药物保留灌肠疗法,灌肠液内加用小量肾上腺糖皮质激素,以增加其渗透作用而提高疗效。

3. 中毒性菌痢　本病病势凶险,应早期诊断,及时采用综合急救措施。病原治疗应用有效的抗菌药物静脉滴注,如选用环丙沙星或氧氟沙星,或选用第三代头孢菌素如头孢噻肟。降温、镇静对症治疗,积极的抗休克治疗,脱水剂、吸氧、呼吸中枢兴奋剂及必要时气管切开和应用人工呼吸器的使用,是抢救病人生命的关键。

【护理评估】

1. 健康史　①注意发病的季节,询问病人的生活环境及个人卫生状况。②是否有不洁的饮食史,如污染食物、水、生活用品等,是否有食物型爆发流行或水型爆发流行。③询问病人腹痛、腹泻、黏液脓血便及里急后重情况。④注意既往痢疾病史、机体营养状况、起病状况和发病年龄等。

2. 身体评估

(1) 生命征　监测体温、脉搏、呼吸、血压、面色、神志状态。

(2) 腹泻情况　密切观察排便次数、量、性状及伴随症状,采集含有脓血、黏液部分的新鲜粪便作为标本,及时送检,以提高阳性率。观察治疗效果。慢性菌痢注意一般状况的改善,如体重、营养状况等。腹部有无压痛,其部位、性质、程度;有无腹膜刺激征;肠鸣音改变等。

(3) 肛周皮肤情况　看肛周皮肤是否清洁干燥,是否有脱肛现象。

(4) 观察水、电解质情况　如每日出入量情况及血液生化检查结果等。

3. 辅助检查　外周血白细胞和中性粒细胞计数是否升高;带脓血的新鲜粪便细菌培养是否找到痢疾杆菌;其他免疫学试验是否为阳性结果。

4. 心理社会状况　评估病人有否抑郁、悲观、焦虑、等不良情绪,对住院隔离治疗的认识及适应情况。患病后对家庭、生活、工作等的影响;社会支持系统的作用,如家属对菌痢知识的了解程度、对病人的心理支持等。

【护理诊断】

1. 体温过高　与痢疾杆菌内毒素激活细胞释放内源性致热原,作用于体温中枢导致体温升高有关。

2. 腹泻　与肠道炎症、广泛浅表性溃疡形成导致肠蠕动增强、肠痉挛有关。

3. 组织灌注无效　外周组织与中毒性菌痢导致微循环障碍有关。

4. 潜在并发症　周围循环衰竭、中枢性呼吸衰竭。

【护理措施】

1. 一般护理

(1) 隔离　实施消化道隔离,对粪便、呕吐物及污染物进行严格消毒。

(2) 休息　急性期病人卧床休息,中毒型菌痢病人应绝对卧床休息,专人监护,安置病人平卧位或休克体位(头部和下肢均抬高30°角),小儿去枕平卧,头偏向一侧。因抬高头部有利于膈肌活动,增加肺活量,使呼吸运动更接近于生理状态。抬高下肢有利于下肢静脉的血液回流,从而相应增加循环血量。

(3) 饮食　严重腹泻伴呕吐者可暂禁食,静脉补充所需营养,使肠道得到充分休息,能进食者,以进食高热量、高蛋白、高维生素、少渣、少纤维素、易消化清淡流质或半流质饮食为原则,避免生冷、多渣、油腻或刺激性食物。少量多餐,可饮糖盐水。病情好转逐渐过渡至正常饮食。

(4) 其他　由于循环衰竭病人肢端循环不好,应注意保暖,可调高室温,减少暴露部位,加盖棉被,放置热水袋,喝热饮料。给氧时应持续监测血氧饱和度,并监测动脉血气分析,观察氧疗效果。根据每日出入量情况及血液生化检查结果补充水及电解质,避免发生脱水及电解质紊乱。轻者可口服补液盐,严重者静脉补液。

2. 病情观察　①密切观察大便的次数、量、性状及伴随症状。②注意病人的饮食情况,脱水征象,记录24小时出入量。③重点监测病人的生命征、神志状态、尿量变化、瞳孔反射等变化,发现循环衰竭和呼吸衰竭征象时,立即报告医师,配合抢救。

要点:病情观察要点

3. 症状、体征护理

(1) 高热　予以物理降温或按医嘱使用退热药物。

(2) 消化道症状　腹痛剧烈者可局部热敷,或按医嘱使用阿托品等解痉药物;保持肛门及周围皮肤清洁干燥,每次排便后清洗肛周,并涂以润滑剂减少刺激;每日用温水或1:5 000高锰酸钾溶液坐浴,防止感染。伴明显里急后重者,嘱病人排便时不要过度用力,以免脱肛。发生脱肛时,可戴橡胶手套助其回纳。

(3) 周围循环衰竭　应积极抗休克治疗:①扩充血容量、纠正酸中毒、维持水与电解质平衡,快速静滴低分子右旋糖酐及葡萄糖盐水,给予碱性液纠正酸中毒。②在扩充血容量的基础上,应用山莨菪碱或阿托品解除微血管痉挛。如血压仍不回升,则可加用升压药,以增加心肌收缩力,降低周围血管阻力及改善重要脏器的血液灌注。③注意保护重要脏器功能,有心力衰竭者可用毛花苷C。④短期应用肾上腺糖皮质激素。

知识链接

菌痢的抗休克治疗

迅速建立静脉通路以便及时用药,必要时开放两条通路。24小时出入量有利于判断病情和调整补液速度。遵医嘱予以扩容、纠正酸中毒等抗休克治疗。扩容时,应根据血压、尿量随时调整输液速度。在快速扩容阶段,应观察脉率、呼吸次数,注意有无呼吸困难、咳泡沫痰及肺底湿啰音,防止肺水肿及左心衰竭的发生。应用血管活性药物时,维持适当的浓度和速度。注意观察药物的疗效和不良反应。特别应注意区分阿托品化和阿托品中毒。

抗休克治疗有效的指征：病人面色转红、发绀消失、肢端转暖、血压渐上升，提示组织灌注良好；收缩压维持在 80 mmHg 以上、脉压 > 30 mmHg，脉搏 < 100 次/分且充盈有力；尿量 > 30 ml/h，表示肾血液灌注良好。

要点：循环衰竭、呼吸衰竭的护理措施

(4) 呼吸衰竭 ①脑水肿可用20%甘露醇脱水，及时应用血管扩张剂以改善脑血管痉挛，亦可应用肾上腺糖皮质激素。②吸氧，如出现呼吸衰竭则可用呼吸兴奋剂，必要时气管切开及应用人工呼吸器。

4. 药物护理 遵医嘱使用有效抗菌药物，如诺氟沙星、复方磺胺甲噁唑等。注意观察胃肠道反应、肾毒性、过敏、粒细胞减少等不良反应。早期禁用止泻药；便于毒素排出。休克型病人早期如静脉注射山莨菪碱时，注意控制该药剂量，防止出现口干、视力模糊等不良反应。如用多巴胺静脉注射时，注意防止剂量过大或滴注过快而出现呼吸困难、心律失常及肾功能减退等不良反应。

5. 心理护理 由于病人及其家属对本病认识不足，且急性菌痢起病急、肠道症状和全身毒血症状明显、中毒型痢疾来势凶险等，因此会引起病人及其家属的紧张和恐惧感；慢性菌痢迁延不愈，病人可有贫血、营养不良而影响学习与工作，易使病人情绪低落，产生焦虑心理，病人迫切需要来自各方面的关爱与照顾。对病人及其家属进行菌痢相关知识的教育，消除病人的畏惧心理，降低其恐惧感，消除焦虑心理。

【健康指导】

1. 对病人的指导 菌痢病人应及时隔离、治疗，粪便消毒对于传染源的控制极为重要，应向病人及家属说明。遵医嘱按时、按量、按疗程坚持服药，争取急性期彻底治愈，以防转变为慢性菌痢。慢性菌痢病人可因进食生冷食物、暴饮暴食、过度紧张和劳累、受凉、情绪波动等诱发急性发作，应注意避免诱发因素。养成良好的个人卫生习惯，餐前便后洗手，不饮生水，不摄入不洁食物，把住"病从口入"关。加强体育锻炼，保持生活规律，复发时及时治疗。

要点：预防的综合措施是切断传播途径

2. 预防疾病指导 做好饮水、食品、粪便的卫生管理及防蝇灭蝇工作，改善环境卫生条件。严格执行食品卫生管理法及有关制度，凡从事炊事、加工或生产食品以及饮食服务的人员，在工作时必须勤洗手。从事服务性行业（尤其饮食业）者定期健康检查，发现慢性带菌者应暂时调换工种，接受治疗。在痢疾流行期间，易感者可口服多价痢疾减毒活菌苗，提高机体免疫力。

思考题

患儿，女性，5岁半，高热4小时，伴惊厥数次后于8月5日入院。体格检查：体温39.5℃，脉搏160次/分，呼吸22次/分，血压80/50 mmHg，急性病容，面色苍白，昏睡状，皮肤呈花纹状、四肢末端发凉、发绀。白细胞分类及计数：血白细胞 20×10^9/L，中性粒细胞0.85。

1. 从临床表现分析病人最可能的诊断是什么？为确立诊断，应首先进行的检查是什么？

2. 针对病情，放在首位的护理诊断是什么？请写出该护理诊断的护理措施。

（于　颖）

第四节 霍乱病人的护理

要点：霍乱被列为甲类传染病；传播途径和临床特征

霍乱是由霍乱弧菌引起的烈性肠道传染病。病人及带菌者是霍乱的传染源，尤其是轻型病人和带菌者易被忽略，常得不到及时隔离和治疗，可造成广泛的污染和传播。粪-口是主要的传播途径。临床上以剧烈腹泻、呕吐、脱水及肌肉痉挛、循环衰竭伴严重电解质紊乱与酸碱平衡失调为主要特征的烈性传染病。经污染的水和食物传播，起病急，传播快，治疗不及时病死率极高。霍乱曾引起7次世界性大流行，属于国际检疫的传染病，在《中华人民共和国传染病防治法》中，被列为甲类传染病。

【病因与发病机制】

霍乱弧菌革兰染色阴性，呈弧形或逗点状杆菌；对干燥、热、酸和一般消毒剂（含氯制剂、碘制剂）均敏感，在正常胃酸中仅存活4分钟，在外界自然环境中可存活时间较长，在江、河中埃尔托出物型弧菌能生存1～3周，在鱼虾或贝壳生物中可生存1～2周。在砧板和抹布上可存活相当长的时间。

霍乱弧菌侵入人体后是否发病，取决于机体胃酸分泌程度和霍乱弧菌致病力。

霍乱弧菌经口进入胃内后，一般可被胃酸杀死，但当胃酸缺乏时，未被杀死的弧菌通过胃进入小肠后，通过鞭毛的活动、黏蛋白溶解酶、黏附素等作用下黏附于小肠上段黏膜上皮细胞的刷状缘上，但不侵入肠黏膜，在小肠碱性环境中大量繁殖，并产生霍乱肠毒素（CT）。霍乱肠毒素有A、B两个亚单位，首先B单位先与小肠上皮细胞膜的受体——神经节苷脂结合，然后A亚单位与整个毒素脱离进入细胞膜，作用于腺苷酸环化酶使之活化，从而使三磷腺苷（ATP）转变为环磷腺苷（cAMP），细胞内浓度升高的cAMP发挥第二信使作用，促使细胞内一系列酶反应的进行，抑制肠黏膜绒毛细胞对钠的正常吸收，同时刺激隐窝细胞分泌水、氯化物和碳酸氢盐的功能增强，以致使大量水分与电解质积聚在肠腔，超过了肠道正常吸收功能，形成本病特征性的剧烈水样腹泻。由于胆汁分泌减少，肠液中大量水分、电解质及黏液聚集，故吐泻物成白色“米泔水”样。

霍乱病人因严重脱水引起皮肤干燥，组织器官干瘪缩小。由于剧烈的呕吐和腹泻丢失大量水分、碳酸氢盐，组织因缺氧进行无氧代谢，引起水、电解质紊乱、代谢性酸中毒。

【临床表现】

要点：泻吐期及脱水虚脱期的主要表现

霍乱的潜伏期一般为1～3日，短者数小时，长者可达7日。病人多突然发病，典型病例临床经过分为三期。

1. 泻吐期　以剧烈腹泻开始，其特点是无发热，无里急后重感，多数不伴腹痛，排便后自觉症状轻快感。每日大便数次至十数次或无法计数。大便初为黄稀水便，继之呈水样便，无粪臭，部分病人大便呈米泔水样。腹泻后继之呕吐，呈喷射样或连续性，初为胃内容物，后呈米泔水样，无恶心。本期持续数小时至1～2日。

2. 脱水虚脱期　由于严重泻吐而引起水、电解质丢失，又因摄入减少，可出现脱水、代谢性酸中毒、肌肉痉挛、低血钾及循环衰竭。病人表现为烦躁不安、口渴、声音嘶哑、眼窝凹陷、皮肤弹性减退、血压下降、脉细速、尿量减少、呼吸增快、意识障碍、心律失常、肌肉痉挛疼痛（主要是腓肠肌与腹直肌，由低钠血症引起）等。本期一般为数小时至2～3日。

3. 恢复及反应期　纠正脱水后，多数病人症状消失，尿量增加，体温回升，血压回复正常。少数病人可出现低热，可能与循环改善后大量肠毒素吸收有关，1～3 日可自行消退。

根据脱水程度、血压及尿量等，临床上将霍乱分为轻、中、重三型。另外临床上有一种极为罕见的爆发型，又叫干性霍乱，起病急骤，未见腹泻已死于循环衰竭。

【辅助检查】

1. 血液检查　血细胞比容和血浆比重升高，白细胞可增至$(10 \sim 30) \times 10^9/L$，分类中性粒细胞及大单核细胞增多，血尿素氮增多，脱水期血清钠、钾、碳酸氢盐正常或降低（绝对值减少，浓度改变不明显）。

2. 尿液检查　多数病人尿液呈酸性，少数病人尿中可有少量蛋白、红细胞、白细胞和管型。

3. 粪便检查　①粪常规检查：粪便呈水样，镜检可见少量白细胞。②粪便涂片染色：可见呈鱼群状排列的革兰阴性弧菌。③动力试验和制动试验：将新鲜粪便作悬滴或暗视野显微镜检，可见穿梭状运动的弧菌，即为动力试验阳性。随后加上一滴 01 群抗血清，细菌停止活动，便可确诊，可作为霍乱流行期间的快速诊断方法。

4. 血清学检查　可测出血中抗体，用于流行病学的追溯性诊断和粪便培养阴性的病人的诊断。

要点：粪便涂片染色的特点及动力试验和制动试验对诊断的意义

【治疗要点】

要点：及时补充液体与电解质是治疗要点，轻、中、重度脱水补液量

及时补充液体与电解质是治疗本病的关键，补液是重要的治疗措施。补液的原则是早期、快速、足量，先盐后糖，先快后慢，纠酸补钙，及时补钾。结合病情可采用静脉或口服补液。

1. 静脉补液　常选用 541 液（即 1 000 ml 液体含氯化钠 5 g、碳酸氢钠 4 g、氯化钾 1 g，另加 50% 葡萄糖液 20 ml）、3∶2∶1液（3 份 5% 葡萄糖液、2 份生理盐水、1 份 1.4% 碳酸氢钠）、林格乳酸钠溶液、生理盐水等。

（1）轻度脱水病人　如伴有频繁呕吐不能口服者，可静脉补液 3 000～4 000 ml/d，前 1～2小时可按 5～10 ml/min 输入。

（2）中度脱水病人　补液总量在 4 000～8 000 ml/d，在最初 2 小时内可快速输入 541 液 2 000～3 000 ml，待血压、脉搏恢复后减慢速度。

（3）重度脱水病人　补液总量在 8 000～12 000 ml/d，在最初 30 分钟按 40～80 ml/min 输入，而后按 20～30 ml/min 输入，直至休克纠正，减慢输液速度，补足累积损失量。以后补液可按每日生理需要量加排出量计算；可采用加压输液或多通道输液的方法。

儿童轻、中、重度脱水病人补液量分别为 100～150 ml/（kg·d）、150～200 ml/（kg·d）、200～250 ml/（kg·d），可应用 541 液或 3∶2∶1液等，注意纠酸补钾。

2. 口服补液　霍乱病人对葡萄糖的吸收能力完好，且葡萄糖的吸收能带动水和相同等量的 Na^+、K^+ 等电解质的吸收。口服补液不但适用于轻、中度脱水病人，重度脱水病人在纠正低血容量性休克后，也可给予口服补液。

WHO 推荐的口服补液盐（ORS）配方：葡萄糖 20 g，氯化钠 3.5 g，碳酸氢钠 2.5 g（可用枸橼酸钠 2.9 g 代替），氯化钾 1.5 g，溶于 1 000 ml 饮用水内。对轻、中度脱水病人，ORS 用量最初 6 小时，成人每小时 750 ml，不足 20 kg 的儿童每小时 250 ml。

3. 抗菌治疗　是重要的辅助治疗，能减少病人排菌量，缩短排菌期，常选用环丙沙星、多西环素等。

4. 对症治疗　如液量已补足仍有休克者，可用血管活性药和肾上腺皮质激素以改善休克状态。

有心功能不全及肾功能不全等并发症者给予及时、有效的处理。

【护理评估】

1. 健康史　①询问病人的接触史，特别是与外来入境人员（带菌者）的接触史。②是否有不洁的饮食史，如污染食物、水、生活用品等。③注意发病的季节，以及病人的生活环境及个人卫生状况。

2. 身体评估

（1）生命征　体温、脉搏、呼吸、血压、面色、神志状态，注意"休克"。

（2）皮肤黏膜　弹性变化，注意"霍乱面容"。

（3）吐泻物　量、性状、颜色等。

（4）电解质　钠、钾丢失。低钠引起腓肠肌、腹直肌痉挛，低钾引起肌张力减弱，腱反射减弱或消失，心律失常等。

3. 辅助检查

（1）血液检查中血细胞比容和血浆比重是否升高，白细胞增加情况，血尿素氮是否增高。

（2）粪常规检查是否粪呈水样便，镜检可见少量白细胞；粪便培养是否分离出霍乱弧菌；粪便涂片染色是否见呈鱼群状排列的革兰阴性弧菌；动力试验和制动试验是否明显。

（3）其他免疫学试验是否为阳性结果。

4. 心理评估　本病起病急，病情重，病人因剧烈泻吐而极度虚弱，出现精神恐慌、焦虑、烦躁等心理反应。

【护理诊断】

1. 腹泻　与霍乱肠毒素作用致大便次数增多有关。

2. 体液不足　与频繁剧烈腹泻、呕吐有关。

3. 恐惧　与突然起病、病情发展迅速、严重脱水及实施严格隔离有关。

【护理措施】

1. 一般护理

（1）隔离　按甲类传染病进行严格的消化道隔离，直至症状消失后6日，并隔日粪便培养1次，连续3次阴性。

要点：隔离的方式及隔离期

（2）休息　严格卧床休息，协助床旁排便，严重者最好卧有孔床，床下对孔放置便器。

（3）饮食　泻、吐剧烈者暂禁食，不剧烈者可给流质饮食，如果汁、米汤、淡盐水，少食用牛奶、豆浆等加重肠胀气、不易消化的食物。恢复期给予易消化的食物。

（4）做好口腔、臀部及肛周皮肤护理等。

2. 病情观察　①密切观察病情，每1～2小时测生命征1次，注意神志、尿量、皮肤黏膜弹性、面色的变化。②观察吐泻物的量、性状、颜色等。③注意观察水、电解质、酸碱平衡失调症状，特别要注意低钠、低钾的表现，监测血清钠、钾、钙、氯、肌酐、尿素氮等化验结果。④注意病人的不良情绪反应，严格记录24小时出入液量。

要点：周围循环衰竭的护理措施

3. 症状、体征护理

（1）周围循环衰竭　参见第二章流行性出血热低血压休克的处理。

(2) 腹泻　参见第一章第六节“腹泻”的护理。

(3) 对腹直肌、腓肠肌痉挛者，可用局部热敷、按摩、针灸的方法止痛或按医嘱给予药物治疗。

(4) 做好口腔护理，每次呕吐后，协助病人用温水漱口，预防口腔炎。

(5) 体温降低、年老体弱者及有循环衰竭者，注意保暖。

4. 液体治疗的护理　迅速补充液体和电解质是治疗霍乱的关键。因此对于严重脱水病人应迅速建立静脉通道，大量快速输入液体，以便尽快纠正脱水。输液种类、速度、先后次序应严格按医嘱执行。大量快速输入的溶液应适当加温至 37 ~ 38℃，以免发生输液反应。注意观察脱水改善情况及有无急性肺水肿表现，如呼吸困难、发绀、咳粉红色泡沫痰及肺底湿啰音等，一旦出现上述症状应酌情减慢输液速度或暂停输液，并立即通知医师采取急救措施。对于口服补液者应注意补液量及观察脱水纠正情况。

5. 心理护理　应积极向病人及家属讲述严格隔离的重要性，主动、热情地接待病人，与病人进行有效沟通，了解病人顾虑、困难，满足合理需要。热心帮助病人及时清除排泄物、更换污染的床单，创造清洁舒适的环境，增强安全感，消除紧张与恐惧感。工作中不可有嫌厌之表情，帮助病人树立战胜疾病的信心。

【健康指导】

1. 对病人的指导　指导病人严格卧床休息，保持生活规律，养成良好个人卫生习惯，不喝生水、不吃不洁及腐败食物。指导病人和家属密切观察病情，学会观察病情变化，特别要注意生命征与低钾的表现。指导病人家属注意病人的不良情绪反应。指导病人遵医嘱用药，向病人介绍服用药物的名称、剂量、给药时间和方法，教会其观察药物疗效和不良反应。

2. 预防疾病指导　指导病人和家属学习、认识本病的有关知识，养成良好的卫生习惯及饮食习惯。

知识链接

霍乱防治小常识

1. 吃熟食　病菌对高温抵抗力弱，只要加温煮沸就能全部杀灭；不吃生的、半生和腌制的水产品；隔餐、隔夜食品要重新加热煮透。

2. 喝开水不喝生水　不使用不洁的水漱口、刷牙、洗食具、洗水果、洗蔬菜和其他食品。

3. 洗净手　食前便后要用肥皂把手洗干净，防止病菌经手入口。四是最好在单位食堂与家里用餐，不要到不卫生的小吃店、大排档去用餐。

思考题

病人，32 岁，突起无痛性腹泻 1 日，腹泻便每日 20 余次，初为稀便，继之水样，后“米泔水”样物，无里急后重，伴有恶心和呕吐，无发热。体查：体温 37.2℃，中度脱水征，血压正常。血常规：WBC 12.5 × 10^9/L，N 0.85，L 0.15，Hb 165 g/L。

1. 对该病人可能的临床诊断是什么疾病？为进一步明确诊断还应做什么检查？
2. 本病的主要传播途径？
3. 针对中度脱水征提出主要的护理措施。

（缪文玲）

第五节　流行性脑脊髓膜炎病人的护理

流行性脑脊髓膜炎简称流脑，是由脑膜炎奈瑟菌（又称脑膜炎球菌）引起的化脓性脑膜炎。病人和带菌者是本病的传染源，流行期间人群带菌率可达50%以上，故病人作为传染源的意义远不如带菌者。可经呼吸道或同睡、怀抱、喂乳、接吻等密切接触传播。临床主要表现为突起高热，剧烈头痛，频繁呕吐，皮肤黏膜瘀点、瘀斑及脑膜刺激征，严重者可有败血症休克及脑实质损害，脑脊液呈化脓性改变。本病经空气传播，多见于冬春季节，儿童发病率高。

要点：传染源、传播途径、临床特征及脑脊液改变

【病因与发病机制】

脑膜炎球菌属奈瑟菌属，为革兰染色阴性双球菌，呈卵圆形或肾形，凹面相对成双排列。根据特异性荚膜多糖抗原的不同，可将脑膜炎球菌分为13个血清群及20多个血清型，其中A、B、C三群最常见，我国流行菌群以A群为主，占97.3%，B、C群次之。本菌仅存在于人体，可在病人鼻咽部、血液、脑脊液、皮肤瘀点中发现，也可从带菌者鼻咽部分离出来。细菌裂解后可释放内毒素，是致病的重要因素。

病原菌借菌毛黏附于鼻咽部的无纤毛上皮细胞表面而侵入鼻咽部后，是否发病取决于细菌数量、毒力强弱和机体防御功能。如机体免疫力强，入侵的细菌迅速被消灭；若机体免疫力较弱，细菌可在鼻咽部繁殖，大多数成为无症状带菌者，部分表现为上呼吸道炎症而获得免疫力。少数情况下，若机体免疫力明显低下或细菌数量多、毒力较强时，病原菌自鼻咽部黏膜侵入毛细血管和小动脉而进入血液循环，形成暂时菌血症，可无症状或仅表现为皮肤出血点；仅极少数病人发展为败血症，通过血-脑脊液屏障侵犯脑脊髓膜，形成化脓性脑膜炎。败血症期间，细菌侵袭皮肤血管内皮细胞，迅速繁殖并释放内毒素，作用于小血管和毛细血管，引起局部出血、坏死、细胞浸润及栓塞，临床可见皮肤黏膜瘀点、瘀斑。暴发型流脑休克型的发病机制，目前认为主要是由于脑膜炎球菌内毒素所致的急性微循环障碍。暴发型流脑脑膜脑炎型则主要是由于脑部微循环障碍所致。

要点：流行的主要菌群和致病的主要因素

【临床表现】

1. 临床分型　流行性脑脊髓膜炎的潜伏期为1～10日，一般为2～3日。根据病情和病程可分为下列各型。

(1) 普通型　最常见，占全部病例的90%以上。

1) 前驱期（上呼吸道感染期）：多数病人此期症状不明显。少数病人可表现为低热、咽痛、咳嗽或鼻炎、全身不适等非特异性上呼吸道感染症状，持续1～2日。

2) 败血症期：起病急，突发寒战、高热，体温39～40℃，伴头痛、精神委靡、全身乏力及关节疼痛、食欲缺乏、呕吐等毒血症状。婴幼儿常表现为哭闹、拒食、烦躁不安、皮肤感觉过敏和惊厥。70%～90%的病人于发病后数小时出现皮肤、眼结膜或软腭黏膜瘀点或瘀斑，大小1～2 mm，鲜红色，随后变成紫红色，严重者发展至全身皮肤，且迅速融合成大片皮下出血，中央因血栓形成而呈紫黑色坏死或大疱，是本期特征性表现。约10%病人可见口周单纯疱疹或脾大。多于1～2日发展至脑膜炎期。

要点：流脑败血症期的特征性表现是皮肤黏膜瘀点、瘀斑

3) 脑膜炎期：败血症期的毒血症状及体征仍持续存在，高热持续不退，出现明显的中枢神经系统症状，头痛加剧、喷射性呕吐频繁、烦躁不安、畏光、颈后部及全身疼痛。由于神经根受刺激而出现脑膜刺激征阳性。部分婴幼儿因囟门未闭，脑膜刺激征可能缺如，而表现

为前囟膨隆,张力增大。神志改变以淡漠、嗜睡多见,严重者昏迷和惊厥。多于2~5日内进入恢复期。

4）恢复期:经治疗后体温逐渐降至正常,皮肤黏膜瘀点和瘀斑消失。症状好转,神经系统检查也渐恢复正常,一般在1~3周内痊愈。

（2）暴发型　多见于儿童,起病急骤,病情凶险。根据临床表现可分为三型。

1）休克型:突起寒战、高热,短期内出现全身皮肤及黏膜广泛瘀点、瘀斑,并迅速融合成大片伴中央坏死。循环衰竭为本型重要特征,表现为面色苍白、四肢厥冷、皮肤呈花斑状、口唇及指(趾)发绀、脉搏细速、血压下降或测不出。大多数病人脑膜刺激征缺如,脑脊液澄清,细胞数正常或轻度增加。血培养多阳性。本型易并发DIC。

2）脑膜脑炎型:以脑实质损害的临床表现为主要特征。病人除高热、瘀斑外,还可有剧烈头痛、频繁呕吐,反复惊厥、迅速进入昏迷、血压升高、椎体束征阳性。部分病人可发展为脑疝。枕骨大孔疝是小脑扁桃体嵌入枕骨大孔内,压迫延髓所致。表现为昏迷加深,瞳孔放大,肢体肌张力增强,上肢呈内旋、下肢呈强直性伸直,并迅速出现呼吸衰竭。表现为呼吸速率、节律异常,或为抽泣样呼吸、点头样呼吸及潮氏呼吸,常突然呼吸停止。天幕裂孔疝为颞叶海马回或钩回嵌入天幕裂孔,压迫脑干和动眼神经所致。表现为昏迷,对侧肢体瘫痪,瞳孔大小不等,忽大忽小,有时边缘不整齐,对光反应减弱或消失,最后出现呼吸衰竭。

要点:流脑普通型和暴发型的临床特征

3）混合型:兼有上述二型临床表现,是本病最严重的类型,病死率极高。

（3）轻型　多发生于流行后期,病变轻微。

2. 婴幼儿与老年人流脑特点

（1）婴幼儿流脑特点　婴幼儿因颅骨缝和囟门尚未完全闭合,中枢神经系统发育不成熟,临床表现往往不典型,除高热、呕吐、拒食、烦躁、啼哭外,还可表现为惊厥、尖叫、腹泻、囟门紧张隆起,而脑膜刺激征往往不明显。

（2）老年流脑特点　以上呼吸道感染症状多见,热程长,意识障碍明显,皮肤黏膜瘀点、瘀斑发生率高。暴发型多见,其预后差、病死率高。实验室检查血白细胞可正常或减少,提示病情重、机体反应性差。

【辅助检查】

1. 血常规　白细胞总数明显增高,一般为$(15\sim30)\times10^9/L$,中性粒细胞>0.80,有DIC者血小板明显减少。

2. 脑脊液检查　是明确诊断的重要方法。典型改变为脑脊液压力升高、外观浑浊或脓样、白细胞数明显升高达$1\,000\times10^6/L$以上,以多核细胞增高为主。蛋白含量增高、氯化物及糖含量明显降低。

3. 细菌学检查　细菌学检查阳性可确诊。

（1）涂片检菌　皮肤瘀点涂片检查简便、迅速,细菌阳性率为50%~70%。脑脊液沉淀涂片检查,阳性率为60%~80%。

（2）细菌培养　可取血液或脑脊液作细菌培养,应在抗菌药物使用前进行检测。

4. 血清免疫学检测　检测病人早期血及脑脊液中特异性抗原,有助于早期诊断。检测A群脑膜炎球菌特异性抗体,如恢复期效价较急性期升高4倍以上,则有诊断价值。目前已较少应用。

要点:脑脊液特点及细菌学检查的方法和临床意义

【治疗要点】

普通型流脑病人治疗以抗菌和对症处理为主。

1. 抗菌治疗　青霉素以其高效、低毒、价廉而常为首选抗菌药物，但因不易透过血-脑脊液屏障，须大剂量使用才能达到有效治疗浓度，成人剂量为每日 20 万 U/mg，儿童每日 20 万～40 万 U/mg，分 2～3 次加入 5% 葡萄糖液内静脉滴注，疗程 5～7 日。其他可酌情选用磺胺嘧啶或复方磺胺甲噁唑、氯霉素、头孢菌素类等抗菌药物。

要点：抗菌治疗的首选药物；暴发性流脑休克治疗和脑膜脑炎型治疗方法

2. 对症处理　高热者给予物理降温和应用退热剂；颅内压增高者应用 20% 甘露醇快速静脉滴注以脱水降低颅内压，成人每次 1～2 g/kg，儿童每次 0.25 g/kg，可间隔 4～6 小时 1 次。

3. 暴发性流脑休克治疗　除尽早使用有效抗菌药物外，抢救病人生命、降低病死率的关键措施是迅速纠正休克（包括补充血容量，纠正酸中毒，应用山莨菪碱以改善微循环，短期应用糖皮质激素以减轻毒血症状，保护重要脏器功能的措施等）和抗 DIC 治疗。

4. 脑膜脑炎型治疗　减轻脑水肿，防治脑疝及呼吸衰竭是本型流脑的治疗重点。病原治疗同休克型。

【护理评估】

1. 健康史　①近期内是否有类似病人的接触史。②流脑预防接种史、既往流脑病史及其体质情况。③发病季节、病人的年龄及起病的方式、发热程度及伴随症状的。④病人有无嗜睡、剧烈头痛、呕吐、抽搐、惊厥等症状。

2. 身体评估

(1) 监测生命征　体温、脉搏、呼吸、血压、面色、神志状态的变化。

(2) 皮肤黏膜　检查皮肤黏膜瘀点、瘀斑出现的部位、数目、颜色、大小、压之是否退色。

(3) 颅内高压、脑疝的体征　有无意识障碍、烦躁不安、剧烈头痛、喷射状呕吐等。

(4) 脑膜刺激征　有无颈强直、克氏征、布氏征是否阳性。

3. 辅助检查　血常规中白细胞计数是否增高及中性粒细胞是否增高；脑脊液检查，外观是否有脓样改变，脑脊液压力、蛋白含量是否升高；细菌培养是否找到致病菌；其他免疫学试验是否为异常结果。

4. 心理评估　评估病人有否紧张、焦虑、恐惧等心理反应，对住院隔离治疗的认识及适应情况。社会支持系统的作用，如家属对流行性脑脊髓膜炎知识的了解程度、对病人的心理支持等。

【护理诊断】

1. 体温过高　与脑膜炎球菌感染有关。

2. 疼痛　头痛与脑膜炎症、脑水肿、颅内压增高有关。

3. 组织灌流量改变　与脑膜炎球菌内毒素引起微循环障碍有关。

4. 意识障碍　与脑膜炎症、脑水肿、颅内压增高有关。

5. 皮肤完整性受损　皮疹与皮肤血管受损有关。

6. 潜在并发症　休克、脑水肿、脑疝、呼吸衰竭。

【护理措施】

1. 一般护理

(1) 隔离　呼吸道隔离至体温正常、症状消失后 3 日，或不少于发病后 7 日。

(2) 休息　安静卧床休息，病室应保持空气流通、舒适、安静。

(3) 饮食　应给以高热量、高蛋白、高维生素、易消化的流质饮食或半流质饮食。鼓励病人少量、多次饮水，保证入量 2 000～3 000 ml/d。频繁呕吐不能进食及意识障碍者应按

要点：病情观察要点

医嘱静脉输液，注意维持水、电解质平衡。

2. 病情观察　流脑有转型的可能，在住院24小时内可从普通型转为暴发型，病情急剧恶化，故密切观察病情变化十分重要。应重点观察一下几个方面：①监测生命征，以早期发现循环衰竭及呼吸衰竭。②意识障碍是否加重。③皮疹是否继续增加、融合、破溃。④面色变化。⑤瞳孔大小、形状变化。⑥抽搐先兆及表现。⑦准确记录出入量。

3. 症状、体征护理

(1) 发热　高热及惊厥者应用物理降温及镇静剂，如地西泮每次10 mg，肌内注射，或10%水合氯醛保留灌肠，必要时可用亚冬眠疗法。

(2) 头痛　头痛不重者无需处理，头痛较重者可按医嘱给以止痛药或进行脱水治疗。

(3) 呕吐　呕吐时病人应取侧卧位；呕吐后及时清洗口腔，并更换脏污的衣服、被褥，创造清洁环境；呕吐频繁者可给以镇静剂或脱水剂，并应观察有无水、电解质平衡紊乱表现。

要点：皮疹、循环衰竭及呼吸衰竭的护理措施

(4) 皮疹　流脑病人可出现大片瘀斑，甚至坏死。注意皮肤护理：①对有大片瘀斑的皮肤应注意保护，定时进行皮肤消毒，翻身时应避免拖、拉、拽等动作，防止皮肤擦伤，并应防止大、小便浸渍，也可使用保护性措施，如海绵垫、气垫等，尽量不使其发生破溃。②若皮疹发生破溃后应注意及时处理。小面积者可涂以甲紫或抗生素软膏，大面积者用消毒纱布包扎，防止继发感染，如有感染者应定时换药。医务人员操作前注意洗手。③内衣应宽松、柔软，并应勤换洗。床褥应保持干燥、清洁、松软、平整，必要时被服高压消毒后使用。④病室应保持整洁、定时通风、定时空气消毒。

(5) 循环衰竭　见第三章第三节细菌性痢疾病人的护理。

(6) 惊厥、意识障碍、呼吸衰竭的护理　见第二章第二节流行性乙型脑炎的护理。

4. 心理护理　因暴发型流脑病情危重、病死率高，病人、家属均可产生紧张、焦虑及恐惧心理。此时，护理人员要镇静，守候在病人床前，密切观察病情变化，以认真、负责的工作作风和娴熟的操作技术，取得病人及家属的信赖，使其产生安全感。还应耐心作好安慰、解释工作，使病人增强治疗信心，与医护人员合作，争取抢救获得成功。

5. 药物护理

(1) 抗菌药　应用青霉素时应注意给药剂量、间隔时间、疗程及青霉素过敏反应。应用磺胺类药物应注意其对肾的损害（尿中可出现磺胺结晶，严重者可出现血尿），需观察尿量、性状及每日查尿常规，并鼓励病人多饮水，以保证足够入量，或给以口服（静脉）碱性药物。应用氯霉素者应注意观察皮疹、胃肠道反应及定期查血常规。

(2) 脱水剂　应用脱水剂治疗时应注意按规定时间输入药量（250 ml液体应在20～30分钟内注射完毕）、准确记录出入量、注意观察有无水、电解质平衡紊乱表现及注意病人心功能状态。

(3) 抗凝治疗　应用肝素进行抗凝治疗时应注意用法、剂量、间隔时间，并注意观察过敏反应及有无自发性出血，如皮肤及黏膜出血、注射部位渗血、血尿及便血等，发现异常即报告医师。

【健康指导】

1. 对病人的指导　讲解流脑的临床过程及预后等，教育病人及时就诊，按呼吸道隔离。隔离至症状消失后3日，隔离期一般不少于7日，以防疫情扩散。由于流脑可引起脑神经损害、体运动障碍、失语、癫痫等后遗症，应指导病人和家属坚持切实可行的功能锻炼、按摩

等，提高病人自我管理能力，以提高病人的生活质量。

要点：疫苗接种的重要意义

2. 预防疾病指导　开展多种形式的卫生宣传教育。在流行前期有计划地开展群众性卫生运动，搞好环境和个人卫生，注意室内通风换气，勤晒衣被和儿童玩具，可以达到预防传播的目的。注意尽量避免携带儿童到人多拥挤的公共场所。体质虚弱者做好自我保护，如外出时戴口罩等。流行季节前对流行区6个月至15岁的易感人群应用脑膜炎球菌多糖体菌苗A+C进行预防接种（剂量为0.5 ml皮下注射1次），可明显降低发病率。流脑流行单位的密切接触者及家庭内密切接触的儿童可用药物预防，如复方磺胺甲噁唑，成人每日2 g，儿童50～100 mg/（kg·d），连用3日，并医学观察7日。

知识链接

流行性脑脊髓膜炎食疗方

1. 大蒜（大蒜食品）5～10 g，去皮捣烂，加凉开水500 ml，泡水取汁，放适量白糖，分2～3次服用，连用5～7日。可以防治流脑。

2. 核桃仁100 g，红枣12枚，加冰糖炖服，每日1剂，直至病情全部好转止。

3. 山楂15枚泡水饮服，有利于疾病的缓解和治愈。

4. 宜多吃新鲜橘、苹果（苹果食品）、红枣、葡萄（葡萄食品）、胡萝卜、番茄等，量不限。

5. 鲜荸荠不拘量，水煮汤，代茶饮。可防治流行性脑膜炎。

6. 莲花10 g，粳米100 g。将莲花阴干，研末备用；先将粳米煮作粥，将熟时放入花末、蜂蜜调匀，空腹食用。有助于流行性脑膜炎病人康复。

思考题

病人，女性，16岁，因高热、头痛、频繁呕吐3日，于1月16日来诊。病人3日前突然高热达39℃，伴发冷和寒战，同时出现剧烈头痛，频繁呕吐，呈喷射性，吐出食物和胆汁，无上腹部不适，进食少，大小便正常。所在学校有类似病人发生。

体格检查：体温39.1℃，脉搏110次/分，呼吸22次/分，血压120/80 mmHg，急性热病容，神志清楚，皮肤散在少量出血点，浅表淋巴结未触及，巩膜无黄染，咽充血（+），布氏征（+），克氏征（+），巴氏征（-）。

实验室检查：Hb 124 g/L，WBC 14.4×10^9/L，N 0.84，L 0.16，尿常规（-），粪常规（-）。脑脊液检查：压力升高、外观浑浊或脓样、白细胞数$1\,100\times10^6$/L，以多核细胞增高为主。蛋白含量增高、氯化物及糖含量明显降低。脑脊液沉淀涂片检查脑膜炎球菌阳性。

1. 该病人最可能的诊断是什么疾病？写出3个主要的护理诊断。

2. 为防止病情恶化，病情观察要注意哪些方面？

（胡　芳）

第六节　猩红热病人的护理

要点：猩红热的传播途径、发病季节及易感人群

猩红热是A组β型链球菌引起的急性呼吸道传染病。病人和带菌者是主要传染源，病人自发病前24小时至疾病高峰时期的传染性最强，脱皮时期的皮屑无传染性。主要是空气飞沫传播。个别情况下，病菌可由皮肤伤口或产妇产道侵入，而引起“外科猩红热”或“产科猩红热”。冬春季多发。儿童多见。临床特征是突发高热、咽峡炎、全身弥漫性充血性点状皮疹和退疹后明显的脱屑。少数病人可引起肾、关节的损害。

【病因与发病机制】

A组β型溶血性也称化脓链球菌，革兰染色阳性。初检出时带有荚膜，但无芽胞和鞭毛。按细菌细胞壁表面的所含的抗原不同，可分为A-U 19个组，猩红热主要由A组引起。已知该细菌有M、R、T、S四种表面抗原，与疾病有关的主要为M蛋白。该型链球菌可产生多种毒素和一些酶，与该菌侵袭力和毒力有关。红疹毒素能导致猩红热皮疹及发热和全身中毒症状；链激酶（溶纤维蛋白酶）可溶解血块或阻止血浆凝固，以利病菌在组织内扩散；链导酶能使脓液变得稀释，促使病菌扩散；透明质酸酶能溶解组织间的透明质，利于细菌在组织内扩散；溶血素O、S对白细胞和血小板具有毒性。链球菌该菌体外抵抗力强，加热到60℃，30分钟即被杀死，在0.2%～0.5%氯化汞或0.5%苯酚溶液中15分钟即死亡。

A组链球菌由咽峡部侵入，在咽部黏膜及局部淋巴组织不断增殖产生毒素和细胞外酶，造成对机体的感染性、中毒性和变态反应性病变。

1. 感染性病变　病原体通过M抗原黏附于咽部黏膜使局部产生炎性变化，使咽部和扁桃体红肿，表面被覆炎性渗出物，可有溃疡形成。细菌可由局部经淋巴间隙进入附近组织，引起扁桃体周围脓肿、鼻窦炎、中耳炎、乳突炎、颈部淋巴结炎、蜂窝织炎等，少数重症病人细菌可侵入血流，出现败血症及迁徙性化脓病灶。

2. 中毒性病变　链球菌产生的红疹毒素自局部进入血循环后，引起发热、头痛、皮疹等全身中毒症状。皮肤充血、水肿的白细胞浸润，形成典型的猩红热样皮疹。最后表皮死亡脱落。黏膜充血，有时呈点状出血，形成黏膜内疹。肝、脾、淋巴结等有不同程度的单核细胞浸润、充血及脂肪变性。心肌混浊肿胀和变性，严重者有坏死。肾呈间质性炎症。偶见中枢神经系统有营养不良变化。

3. 变态反应性病变　部分病人在病期第2～3周时出现心、肾、滑膜组织等处的非化脓性炎症。心脏受累可出现心肌炎、心包炎和心内膜炎，其发生机制可能是链球菌的酶使心脏释放自身抗原，导致自身免疫。多发性关节炎可能由链球菌的抗原与特异性抗体结合形成复合物引起。肾小球肾炎的发生可能为抗原抗体复合物沉积于肾小球引起。

【临床表现】

猩红热的潜伏期为2～5日，也可少至1日，多至7日。

临床类型有普通型、脓毒型、中毒型、外科型及产科型。以普通型猩红热最多见，临床表现如下：

1. 前驱期　大多骤起畏寒、发热，重者体温可升到39～40℃，伴头痛、食欲缺乏，全身不适，恶心呕吐等一般全身中毒症状，1周左右体温恢复正常。婴儿可有谵妄和惊厥。咽红肿、咽痛，吞咽时更为明显。扁桃体上可见点状或片状分泌物。软腭充血水肿，并可有米粒大的红色斑疹或出血点，即黏膜内疹，一般先于皮疹而出现。

2. 出疹期　皮疹为猩红热最重要的症征之一。

(1) 多数自起病第1～2日出现。偶有迟至第5日出疹。

(2) 从耳后，颈底及上胸部开始，1日内即蔓延及胸、背、上肢，最后及于下肢，少数需经数日才蔓延及全身。

(3) 典型的皮疹为在全身皮肤充血发红的基础上散布着针帽大小，密集而均匀的点状充血性红疹，手压可全部消退，去压后复现。偶呈“鸡皮样”丘疹，中毒重者可有出血疹，病人常感瘙痒。在皮肤皱褶处如腋窝、肘窝、腹股沟部可见皮疹密集呈线状，称为“帕氏线”。

面部充血潮红，可有少量点疹，口鼻周围相形之下显得苍白，称“口周苍白圈”。病初起时，舌被白苔，乳头红肿，突出于白苔之上，以舌尖及边缘处为显著，称为“草莓舌”。2～3日后白苔开始脱落，舌面光滑呈肉红色，并可有浅表破裂，乳头仍突起，称“杨莓舌”。

(4) 皮疹一般在48小时内达到高峰，2～4日可完全消失。重症者可持续5～7日甚至更久。

(5) 颌下及颈部淋巴结可增大，有压痛，一般为非化脓性。

要点：典型皮疹的特点及出疹期其他特征性表现；猩红热的退疹特点、并发症

3. 恢复期　退疹后一周内开始脱皮，脱皮部位的先后顺序与出疹的顺序一致。躯干多为糠状脱皮，手掌足底皮厚处多见大片膜状脱皮，甲端皲裂样脱皮是典型表现。脱皮持续2～4周，严重者可有暂时性脱发。

4. 并发症

(1) 化脓性并发症　可由本病病原菌或其他细菌直接侵袭附近组织器官所引起。常见于中耳炎、乳突炎、鼻窦炎、颈部软组织炎、蜂窝织炎、肺炎等。由于早期应用抗菌疗法，此类并发症已少见。

(2) 中毒性并发症　由细菌各种生物因子引起，多见于第1周。如中毒性心肌炎、心包炎等。病变多为一过性，且预后良好。

(3) 变态反应性并发症　一般见于恢复期，可出现风湿性关节炎、心肌炎、心内膜炎、心包炎，以及急性肾小球肾炎。并发急性肾炎时一般病性轻，多能自愈，很少转为慢性。

【辅助检查】

血常规检查白细胞数增高达(10～20)×10^9/L，中性粒细胞>0.80。红疹毒素试验早期为阳性。咽试子、脓液培养可获得A组链球菌。

【治疗要点】

病原治疗首选青霉素，成人80万～120万U/d，儿童2万～4万U/kg，分2～3次肌内注射，连用5～7日。对青霉素过敏者可改用红霉素。出现并发症时，给以相应治疗。

要点：病原治疗首选药

【护理评估】

1. 健康史　①注意发病季节，询问周围有无类似病例。②询问病人发病情况，有无发热，热型及持续时间。③病人出疹时间及皮疹特征。④病人有无咽部不适。

2. 身体评估　①生命征：注意病人的血压、脉搏、呼吸、体温是否正常。②注意皮疹的变化。③注意病人有无其他部位的化脓性病灶。④注意病人恢复期的脱皮情况。

3. 辅助检查　白细胞数及中性粒细胞数是否增高，红疹毒素试验、咽试子、脓液培养及尿常规检查时是否有异常。

4. 心理评估　因为咽部疼痛，引起进食困难，皮疹的出现，引起病人焦虑、恐惧的心理。

【护理诊断】

1. 体温过高　与感染，毒血症有关。

2. 皮肤黏膜完整性受损　与皮疹，脱皮有关。

3. 疼痛、咽痛　与咽及扁桃体炎症有关。

4. 潜在并发症：急性肾小球肾炎　与变态反应有关。

【护理措施】

1. 一般护理

(1) 隔离　呼吸道隔离。

(2) 休息　急性期绝对卧床休息2~3周。

(3) 饮食　发热时给以营养丰富、高维生素的流质饮食、半流质饮食,补充足够水分,保证足够热量摄入。进入恢复期后,逐渐恢复正常饮食。

知识链接

猩红热食疗方

1. 五汁饮　取梨1个,荸荠5个,藕200 g,麦冬15 g,鲜芦根50 g。将梨、荸荠、藕去皮,将以上榨汁饮用。

2. 罗青饮　取罗汉果2个,青果3个。将罗汉果切片与青果同泡茶饮。

3. 绿豆百合汤　取绿豆50 g,百合30 g,糖12 g。将绿豆、百合加水煮30分钟,加糖食用。

4. 绿豆薄荷汤　取绿豆50 g,加水适量,煮熟后,取汤汁500 ml,加入薄荷3 g,煮沸1~2分钟,经常饮服。

5. 青橄榄、桉叶糖、薄荷糖　将青橄榄、桉叶糖、薄荷糖经常口含服用,可减轻喉痛。

2. 病情观察　①注意体温变化,咽痛症状及咽部分泌物变化,观察有无其他部位化脓性病灶;②注意皮疹变化;③注意定时检查尿常规,注意血压变化,有无尿量减少等,以便及时发现肾损害。

3. 症状、体征护理

要点:猩红热皮疹的护理措施

(1) 发热　予以适当的物理降温,可头部冷敷,温水擦浴。必要时遵医嘱给予药物降温。忌用冷水擦浴和乙醇浴。

(2) 皮疹　保持皮肤清洁,衣被勤换洗,保持衣物清洁干燥,禁用肥皂水清洗皮肤(可用温水);避免抓破皮肤。脱皮不完全时,不可撕扯,可用消毒剪刀修剪,以免引起感染;瘙痒较重者,可用止痒剂。

(3) 咽痛　保持口腔清洁,常规口腔护理,咽痛明显者可选用洗必泰或硼酸液漱口,口含溶菌酶含片。

4. 心理护理　多与病人沟通,解除病人焦虑不安、紧张的不良情绪,鼓励病人积极配合治疗,给予病人心理支持和帮助,以利病人尽快恢复。

5. 药物护理　应用青霉素治疗时,注意观察疗效及过敏反应。对青霉素过敏者,可选用红霉素。

【健康指导】

1. 对病人的指导　目前猩红热以轻型病人多见,病人可在家中治疗及护理,应对病人及家属讲述猩红热的特点、药物治疗及疗程,对发热及皮疹的护理方法予以指导。

2. 预防疾病指导　进行预防本病的健康教育,采取综合性预防措施。指导家属及接触者予以药物预防。

思考题

7岁男孩,昨起突发畏寒、高热,伴头痛、呕吐、全身不适,自觉咽痛,吞咽时更甚。今起又出现皮疹,从耳后、颈部,很快扩展至全身。

体格检查:体温39.5℃,咽部充血,扁桃体增大,表面有黄白色渗出物。全身弥漫性充血潮红,腋下、肘窝、腹股沟等处皮肤皱褶处皮疹密集,且有紫红色线状出血。面部潮红无皮疹,口鼻周围相对苍白。舌乳头红肿，形如草莓样。颈、颌下等处淋巴结增大、压痛。

1. 该病人可能患有什么疾病？主要的传播途径？病原治疗的首选药物是什么？

2. 根据临床表现说出该病人有哪些特征性体征？

3. 说出皮疹的护理措施。

（刘　波）

第七节　布鲁菌病病人的护理

布鲁菌病又称地中海弛张热、波浪热，是由布鲁菌引起的人兽共患的传染病，属自然疫源性疾病。传染源主要是病畜，如羊、牛及猪，其次是犬、马等。病畜主要通过体表皮肤、黏膜的接触进入人体，如接产羔、屠宰病畜、剥皮、剪毛、挤乳等过程的接触；病菌可从接触处的破损皮肤进入人体。进食染菌的生乳、乳制品和未煮沸病畜肉类时，病菌可自消化道进入体内；此外，吸入被病菌污染的尘埃而感染的气溶胶也可感染机体。本病一年四季均可发病，但以家畜流产季节为多，因患本病后的病畜早期常有流产或死胎，其阴道分泌物具有传染性。患病与职业有密切关系，兽医、畜牧者、屠宰工人、皮毛工等明显高于一般人群。发病年龄以青壮年为主，男多于女。其临床特点为长期发热、多汗、关节痛及肝脾大等。本病易复发，并易转变为慢性。

要点：传播途径及发病的高危人群

【病因与发病机制】

布鲁菌为不活动、微小的多形球状杆菌，革兰染色阴性，无芽胞形成。布鲁菌在外界环境的生活力较强，在干燥土壤、皮毛和乳类制品中可生存数周至数月，在水中可生存5日至4个月。该菌对光、热、常用化学消毒剂等均很敏感。

布鲁菌仅产生内毒素，在致病中起重要作用。

布鲁菌自皮肤或黏膜进入人体后，首先进入局部淋巴结。根据人体的抗病能力和侵入菌的数量及毒力，病菌或在局部被消灭，或在淋巴结中生长繁殖而形成以肉芽肿为特点的淋巴结炎（原发染灶）。当病菌增殖达到相当数量后，立即冲破淋巴结屏障而侵入血循环，此时可出现菌血症、毒血症等一系列症状。布鲁菌病的发生、发展极为复杂，一则与菌血症、毒血症、变态反应有关，二则该菌侵犯多个器官，三则抗菌药物与抗体不易进入细胞，所以本病临床表现复杂，较为难治。骨、关节和神经系统的变态反应性炎症主要表现为关节炎、关节强直、脊椎炎、骨髓炎、神经炎、神经根炎等。

【临床表现】

潜伏期一般为1～3周（3日至数月）。病程可分为急性期和慢性期。

1. 急性期　80%以上的病人起病缓慢，常出现前驱症状，10%左右的病人急骤起病。

（1）发热　典型病例热型呈波浪状，初起体温逐日升高，达高峰后缓慢下降，热程2～3周，间歇数日至2周，发热再起，反复数次。目前典型波浪热已较少见，而以长期不规则热多见，也可呈弛张热等。热前多伴寒战、畏寒。病人高热时可无明显不适，但体温下降后自觉症状加重，这种发热与其他症状相矛盾的现象，有一定诊断意义。

（2）多汗　为本病的突出症状之一，每于夜间或凌晨退热时大汗淋漓。也有病人发热不高或处于发热间歇期仍多汗。汗味酸臭。大量出汗后可发生虚脱。

(3) 关节痛　为关节炎所致,常在发病之初出现。疼痛呈锥刺样或钝痛,疼痛剧烈者如风湿,辗转呻吟。关节炎病变主要累及大关节,如髋、肩、膝等,单个或多个,非对称性,局部红肿。也可表现为滑膜炎,腱鞘炎、关节周围炎,少数表现为化脓性关节炎。急性期病人疼痛多呈游走性,慢性期病变已定局,疼痛固定某些关节。肌肉也痛,尤其下肢肌及殿肌,重者呈痉挛性痛。

(4) 神经系统症状　以神经痛多见,常有坐骨神经痛和腰骶神经痛。少数可发生脑膜脑炎、脊髓炎。

要点:布鲁菌病急性期的主要症状

(5) 泌尿生殖系统症状　可发生睾丸炎、附睾炎、前列腺炎、卵巢炎、子宫内膜炎及乳房肿痛。

(6) 肝脾大及淋巴结增大　约半数病人可发生肝大和肝区疼痛。脾多为轻度大。肝脾大的同时,常合并淋巴结增大。增大的淋巴结一般无明显压痛。

2. 慢性期　病程长于年者为慢性期。由急性期发展而来,也可缺乏急性病史由无症状感染者或轻症者逐渐变为慢性。慢性期主要表现为疲乏无力,低热、出汗、有固定的或反复发作的关节和肌肉疼痛。骨关节损害常是慢性布鲁菌病的最主要临床表现,以大关节损害为主,表现为滑囊炎、关节周围炎、关节炎等。重症病人运动受限,关节呈屈曲畸形,强直和肌肉萎缩。

【辅助检查】

1. 血常规　白细胞总数正常或轻度减少,淋巴细胞及分类均增高。

2. 细菌学检查　取病人血液、骨髓、乳汁、子宫分泌物均可做细菌培养。10 日以上才可获阳性结果。

3. 血清学检查　①试管凝集试验:较灵敏,效价在病程中有 4 倍或 4 倍以上的增长,或抗体效价≥1∶160 时,则有诊断意义;②ELISA 法:具有灵敏、特异、快速的优点,可用于急慢性病人的诊断。

4. 近来开展的 PCR 检测布鲁菌 DNA,速度快,与临床符合率高。

【治疗要点】

1. 早治疗　诊断一经确立,立即给予治疗,以防疾病向慢性发展。要足剂量,足疗程用药。一般联合两种抗菌药,连用 2 ~ 3 个疗程。

2. 中医结合治疗　以药为主,佐以支持疗法,以提高病人抵抗力;增强战胜疾病的信心。

【护理评估】

1. 健康史　①询问发热时间,热型,持续时间等;②询问职业及相关经历,是否有疑似接触史,是否有进食可疑食物史;③询问是否曾经患过布鲁菌病。

2. 身体评估　①生命征:注意病人的血压、脉搏、呼吸、体温等是否正常;②注意病人是否出现关节及神经疼痛的症状;③注意病人是否出现泌尿生殖系的症状。

3. 辅助检查　及早采取标本进行病原学检查结果如何,血清学检查,特殊检查结果是否有异常改变。

4. 心理评估　因多汗,关节疼痛,间歇性发热,易使病人产生恐惧、焦虑等心理问题。应及时疏导病人的心理障碍。

【护理诊断】

1. 体温过高　与布鲁菌感染有关。

2. 关节痛　与关节炎症有关。

3. 有体液不足的危险　与出汗过多有关。

【护理措施】

1. 一般护理

(1) 隔离　消化道隔离。急性期病人应隔离至症状消失，血尿细菌培养阴性方可解除隔离。病人的排泄物、污染物应消毒。

(2) 休息　急性期必须卧床休息

(3) 饮食　给予营养丰富、易消化的饮食，并保证足够水分，成人每日入量3 000 ml，出汗多或入量不足者应给予静脉补液。

2. 病情观察　①注意体温变化；②注意关节有无红肿、疼痛表现；③男性病人应注意有无睾丸增大及疼痛；④注意淋巴结及肝、脾变化；⑤注意治疗后病情变化。

3. 症状、体征护理

(1) 发热　每4小时测量1次体温，记录体温曲线，观察热型。体温超过38.5℃时应给予物理降温，一般不用退热药，以免增加出汗量造成。

(2) 多汗　发热病人体液消耗大，若出汗多时更应及时补充水分，一般发热病人每日应补充水分3 000 ml以上，开水或糖盐水均可。出汗时，应注意保暖，温水擦浴，及时更换内衣裤及寝具，保持皮肤干燥。

(3) 关节痛　急性期关节痛者，将关节置于休息体位，减少运动。可服用镇痛剂、热敷或理疗等，并采用支架保护损伤关节，防止受压。协助病人翻身、按摩、肢体被动运动，防止关节强直与肌肉痉挛。

(4) 睾丸增大　可采用"十"字吊带托扶。

4. 心理护理　护士应根据不同病期病人的不同心理问题给以心理护理，进行心理疏导，鼓励病人配合相关检查及治疗，消除顾虑，以利于疾病康复。

5. 药物护理　急性期主要以抗生素为主，如利福平、多西环素、四环素、链霉素等，注意药物的不良反应。慢性期除了抗生素的应用外，还应注意布鲁菌抗原注射时要应用脱敏注射。

要点：隔离期

要点：发热的护理措施

【健康指导】

1. 对病人的指导　告知病人及家属病情进展以及预后疗效，鼓励病人早日战胜病魔；说明本病的复发率较高，急性期采用联合用药和多疗程疗法的意义，以避免复发及慢性化，说服病人安心住院治疗。指导病人出院后应避免过度劳累及注意增加营养，并应于出院后1年内定期复查。

2. 预防疾病指导　进行预防布鲁菌病的知识教育，讲述管理传染源及切断传播途径的措施，特别要加强个人防护及进行预防接种，以防止发病。

思考题

病人，男性，30岁，来自牧区，从事宰羊、挤奶等工作。1个月前开始发热，体温时高时低，退热时多量出汗，感疲乏虚弱。伴关节、肌肉、神经疼痛。检查发现淋巴结与肝脾大。根据流行病学特点和病人的临床表现请思考：

1. 根据流行病学特点和临床表现分析，该病人患有的最大可能是什么疾病？
2. 针对病人退热时多汗症状，为他制定合理的护理措施。

（华桂春）

第八节 白喉病人的护理

要点：传染源、传播途径、临床特征及预防措施

白喉是由白喉杆菌引起的急性呼吸道传染病。传染源为病人和带菌者。主要通过呼吸道飞沫传播，也可经被污染的手、食物和玩具间接传播。儿童易感性最高，由于白喉预防接种的广泛开展，儿童免疫力普遍增强，疾病高发年龄后移。患病后可获得持久性免疫，偶有数次发病者。临床特征为咽、喉、鼻等处假膜形成和全身中毒症状。严重者可引起心肌炎和末梢神经炎。本病呈世界性分布，四季均可发病，以秋季冬季较多。预防接种是预防本病的主要措施。

【病因与发病机制】

白喉杆菌革兰染色阳性。呈杆状或稍弯曲，排列不规则，菌体一端或两端稍肥大，在两端常见异染颗粒。白喉杆菌侵袭力较弱，但在入侵部位生长繁殖过程中能产生强烈的外毒素，外毒素是主要的致病物质。本菌对干燥、寒冷及阳光抵抗力较其他非芽胞菌要强，在干燥假膜内存活2个月，在水和牛奶中可存活数周。随尘埃播散，若暴露于直射阳光下经数小时才被杀死。但对热及化学消毒剂敏感，在56℃环境下10分钟，3% ~5%的甲酚皂溶液中，均能迅速被杀灭。

白喉的病变分为局部假膜性炎症及外毒素引起的毒血症两方面。

白喉杆菌侵入咽部黏膜后即在黏膜表层组织中生长繁殖，一般不引起菌血症。白喉杆菌产生的外毒素引起的病变主要表现为局部黏膜上皮细胞坏死，并逐渐扩大融合，同时可见局部黏膜血管扩张充血，大量纤维蛋白渗出。渗出的纤维蛋白与坏死细胞、白细胞和细菌凝结在一起，覆盖在破坏的黏膜表面，形成本病的特征性假膜。假膜一般为灰白色，有混合感染时呈黄色或污秽色，伴出血时呈黑色。假膜质地致密，开始薄，继之变厚，边缘较整齐，不易脱落，用力剥脱时可出血。假膜范围越大，毒素吸收越多，临床症状越重。白喉外毒素还可与各组织细胞结合后引起全身性病变化，其中以心肌、末梢神经、肾上腺等较著。

【临床表现】

白喉的潜伏期为1 ~7日，一般为2 ~4日。根据假膜所在部位及中毒症状轻重分为四种类型，发病率依次为咽白喉、喉白喉和其他部位白喉。

1. 咽白喉　最常见，占发病病人数的80%左右，又分为四型。

(1) 轻型　发热和全身症状轻微，扁桃体稍红肿，其上有点状或小片状假膜，数日后症状可自然消失。易误诊为急性扁桃体炎。在白喉流行时应加注意。

(2) 普通型　逐渐起病，有乏力、食欲缺乏、恶心、呕吐、头痛、轻至中等度发热和咽痛，扁桃体中度红肿，其上可见乳白色或灰白色大片假膜，但范围仍不超出扁桃体。有时假膜带黄色，若混有血液，则呈暗黑色。假膜开始较薄，边缘较整齐，不易剥去，若用力拭去，可引起小量出血，并在24小时内又形成新的假膜。

要点：咽白喉假膜的特点

(3) 严重型　扁桃体和咽部水肿、充血明显。假膜在12 ~24小时内蔓延成大片。除扁桃体外，并波及腭弓、上腭、腭垂、咽后壁和鼻咽部，甚至延及口腔黏膜。口腔有腐臭味，颈淋巴结增大，甚至可出现淋巴结周围炎，颈部增大如“牛颈”。咽白喉的咽部疼痛大多不显著。全身中毒症状严重者可有高热或体温不升、烦躁不安、呼吸急促、面色苍白、呕吐、脉细速、血压下降，或有心脏扩大、心律失常，亦有出血、血小板降低等危重症状。

2. 喉白喉 喉白喉约占20%。少数为原发性，约3/4为咽白喉向下蔓延而成。原发性喉白喉由于毒素吸收少，全身中毒症状并不严重。起病表现犬吠咳嗽，声音嘶哑、甚至失声，呼吸急促，吸气性呼吸困难。严重者吸气时可见鼻翼扇动，三凹征，口唇发绀，烦躁不安。

3. 鼻白喉 此型较为少见，多见于婴幼儿。全身症状轻微或无，有鼻塞、流浆液血性鼻涕，鼻孔周围可见表皮剥脱或浅溃疡，鼻前庭可见白色假膜。

4. 其他部位的白喉 白喉杆菌可从侵入眼结合膜、耳、外阴部、新生儿脐带及皮肤损伤处，产生假膜及化脓性分泌物。眼、耳及外阴部白喉多为继发性。皮肤白喉在热带地区较多见，病程长，皮损往往经久不愈，愈合后可有黑色素沉着。病人很少有全身中毒症状，但可发生末梢神经麻痹。

5. 并发症

(1) 中毒性心肌炎 最为多见，为本病死亡的主要原因。多发生于病程和第2~3周。毒血症越重，心肌炎发生也越早也越重。表现为高度乏力，面色苍白，烦躁不安，心前区疼痛，心脏可扩大，心律失常，心电图出现异常。

(2) 神经麻痹 以运动神经麻痹为主。多发生于病程3~4周。临床上以软腭麻痹最多见，表现为言语不清，呈鼻音。

(3) 支气管肺炎 多见于幼儿，常为继发感染。喉白喉病人，尤其是假膜向下延伸至气管和支气管时，有助于肺炎的发生，气管切开后，若护理不当，也易并发。

(4) 其他细菌继发感染 可并发急性咽峡炎、化脓性中耳炎、淋巴结炎、败血症等。少数病人可并发中毒性肾病及中毒性脑病。

要点：白喉的临床分型、特征表现及主要并发症

【辅助检查】

1. 血常规 白细胞计数增高，一般$(10\sim20)\times10^9$/L，中性粒细胞增高显著并有中毒颗粒。

2. 咽拭子涂片及培养 在假膜与黏膜交界处取标本涂片或培养。

3. 亚碲酸钾快速诊断法 用20%亚碲酸钾溶液涂抹于病人假膜上，20分钟后假膜变为黑色或深灰色则为阳性，不变色则为阴性。

【治疗要点】

卧床休息，注意补充热量和水分。应合用抗毒素与抗生素，以抗毒素为主。

要点：亚碲酸钾快速诊断法；抗毒素与抗生素联合治疗

【护理评估】

1. 健康史 ①注意白喉流行季节和疾病的流行情况，询问病人是否到过疫区，是否接触过白喉病人；②既往是否患过白喉，是否接种过“百白破三联疫苗”的主动免疫预防；③询问病人发病情况，有无发热和感冒症状，有无毒血症症状等；④咽部是否有不适感觉，呼吸是否顺畅。

2. 身体评估 ①生命征：注意病人的呼吸、血压、脉搏、心率及心律情况；②注意病人咽部的疼痛及分泌物改变，注意荚膜的大小及波及范围；③注意病人的语言是否清晰。

3. 辅助检查 血常规中性粒细胞是否增高，病原学检查是否找到致病菌，亚碲酸钾快速诊断法是否符合。

4. 心理评估 咽部疼痛导致语言困难、吞咽困难，这会给病人造成恐慌，特别是进行隔离后，病人容易产生被遗弃的感觉。周围人对疾病的不了解，使病人及其家属会有焦虑、孤独的心理障碍。

【护理诊断】

1. 疼痛　与白喉杆菌所致局部炎症有关。

2. 有窒息的危险　与喉白喉假膜脱落有关。

3. 潜在并发症　中毒性休克、中毒性心肌炎。

【护理措施】

1. 一般护理

(1) 隔离　呼吸道隔离。

(2) 休息　轻者卧床休息 2 ~ 3 周,重者及合并心肌炎者应严格卧床休息 4 ~ 6 周以上。病情好转后逐渐恢复日常活动,避免劳累。

(3) 饮食　急性期给予高热量、易消化的流食、半流食。供给大量的维生素 B、维生素 C。不能进食者给予鼻饲或静脉输液。恢复期应增加蛋白质和热量的供给。

2. 病情观察　①注意病人的一般情况,包括血压、体温、脉搏、心率等生命征;②特别要注意观察病人的呼吸情况,及是否发生呼吸困难、声音嘶哑、犬吠样咳或"三凹征"等;③注意病人咽部疼痛的程度,是否出现吞咽困难、发音不清等表现;④心电监护的药密切注意心电图的变化。

3. 症状、体征护理

(1) 咽痛　保持口腔清洁,协助病人用生理盐水或过氧化氢溶液漱口。鼓励病人进食时少食多餐,疼痛重者给予超声雾化吸入,以减轻疼痛、咽干。

要点:病情观察;假膜的处理和中毒性心肌炎的护理

(2) 有窒息的危险　密切观察病情,及时清理呼吸道分泌物或脱落的假膜,及时吸氧,及时通知医师。

(3) 中毒性心肌炎　病人严格卧床休息,护理动作力求轻柔,必要时可给小剂量镇静剂。密切观察生命征的变化,及时通知医师,必要时予以心电监护,备好抢救药品,遵医嘱使用。

(4) 有吞咽障碍的可能　病人取侧卧位,及时清理呼吸道分泌物,防止吸入性肺炎。不能吞咽者,给予鼻饲。密切观察病情。

要点:预防本病的关键是接种疫苗

4. 心理护理　多与病人沟通,解除病人焦虑不安、紧张、急躁等不良情绪,及时帮助病人解除不适及生活困难,帮助病人及家属建立战胜疾病的信心,以利于疾病的恢复。

5. 药物护理　应用白喉抗毒素之前,必须做皮试,阴性者可以直接应用,阳性者必须应用脱敏注射法,并应备好肾上腺素等抢救药品。白喉抗毒素应用原则是早期、足量、一次给药。抗生素首选青霉素,应用之前必须做皮试,过敏者改用红霉素。

【健康指导】

1. 对病人的指导　告知病人并发症与预后的关系,指导病人实施治疗与预防并发症的措施;对病人出院后的营养和活动给予指导;对有心肌炎病人应特别强调休养的重要性,严重心肌炎病人在 1 年内禁止剧烈活动,以防发生意外,应定期复查。

2. 预防疾病指导　进行预防白喉的健康教育,应特别说明接种白喉菌苗对预防白喉的重要作用。

知识链接

预防白喉小贴士

早期发现,及时隔离治疗病人,直至连续 2 次咽拭子白喉杆菌培养阴性,可解除隔离。

如无培养条件，起病后隔离2周。

对密切接触者观察7日。对没有接受白喉类毒素全程免疫的幼儿，最好给予白喉类毒素与抗毒素同时注射。

带菌者予青霉素或红霉素治疗5～7日，细菌培养3次阴性始能解除隔离。如用药无效者可考虑扁桃体摘除。

病人接触过的物品及分泌物，必须煮沸或加倍量的10%漂白粉乳剂或5%苯酚溶液浸泡1小时。

易感儿按要求及时接种百白破三联菌苗，可获得良好免疫力。

思考题

患儿，女性，9岁，咽部肿痛2日来诊，进食受到影响，精神委靡，头痛，下颌淋巴结增大。体格检查：体温38.5℃，扁桃体增大Ⅰ度，一侧扁桃体上有灰白色小点，不易剥离，用力剥离易出血。临床诊断为白喉。

1. 请针对病人咽部肿痛做出合理的护理措施
2. 预防此病的根本措施是什么？

（刘　波）

第九节　鼠疫病人的护理

要点：鼠疫属于哪类烈性传染病　传染源和传播途径

鼠疫是由鼠疫杆菌引起的自然疫源性烈性传染病。本病传染性强，是危害人类的最严重的烈性传染病之一，属于国际检疫传染病。我国将其列为甲类传染病。传染源主要为鼠类和肺鼠疫病人，主要通过染菌鼠虱的叮咬经人的皮肤或经呼吸道进入人体引起腺鼠疫和肺鼠疫，严重者可引起败血症。临床表现为寒战、高热、淋巴结增大、出血倾向及休克。人群对鼠疫普遍易感，预防接种使易感性降低，患病后有持久免疫力。人间鼠疫多在6～9月份。肺鼠疫多在10月份以后流行。

知识链接

鼠疫流行的危害

鼠疫是由鼠疫杆菌所致的烈性传染病，由于其传染性强，病死率高，曾给人类造成极大的危害。

远在2000年以前，人类文字即有鼠疫记载。世界性鼠疫大流行，历史上记载过三次，第一次发生在6世纪，首先在地中海附近地区流行，几乎遍及所有国家，前后持续50年，死亡人口达1亿之多；第二次发生于14世纪，当时称之为"黑死病"，波及整个欧洲、亚洲和非洲北部，前后延续15年，约造成4 000万人死亡，使欧洲人口减少约有1/3；第三次发生于18世纪末至19世纪初，波及32个国家，死亡人数也不在少数。自20世纪40年代后，较小范围的鼠疫流行仍不断发生，有些国家仍有大片鼠疫自然疫源地存在。而有些战争狂徒，不择手段地研究并使用鼠疫杆菌等生化武器来对付敌方，人为地造成鼠疫的流行。

【病因与发病机制】

鼠疫杆菌为革兰染色阴性小球杆菌，无鞭毛及芽孢。在动物体内或弱酸性含血的湿润培养基中可形成荚膜，荚膜是该菌能在细胞内生存和繁殖的原因。鼠疫杆菌菌体内含有内毒素，并能产生鼠毒素和一些有致病作用的抗原成分，已证实至少有18种抗原成分，主要的是V抗原、W抗原和F1抗原，它们均有很强的抗吞噬作用。

V抗原和W抗原是鼠疫杆菌在细胞内生存和繁殖的要素。鼠疫杆菌产生的肠毒素和内毒素，是重要的致死性物质，可引起出血、循环衰竭及坏死性病变。

该菌对外界抵抗力较弱，特别对热和干燥敏感。日晒、煮烤和常用化学消毒剂均可将其杀灭，但在脓液中可存活10~20日，在鼠蚤粪中可存活1个月，在尸体中可存活数周至数月。

鼠疫杆菌侵入人体后，靠荚膜、V抗原和W抗原抗吞噬细胞吞噬，先有局部繁殖，随后又靠透明质酸及溶纤维素等作用，迅速经有淋巴管至局部淋巴结繁殖，引起原发性淋巴结炎（腺鼠疫）。淋巴结内大量繁殖的病菌及毒素入血，引起全身感染、败血症和严重中毒症状。脾、肝、肺、中枢神经系统等均可受累。病菌播散至肺部，发生继发性肺鼠疫。病菌如直接经呼吸道吸入，则病菌先在局部淋巴组织繁殖。继而播散至肺部，引起原发性肺鼠疫。在原发性肺鼠疫基础上，病菌侵入血流，又形成败血症，称继发性败血型鼠疫。少数感染极严重者，病菌迅速直接入血，并在其中繁殖，称原发性败血型鼠疫，病死率极高。

鼠疫基本病变是血管和淋巴管内皮细胞损害及急性出血性、坏死性病变。淋巴结肿常与周围组织融合，形成大小肿块，呈暗红或灰黄色；脾、骨髓有广泛出血；皮肤黏膜有出血点，浆膜腔发生血性积液；心、肝、肾可见出血性炎症。肺鼠疫呈支气管或大叶性肺炎，支气管及肺泡有出血性浆液性渗出以及散在细菌栓塞引起的坏死性结节。

【临床表现】

鼠疫的潜伏期为2~5日，预防接种后可延至9~12日。

临床上大多表现为腺型、肺型及两者继发的败血症型。近年来轻型及隐性感染也相当常见。

1. 腺鼠疫　最为常见，多发生于流行初期，淋巴结在病程第1日即有增大，伴红、肿、痛，于第2~4日达高峰。腹股沟淋巴结最常累及，依次为腋下、颈部和颌下，一般为一侧偶或双侧、多处同时出现。增大的淋巴结可化脓溃破或逐渐消散，溃破后伤口愈合较慢。未及时治疗的多数病人，在淋巴结增大后病情加剧，而于3~5日内因严重毒血症、休克、继发败血症或肺炎而死亡。如能渡过1周，则恢复机会增多。

2. 肺鼠疫　多见于流行期的高峰，病人毒血症显著，在24~36小时内出现咳嗽、呼吸短促、发绀等，继而发生较著的胸痛，最初痰量少，后转稀而多，色鲜红而含泡沫，有大量病菌。呼吸困难和发绀加剧，而肺部仅听到散在啰音或胸膜摩擦音，故症状与体征很不相称。病人可因休克、心力衰竭等而于2~3日内死亡，临终前病人全身皮肤呈高度发绀，故有“黑死病”之称。

要点：各型鼠疫临床表现

3. 败血型鼠疫　可原发或继发，原发者的病情险恶，乃人体抵抗力弱而病原菌毒力强、菌量多等所致。全身毒血症症状、中枢神经系症状和出血现象均极严重，体温过高或不升。病人谵妄或昏迷，并出现休克或心力衰竭，处理不及时每于数小时至2~3日内死亡。

4. 其他少见类型　除轻型如上述外，尚有皮肤鼠疫、眼鼠疫、扁桃体鼠疫、肠鼠疫、脑膜型鼠疫等，不再详述。各型鼠疫的病程一般为1周左右。

【辅助检查】

1. 血常规　白细胞计数在30×10^9/L以上，中性粒细胞数增多，贫血属轻中度，依出血情况而定。

2. 病原学检查 是确诊的重要依据。取血、脓、痰、脑脊液、淋巴结穿刺液等，通过涂片及送培养，或者进一步实行动物接种进行细菌性检查。但操作时须有严格规程和隔离设施。

3. 血清学检查 常用反向血凝试验，用于检测 F_1 抗体，急性期间隔 2 周的血清的抗体滴度呈 4 倍增长时，有诊断意义。一次滴度≥1∶100 时也有诊断价值。其他的检测方法有间接血凝试验、ELISA 法及放射免疫法等。

要点：病原学检查是确诊的重要依据；抗生素治疗是降低病死率的关键，且要早期、联合应用，并注意其不良反应

【治疗要点】

早期应用抗生素治疗是降低病死率的关键。了解治疗鼠疫的常用药物、用药剂量、用药原则、注意事项、药物不良反应等，争取早期、联合、足量应用抗生素。

1. 氯霉素 脑膜型鼠疫尤为有效，但可抑制骨髓造血功能，表现为血细胞减少、严重者可引起不可逆的再生障碍性贫血，所以用药过程中要特别注意血常规的监测。

2. 链霉素 为腺鼠疫的首选药，但其不良反应多、且严重，如过敏反应、第 8 对脑神经受损、荨麻疹等，使用前要先做皮试，若出现耳鸣、听力下降则应立即停用，并通知医师。

3. 庆大霉素 亦为腺鼠疫的首选药，但可引起前庭功能损害外，并可导致肾损害，要注意监测尿常规及肾功能的变化。

4. 四环素 注意有无胃肠道反应和二重感染。

【护理评估】

1. 健康史 ①询问病人及家属居住地是否有鼠类频繁活动或有被鼠蚤叮咬史；②既往的检查，治疗及结果，目前的主要不适及用药；③询问病人发病情况（轻重缓急），是否发热、畏寒，腹股沟、腋下、颈部淋巴结肿痛，有无咳嗽、咳黏液或血性泡沫痰、呼吸急促及发绀状况；④注意谵妄、昏迷等表现。

2. 身体评估 ①生命征：注意神志、面容、表情、皮肤弹性及尿少、烦躁不安等脱水休克征；②注意呼吸的改变，有无胸闷、咳嗽、气促、咳粉红色泡沫痰等情况；③注意淋巴结是否肿痛；④注意皮下出血。

3. 辅助检查 血常规检查白细胞总数及中性粒细胞数增高的幅度，病原学检查及血清学检查是否符合诊断结果。

4. 心理评估 病人因起病急、症状重、病情进展快，死亡率高等而恐惧不安，加上严密隔离阻断了支持系统的关爱和照顾，感到孤独甚至绝望。病人对鼠疫的认识和了解程度，心理反应，对隔离治疗的认识程度和适应情况，对工作学习的影响，是否有支付医药费的困难等，家属及社会对病人的支持程度。

【护理诊断】

1. 体温过高 与鼠疫杆菌感染有关。

2. 淋巴结疼痛 与淋巴结急性出血性炎症有关。

3. 气体交换受损 与肺鼠疫有关。

4. 潜在并发症 有出血、感染中毒性休克、DIC。

5. 社交孤立 与严密隔离有关。

【护理措施】

1. 一般护理

(1) 隔离 严密隔离：①病人应严格隔离于隔离病院或隔离病区，病区内必须做到无

鼠、无蚤;②入院时对病人做好卫生处理(更衣、灭蚤及消毒);③病区、室内定期进行消毒,病人排泄物和分泌物应用漂白粉或甲酚皂溶液彻底消毒;④工作人员在护理和诊治病人时,应穿连衣裤的"五紧"防护服,戴棉花纱布口罩,穿低筒胶鞋,戴薄胶手套及防护眼镜。

要点:隔离及消毒;病情观察

(2) 休息　严格卧床休息。

(3) 饮食　给予高热量、易消化、营养丰富的流质或半流质饮食,并注意液体的补充。必要时给予鼻饲或静脉输液,以保证营养及液体的摄入。

2. 病情观察　①监测生命征及神志变化,每1~2小时1次,必要时随时监测;②密切观察局部淋巴结病变及其程度;③注意支气管肺炎的表现,如呼吸困难、发绀、胸痛、咳嗽、咯血性或血性泡沫痰,以及肺部体征等;④注意皮肤黏膜、脏器和腔道出血表现;⑤记录24小时出入量;⑥及时进行血常规、尿常规、细菌学及血清学等实验室检查并追询检查结果,以便及时发现病情变化。

3. 症状、体征护理

(1) 高热　勤测体温,每4小时1次,画体温曲线,必要时加测;降温时,避免出汗过多引起虚脱;高热惊厥,遵医嘱亚冬眠疗法;保持衣物被褥清洁干燥保持皮肤及口腔清洁;遵医嘱予以病原治疗,注意观察药物不良反应。

(2) 淋巴结炎　病人因局部淋巴结剧烈疼痛,多采取强迫体位,应给予软垫或毛毯等适当衬垫,加以保护;局部热敷或鱼石脂乙醇外敷,可缓解疼痛;切忌挤压;增大淋巴结化脓时应切开引流,破溃者应及时清创,做好伤口护理及消毒、隔离处理。

要点:肺鼠疫的护理措施

(3) 肺鼠疫　应注意保持呼吸道通畅,及时清除口咽部的分泌物及痰液,必要时可行气管切开;有呼吸困难者可取半坐位或坐位,并给予吸氧,必要时应在湿化瓶内加入20%~30%乙醇除泡。

(4) 皮肤、黏膜的护理　参见第一章第六节"传染病的常见症状与护理"中的"皮肤护理"。

(5) 疼痛　设法止痛,给予同情、安慰、分散注意力等精神支持,局部热敷或鱼石脂乙醇外敷;采取舒适体位;严禁挤压;增大淋巴结化脓时应切开引流,破溃者应及时清创,做好创口护理及消毒、隔离处理。

4. 心理护理　护理人员要冷静、沉着,以严谨的工作作风、认真负责的工作态度向病人及其亲属讲解心理因素对疾病的影响,说明所采取的各种消毒、隔离措施的目的和必要性。尊重病人,关心、照顾病人,设法让其与外界保持联系,如通过电话、电视、电脑与亲人、朋友等支持系统进行沟通交流等,以满足其爱与归属的需要。耐心安慰、鼓励病人,增加病人对治疗的信心,主动配合治疗,提高抢救成功率。

【健康指导】

1. 对病人的指导　做好疾病的有关知识教育,鼠疫为烈性传染病,对病人必须采取严密隔离措施,以免疫情蔓延。讲述各种消毒、隔离措施的要求及重要性等,取得家属及病人的配合。接触鼠疫病人或病鼠后可预防服药,菌苗预防接种可获得一定免疫力。

要点:预防疾病指导

2. 预防疾病指导　宣传鼠疫的防治措施,说明鼠疫传染性强、病死率高,曾对人类健康构成极大威胁;目前虽已有所控制,但在世界上包括我国在内还存在多处鼠疫自然疫源地,人间鼠疫仍有发生及流行的可能,对鼠疫的防治必须给予充分重视;大力宣传灭鼠、灭蚤的重要性。发现鼠疫病人或疑似病人应就地隔离、治疗,并立即向上级部门报告;进入疫区者必须着防护服,戴口罩、帽子,手套、眼镜,穿胶鞋及隔离衣;凡接触过鼠疫病人或病鼠后要预防服药。

思考题

病人,男性,33岁,高热、头痛5日后,躯干开始出现皮疹。体格检查:体温38.9℃,脉搏92次/分,呼吸24次/分,血压110/80 mmHg,神志清楚,检查合作。高热面容,呼吸急促,胸部、背部有充血性皮疹,肝脾未触及。个人卫生状况较差,有鼠蚤接触史。实验室检查基本正常。

1. 从流行病学有鼠蚤接触史和临床表现分析,该病人初步诊断应考虑什么疾病?
2. 针对病人胸部、背部有充血性皮疹,护士应做怎样护理?
3. 怎样预防该病的发生?

（胡　芳）

第三章能力分析题

一、A1/A2型题(每题有A、B、C、D、E五个备选答案,请从中选择一个最佳答案)

1. 伤寒杆菌致病的主要因素是(　)
   A. 内毒素　B. 肠毒素　C. 外毒素　D. 神经毒素　E. 细胞毒素
2. 伤寒最严重的并发症是(　)
   A. 肠出血　B. 中毒性心肌炎　C. 溶血尿毒综合征　D. 中毒性肝炎　E. 肠穿孔
3. 细菌性痢疾病人的大便为(　)
   A. 米泔样　B. 豆渣样　C. 果酱样　D. 黏液脓血便　E. 洗肉水样便
4. 中毒性细菌性痢疾常见的主要临床表现是(　)
   A. 高热　B. 明显脓血便　C. 中毒性休克　D. 吐泻不止　E. 惊厥
5. 下列哪项是霍乱的常见表现(　)
   A. 泻、吐同时发生　B. 先吐后泻　C. 先泻后吐　D. 只腹泻不吐　E. 只吐不泻
6. 霍乱最主要的治疗方法是(　)
   A. 抗菌治疗　B. 卧床休息、流质饮食　C. 一般对症治疗　D. 液体疗法　E. 输血、输血浆
7. 猩红热体温过高病人的护理,下列哪一项措施禁忌(　)
   A. 局部冷敷　B. 乙醇擦浴　C. 使用解热镇痛剂
   D. 供给充足的水分　E. 及时抗菌治疗
8. 为有利于康复,对布鲁菌病病人采取的护理措施中应特别强调做好(　)
   A. 隔离消毒　B. 病情观察　C. 休息和饮食　D. 对症护理　E. 心理疏导
9. 下列哪项是布鲁菌病急性期的主要治疗(　)
   A. 积极控制感染　B. 镇痛　C. 卧床休息　D. 物理降温　E. 一般治疗和支持疗法
10. 关于白喉的叙述下列哪项是错误的(　)
    A. 咽白喉最常见　B. 假膜是本病特征性表现
    C. 外毒素是本病致病的主要因素　D. 常见的并发症是中毒性心肌炎
    E. 治疗的关键是抗生素治疗
11. 鼠疫在我国传染病法中为哪一类传染病(　)
    A. 甲类　B. 乙类　C. 丙类　D. 以上都是　E. 以上都不是
12. 流行性脑脊髓膜炎与其他脑膜炎的主要鉴别点是(　)
    A. 高热　B. 头痛、呕吐　C. 脑脊液变化　D. 皮肤黏膜瘀点、瘀斑
    E. 呼吸的变化

13. 流行性脑脊髓膜炎确诊的依据是( )
A. 冬春季高发　B. 脑脊液呈化脓性改变　C. 剧烈头痛、呕吐
D. 脑膜刺激征阳性　E. 血或脑脊液培养阳性

14. 病人,男性,30岁,突起无痛性腹泻1日,大便20余次,初为稀便,后为水样,无里急后重,伴有恶心,无呕吐,无发热。体格检查:体温37.2℃,轻度脱水征,血压正常,血常规:WBC 12.5×10^9/L,N 0.85,L 0.15,Hb 165 g/L,最可能的诊断是( )
A. 霍乱　B. 急性菌痢　C. 急性阿米巴痢疾　D. 食物中毒　E. 副伤寒

二、A3型题

(15~17题共用题干)

病人,男性,15岁,学生,不规则发热半个月,体温38~40℃,无畏寒、寒战,伴食欲缺乏、腹胀,近日出现精神恍惚,谵妄,听力下降,在当地不规则用过青霉素、氨苄西林治疗。体格检查:体温40℃,脉搏100次/分,血压:98/79 mmHg,表情呆滞,心肺无异常,腹软,右下腹轻压痛,肝右肋0.5 cm,脾左肋下1 cm,血常规:WBC 4.0×10^9/L,N 0.65,L 0.35。

15. 最可能的诊断是( )
A. 败血症　B. 疟疾　C. 伤寒　D. 病毒性肝炎　E. 恶性组织细胞病

16. 确诊最好进行下列哪项检查( )
A. 血培养　B. 骨髓培养　C. 肥达反应　D. 小便培养　E. 大便培养

17. 下列哪项处理是错误的( )
A. 选用喹诺酮类抗菌治疗　B. 卧床休息　C. 易于消化,少纤维饮食
D. 高热时可采用物理降温　E. 腹胀用肛管排气+新斯的明

(18~19题共用题干)

病人,女性,22岁。昨日进食海产品,今日开始较频繁腹泻,水样便,继之呕吐,但无腹痛,不发热,口渴,腓肠肌疼痛,体查:体温36℃,脱水,呼吸平稳,心肺正常,腹平软、无压痛,四肢微凉。血常规:WBC20.0×10^9/L,粪便镜检:白细胞0~2/HP。

18. 抢救该病人,最紧急措施是( )
A. 大量补液　B. 抗生素　C. 给升压药　D. 给止泻药　E. 给氢化可的松静滴

19. 对该病人如下处理中哪项是错误的( )
A. 常选用541液补充水电解质　B. 粪常规+悬滴检查　C. 粪便碱性蛋白胨增菌培养
D. 治疗中不必隔离治疗　E. 血液生化检查

(20~24题共用题干)

学生,男性,12岁。因突起发热头痛、呕吐2日,于3月15日上午入院。病人于3月13日出现畏寒,发热,体温39℃,头痛,呕吐2次,为胃内容物。当日坚持上完课,次日仍发热,头痛加剧,呕吐频繁,精神差。晚上到医院检查:血压98/42 mmHg,体温39.5℃,脉搏112/分,呼吸30/分,神清,胸腹四肢均有出血点,压之不退色,颈有抵抗感,心肺未发现病征,腹软,肝脾未触及,克氏征(+),布氏征(+)。外周血白细胞18.4×10^9/L,中性粒细胞0.86,淋巴细胞0.14,大小便常规检查无异常。初步诊断为流行性脑脊髓膜炎。

20. 为确诊应进一步做的检查应除外( )
A. 血培养　B. 在皮肤出血点处找细菌　C. 脑脊液检查
D. 血或脑脊液中脑膜炎球菌特异性抗原检查　E. 头颅CT

21. 此病人治疗首选( )
A. 红霉素　B. 克林霉素　C. 庆大霉素　D. 青霉素　E. 氯霉素

22. 下列哪项护理诊断容易导致病情加重(　)
A. 体温过高　B. 疼痛　C. 皮肤完整性受损　D. 意识障碍　E. 潜在并发症:脑水肿

23. 护理中哪项措施不正确(　)
A. 侧卧位　B. 小面积皮疹涂抗生素软膏　C. 清洗口腔
D. 消毒纱布包扎皮疹　E. 脱水治疗

24. 病程中病人出现面色、四肢厥冷、发绀、皮肤呈花斑状、脉搏细速、血压测不出,对该病人的处理措施中不恰当的是(　)
A. 立即给病人吸氧　B. 立即建立静脉通路
C. 给病人保暖　D. 病人平卧位休息　E. 遵医嘱大量补液

25. 病程中病人出现昏迷、潮式呼吸、一侧瞳孔扩大,紧急处理应是(　)
A. 静脉注射速尿　B. 静脉输注地塞米松
C. 立即行气管切开　D. 静脉注射20%甘露醇　E. 使用人工呼吸机

选择题参考答案

1～5. AEDCC　6～10. DBEAE　11～15. ADEAC　16～20. BEADE　21～25. DEDDD

第四章　立克次体感染性疾病病人的护理

第一节　流行性斑疹伤寒病人的护理

要点：传染源、传播途径；临床特征；预防关键措施

流行性斑疹伤寒又称虱传斑疹伤寒，是普氏立克次体引起的急性传染病。病人是主要传染源，体虱是主要传播媒介，发病多在冬春季，主要见于非洲，我国仅有少数散发病例。临床以急性起病、持续高热、剧烈头痛、皮疹及中枢神经系统症状为主要特征。灭虱是控制流行及预防本病的关键措施。早期诊断、及时应用有效抗生素治疗，多可治愈，病死率在1%左右。

【病因与发病机制】

要点：引起流行性斑疹伤寒的主要原因

普氏立克次体为细胞内寄生菌，呈多形性球杆状，革兰染色阴性，吉姆萨染色呈紫色。通常寄生于人体小血管内皮细胞胞质内及体虱肠壁上皮细胞内，在立克次体血症时也可附着于红细胞和血小板上。本病原体不耐热，对紫外线及一般消毒剂敏感；但耐低温和干燥，-20℃以下可长期保存，在干燥虱粪中可存活数月。

本病的发病机制主要为病原体引起的血管炎。立克次体通过虱叮咬及搔抓处受损皮肤或经呼吸道及眼结膜侵入人体，先在局部淋巴组织或小血管内皮细胞中繁殖，后入血引起初次立克次体血症，继而在全身小血管内皮细胞中大量繁殖并释放入血，引起第二次立克次体血症，病原体死亡后释放出内毒素样物质，引起全身毒血症状；同时引起血管内皮细胞肿胀，纤维蛋白和血小板沉积，导致血管腔狭窄、堵塞，产生血管炎；此外，血管周围炎症、组织坏死和毛细血管通透性增加，导致出血、血浆外渗、有效循环血容量减少，危重病人可出现微循环障碍、DIC及休克等。

【临床表现】

流行性斑疹伤寒的潜伏期为5~23日，一般10~14日。一般儿童病情较轻，60岁以上老人病情较重，病死率也较高。其临床表现可分三型。

1. 典型斑疹伤寒　常急性发病，少数病人有头痛、头晕、畏寒、乏力等前驱症状。

（1）发热　骤起高热，常有寒战，体温于1~2日内达39℃以上；热型第1周呈稽留热，第2周起有弛张热趋势。高热持续2~3周后，常于2~4日内迅速降至正常。常伴剧烈头痛、全身肌肉酸痛、乏力、兴奋、失眠；眼结膜及面部充血如酒醉貌。

（2）皮疹　为本病重要体征，见于90%以上病人。随着皮疹出现，中毒症状加重。多于病程第4~5日出现，初见于腋下、躯干，1~2日内迅速波及全身，但面部、手掌、足底多无皮疹。皮疹大小形状不一，直径1~4 mm，初为浅红色充血性斑丘疹，后转为暗红色，亦见出

血性皮疹，多孤立存在，一般持续1～2周后消退，常遗有色素沉着。少数病人（5%～10%）可无皮疹，多为小儿。

（3）中枢神经系统症状　症状极明显，病程早期即出现，于第2周达高峰。持续剧烈头痛是本病的突出症状，伴有头晕、失眠、耳鸣及听力减退，明显兴奋，甚至出现谵妄、狂躁、两手及舌震颤，亦可见反应迟钝、大小便失禁、吞咽困难、昏迷等。偶有脑膜刺激征。脑脊液除压力及蛋白轻度升高外，其余多正常。

要点：典型斑疹伤寒的发病特点

（4）心血管系统症状　脉搏常随体温升高而加速，血压偏低，严重者可休克。发生中毒性心肌炎时，心音低钝、心律失常、低血压，甚至循环衰竭。

（5）其他　90%病人于病程第3～4日出现轻度脾大，部分病人肝大。此外，还可出现咳嗽、胸痛、呼吸急促等呼吸道症状和食欲缺乏、恶心、呕吐、腹胀等消化道症状以及急性肾衰竭。

2. 轻型斑疹伤寒　少数散发的流行性斑疹伤寒多呈轻型。我国近年来以轻型者多见，可能与疫苗接种和抗生素广泛应用有关。其临床特点为：①热度较低（39℃左右）、热程较短（一周左右）。②全身中毒症状轻，但全身酸痛、头痛仍较明显。③皮疹数量少，主要为充血疹，1～2日内消退，部分病例无皮疹。④神经系统症状不明显。⑤肝脾大少见。

3. 复发型斑疹伤寒　又称布-津病，我国很少见。病情轻，病程短，为7～10日，可无皮疹，但头痛仍较明显，补体结合试验早期即呈阳性，且效价升高显著。外斐反应常为阴性。

【辅助检查】

1. 血、尿常规　白细胞计数正常，中性粒细胞常增高。嗜酸性粒细胞减少或消失，血小板减少。尿蛋白常阳性。

2. 脑脊液检查　有脑膜刺激征者脑脊液白细胞和蛋白稍增高，葡萄糖一般在正常范围。

3. 血清学检查

（1）外斐（Weil-Felix）试验　最为常用，早期效价在1:160以上或病程中效价升高4倍以上者，结合临床表现，有诊断意义。病程第5日即可出现阳性反应，病程第2～3周达高峰。曾接种过斑疹伤寒疫苗或患复发性斑疹伤寒者，外斐反应常为阴性或低效价。本试验对斑疹伤寒诊断的阳性率达74%～84%，但不能区分斑疹伤寒的型别，也不能排除变形杆菌感染。回归热、结核病、布鲁菌病、钩体病等亦可发生阳性反应。

要点：外斐试验中早期效价升高几倍以上有诊断意义

（2）补体结合试验　用普氏立克次体与病人血清做补体结合试验，效价1:32有诊断意义。第一周阳性率64%，第二周达高峰，阳性率100%。特异性强，可与地方性斑疹伤寒鉴别。

（3）立克次体凝集反应　以普氏立克次体颗粒抗原与病人血清作凝集反应，特异性强，阳性率高。效价1:40以上即为阳性。病程第5日阳性率达85%，第16～20日可达100%；此方法虽然与莫氏立克次体有一定交叉，但后者效价较低，故仍可与莫氏立克次体相鉴别。

（4）微量间接血凝试验　用病人血清与被红细胞致敏物质（普氏立克次体抗原中的成分）所致敏的绵羊红细胞进行凝集反应。阳性反应出现早。仅用于与其他群立克次体感染鉴别。但不能区别流行性和地方性斑疹伤寒。

（5）间接免疫荧光试验　检测血清中特异性IgM抗体可作早期诊断。用两种斑疹伤寒立克次体作抗原进行间接免疫荧光试验检查抗体，特异性强，灵敏度高，可鉴别流行性斑疹伤寒与地方性斑疹伤寒。同时检测特异性IgG抗体，可鉴别初次感染和复发型。因后者仅有IgG抗体。

4. 病原体分离　取发热期(最好5病日以内)病人血液3~5 ml接种于雄性豚鼠腹腔，7~10日豚鼠发热，阴囊发红，取其睾丸鞘膜和腹膜刮片或取脑、肾上腺、脾组织涂片染色镜检，可在细胞浆内查见大量立克次体。亦可将豚鼠脑、肾上腺、脾等组织制成悬液接种鸡胚卵黄囊分离立克次体。

5. PCR法和免疫组化法　可分别检测病原体DNA和特异性抗原，具有特异性强、灵敏度高等优点，可用于早期诊断。

【治疗要点】

病原治疗以四环素、氯霉素虽对本病有特效，但因两药不良反应较大，一般不作首选；大环内酯类药物对本病亦有较好疗效，常用红霉素；磺胺药会加重病情，禁用。对症治疗：高热者予物理降温或小剂量退热药，慎防大汗；剧烈头痛和神经症状明显者给予止痛镇静剂；出现心功能不全时，可给强心剂；毒血症状重时可短期应用肾上腺皮质激素；出现急性肾衰竭时可作透析治疗。

【护理评估】

1. 健康史　①询问病人有无居住在流行区或1个月内去过疫区，发病的季节，个人卫生状况，有无虱叮咬史。②询问病人发病情况，是否有突起高热，持续剧烈头痛，全身肌肉酸痛；是否有皮疹、肝脾大及中枢神经系统症状。③询问病人有无咳嗽、胸痛等呼吸道症状；④询问病人有无食欲缺乏、恶心、呕吐、腹胀等消化道症状。

2. 身体评估

(1) 生命征　注意体温、脉搏、呼吸、血压、意识是否正常。有无高热、呼吸急促、血压下降；有无昏睡、昏迷、抽搐、大小便失禁等。

(2) 注意病人是否有皮疹及酒醉貌。

(3) 注意病人是否有肝脾大、心律失常等。

3. 辅助检查　注意血常规检查白细胞计数及分类比例如何；脑脊液常规检查结果如何；注意外斐试验、补体结合试验、立克次体凝集反应检查结果如何；是否检测到了特异性IgM抗体和IgG抗体；是否分离出立克次体。

4. 心理评估　因起病急、持续高热、剧烈头痛、病人易产生焦虑、恐惧的心理；重症病人对疾病的恢复缺乏耐心和信心。担心皮疹之后遗有色素沉着。

【护理诊断】

1. 体温过高　与立克次体感染、毒血症有关。

2. 皮肤完整性受损：皮疹　与立克次体所致皮肤血管病变有关。

3. 疼痛　与全身毒血症有关。

4. 有传播感染的危险　与立克次体血症和虱、蚤寄生有关。

5. 潜在并发症：心功能不全　与心肌血管受损有关。

【护理措施】

1. 一般护理

(1) 隔离　实行虫媒隔离至体温正常后12日。对密切接触者灭虱并医学观察21日。

(2) 休息　因持续高热，病人应严格卧床休息不少于2周。

(3) 饮食　应给以高热量、高蛋白和高维生素半流食，谵妄、昏迷者可予鼻饲，以保证足够的水分和热量。

2. 病情观察　①注意观察生命征及皮疹性状、数量等。如为出血性皮疹,若发生血压下降、心律失常、四肢发凉者报告医师,并做好抢救准备。②密切观察有无头痛、烦躁、幻觉、谵妄、狂躁、脑膜刺激神经系统症状以及心音低钝、心律不齐及奔马律等循环系统症状。③支气管肺炎是流行性斑疹伤寒的常见并发症,其他尚有中耳炎、腮腺炎、心内膜炎、脑膜脑炎等,应注意观察。

3. 症状、体征护理

(1) 发热　高热者可用温水擦浴或置冰袋,忌用乙醇擦浴,避免使用大剂量退热剂,以免引起虚脱。

(2) 头痛　剧烈头痛者,遵医嘱给予止痛、镇静剂。注意用药效果及药物不良反应。

(3) 神经、精神症状　谵妄、狂躁与精神症状严重者,须按医嘱给予镇静剂。必要时加床档,专人守护,防止意外发生。

(4) 皮疹　参见总论第六节传染病的护理中"皮疹"的护理。

4. 心理护理　多与病人沟通,宣讲有关斑疹伤寒的疾病知识,解除病人焦虑不安、紧张、急躁等不良情绪,使其配合治疗;家属应给予心里支持和帮助,以利病人尽快恢复。

5. 药物护理　应用四环素治疗期间,应向病人说明药物名称、用法、疗程、疗效及不良反应等。本药不良反应主要是胃肠道反应,如恶心、呕吐、食欲缺乏和腹泻等。饭后服用可减轻不良反应。

知识链接

灭虱消毒的方法

灭虱消毒的方法:剃除身体所有毛发,洗澡、更衣。将剃下的毛发包好烧掉,换下的衣服立即灭虱。24 小时后观察灭虱效果,必要时须重复灭虱。10 日后应再重复检查 1 次,必要时再灭虱。病人衣服可高压消毒或用加热的方法灭虱,也可用化学药物如马拉硫磷、敌百虫和敌敌畏等。

【健康指导】

1. 对病人的指导　告诉病人在恢复期及出院后均注意休息,避免劳累,逐渐恢复体力。灭虱是控制流行及预防本病的关键措施。

要点:灭虱是控制流行及预防本病的关键措施

2. 预防疾病指导　对疫区居民、新入疫区者等注射疫苗,灭活疫苗虽不能完全防止发病,但能使发病后病情减轻。宣传讲究个人卫生,讲解作好灭虱工作对预防斑疹伤寒有重要意义。

思考题

病人,男性,32 岁,高热、剧烈头痛 4 日,今躯干开始出现皮疹。体格检查:体温 39℃,脉搏 104 次/分,呼吸 26 次/分,血压 100/60 mmHg,神志清楚,较兴奋,检查合作。高热面容,呼吸急促,胸部、背部有充血性皮疹,触诊肝脾大。个人卫生状况差,有虱叮咬史者,实验室检查:白细胞计数正常,中性粒细胞增高,嗜酸性粒细胞减少,血小板减少,尿蛋白阳性。

1. 该病人初步诊断考虑是什么疾病?其传染源是什么?又是通过什么传播?

2. 提出 2 个主要的护理诊断。

3. 预防本病的关键措施是什么?

(陈瑞领)

第二节　地方性斑疹伤寒病人的护理

要点：传染源及传播途径

地方性斑疹伤寒又称鼠型斑疹伤寒，或蚤传斑疹伤寒，是由莫氏立克次体感染引起的急性传染病。鼠蚤是主要传播媒介，以夏秋季多发，常见于热带和亚热带，我国华北、西南、西北诸省发病率较高。临床表现及治疗与流行性斑疹伤寒相似，但病情较轻，病程较短，并发症少及病死率很低。

【病因与发病机制】

家鼠是本病的主要传染源，主要通过鼠蚤的叮咬传播，人群普遍易感，感染后可获得持久的免疫力，与流行性斑疹伤寒有交叉免疫。发病机制与流行性斑疹伤寒相似，但血管炎病变轻，毛细血管血栓形成少，脏器累及少。

【临床表现】

要点：地方性斑疹伤寒发热的热程特点

地方性斑疹伤寒的潜伏期为1～2周。

1. 发热　起病多较急，少数病人有1～2日的乏力、食欲缺乏及头痛等前驱期症状。体温迅速上升，多为39℃左右，为稽留热或弛张热，伴有寒战、显著头痛、全身酸痛及结膜充血。热程一般为9～14日，最短4日，最长25日，逐渐下降至正常。

2. 皮疹　50%～80%病人有皮疹，出疹时间、顺序、皮疹形态等与流行性斑疹伤寒相似，但皮疹数目较少，且多为充血性，出血性皮疹极少见，一般不留痕迹，足底和手掌有时可见皮疹。

3. 中枢神经系统症状　症状轻，大多数病人仅有头痛、头晕、失眠、听力减退、烦躁不安等症状，而神志障碍、谵妄及脑膜刺激征等少见。

4. 其他　大多有便秘、恶心、呕吐、腹痛等，约50%病人有脾大，而肝大少见，心肌很少受累，并发症亦少见。

【辅助检查】

1. 血常规　血白细胞总数多正常，中性粒细胞正常或稍高，少数于病程早期出现血小板减少。

2. 血清学检查　外斐反应可阳性，但滴度较流行性斑疹伤寒低。进一步可通过补体结合试验、立克次体凝集试验或间接免疫荧光法，检测特异性抗体可鉴别。

3. 豚鼠阴囊反应　病人血注入雄性豚鼠腹腔，5～6日后出现发热及睾丸鞘膜炎而引起阴囊明显红肿，渗出液中可检出大量立克次体。

4. 生化检查　约90%病人血清门冬氨酸氨基转移酶（AST）、丙氨酸氨基转移酶（ALT）、碱性磷酸酶（ALP）、和乳酸脱氢酶（LDH）轻度升高。

【治疗要点】

参见流行性斑疹伤寒“治疗要点”部分。

【护理评估】

1. 健康史　①询问病人有无鼠蚤及虱叮咬史，是否居住地区有本病发生或发病前1个月内到过疫区。②有无与流行性斑疹伤寒相似的临床表现，但症状轻，皮疹少见，热程短。

2. 身体评估　①重点观察病人的体温变化。②注意病人是否有充血性皮疹。③注意病人是否出现中枢神经系统症状。

3. 辅助检查　注意血小板有无减少；注意外斐试验的检查结果如何；是否检测到了特异性抗体；病人血清 AST、ALT、ALP 和 LDH 有无升高。

4. 心理评估　病人因高热、头痛、缺少相关疾病知识，易产生焦虑、恐惧的心理。

【护理诊断】

参见流行性斑疹伤寒"护理诊断"部分。

【护理措施】

参见流行性斑疹伤寒"护理措施"部分。

【健康指导】

最重要的预防措施是灭鼠、灭蚤，对病人及早隔离治疗，加强个人防护。因本病多散发，故一般不做疫苗预防接种。

（陈瑞领）

第四章能力分析题

一、A1/A2　型选择题（每题有 A、B、C、D、E 五个备选答案，请从中选择一个最佳答案）

1. 流行性斑疹伤寒病原体侵入人体的主要途径是（　）
A. 虱的叮咬通过抓伤皮肤而侵入人体　B. 蚤的叮咬通过抓伤皮肤而侵入人体
C. 干燥虱粪中的病原体由眼结膜侵入　D. 进食被鼠排泄物所污染的饮食
E. 干燥虱粪中的病原体经呼吸道侵入

2. 关于流行性斑疹伤寒的易感人群，下列哪项不正确（　）
A. 人群普遍易感　B. 患过流行性斑疹伤寒后，有免疫力
C. 病后无免疫力　D. 与地方性斑疹伤寒有一定的交叉免疫
E. 多与有卫生状况不良、饥荒及贫困有关

3. 流行性斑疹伤寒的皮疹下列哪项不正确（　）
A. 见于 90% 的病人　B. 病程 4～5 日出现　C. 1 至 2 日内遍布全身
D. 全身分布，面部少见　E. 均为充血性

4. 流行性斑疹伤寒的热程一般为（　）
A. 1 周以内　B. 1～2 周　C. 2～3 周　D. 3～4 周　E. 4 周以上

5. 对流行性斑疹伤寒有诊断意义的变形杆菌 OX_{19} 凝集效价为（　）
A. 1∶20 以上　B. 1∶40 以上　C. 1∶80 以上　D. 1∶160 以上　E. 以上都不是

6. 流行性斑疹伤寒的传染源是（　）
A. 病人　B. 鼠　C. 猪　D. 牛　E. 羊

7. 地方性斑疹伤寒传播媒介是（　）
A. 体虱　B. 鼠蚤　C. 蚊　D. 白蛉　E. 恙螨

8. 病人，男性，24 岁，农民，5 日前无明显诱因发热，体温高达 39.5℃，伴头痛、头晕、耳鸣，自患病后睡眠差。1 日前躯干及四肢出现红色斑丘疹，压之退色，并可见少数出血性皮疹，WBC：4.2×10^9/L，N 0.65，E 0.005，PLT 80×10^9/L。最可能的诊断是（　）
A. 麻疹　B. 流行性斑疹伤寒　C. 地方性斑疹伤寒　D. 钩端螺旋体病　E. 回归热

二、A3 型选择题（每题有 A、B、C、D、E 五个备选答案，请从中选择一个最佳答案）

（9～10 题共用题干）

病人，男性，43 岁，交警，3 周前去河北某地探亲，1 周前开始寒战、发热，体温高达 38.5℃，头痛明显，无恶心、呕吐，查体：心率 110 次/分，面色红，胸腹部少量充血疹，颈软，双肺呼吸音清，腹软，肝肋下未

触及，脾侧位可触及，克氏征阴性，巴氏征阴性。血 WBC 4.5×10^9/L，N 0.75。

9. 最可能的诊断是(　)

   A. 流行性出血热　B. 流行性斑疹伤寒　C. 地方性斑疹伤寒　D. 恙虫病　E. 败血症

10. 为明确诊断首先应考虑做的检查是(　)

   A. 外斐试验　B. 补体结合试验　C. X 线检查　D. 间接免疫荧光试验　E. 生化检查

三、病例分析

病人，男性，33 岁，高热、头痛 5 日后，躯干开始出现皮疹。体格检查：体温 38.9℃，脉搏 92 次/分，呼吸 24 次/分，血压 110/80 mmHg，神志清楚，检查合作。高热面容，呼吸急促，胸部、背部有充血性皮疹，触诊肝脾不大。个人卫生状况较差，有鼠蚤接触史。实验室检查基本正常。

1. 该病人初步诊断考虑是什么疾病？
2. 存在哪些护理问题？
3. 怎样预防该病的发生？

选择题参考答案

1～5. ACECD　　6～10. ABBCA

第五章 钩端螺旋体病病人的护理

要点：传染源和主要的感染方式，发病的高危人群，预防本病的关键

钩端螺旋体病简称钩体病，是由致病性的钩端螺旋体引起的自然疫源性疾病。鼠和猪是主要储存宿主和传染源。人体主要接触被钩体污染的水、土壤等经皮肤和黏膜而感染。人群普遍易感，我国已有26个省、市、自治区发现本病的存在和流行，以南方、西南各省较严重，青壮年农民、渔民、屠宰工人和野外工作者发病率较高。流行季节多见于夏秋季节，以6~11月份发病最多，散发病例终年可见。钩体病可以分为稻田型、洪水型、雨水型和散发型。临床表现早期以发热、结膜充血、结膜充血、全身腓肠肌压痛为特征。继而可有出血、黄疸、肝肾功能损害及肺弥漫性出血等，常危及生命。灭鼠、圈养猪和预防接种是预防的关键。

【病因与发病机制】

钩端螺旋体(简称钩体)呈细长丝状，两端或者一端常弯曲成钩状，运动活泼，革兰染色为阴性，但不易着色，常用镀银染色。在适宜的温度(28~30℃)和酸碱度(pH 7~7.5)的水或潮湿土壤中，可生存1~3个月，在低温下可存活。对日光、干燥、常用消毒剂(漂白粉、酚类、乙醇)均极敏感。

钩端螺旋体有很多型别，世界上现已发现致病性钩体有23个血清群，223个血清型。在我国已知有18个群和70个血清型，较常见的有黄疸出血群、波摩拿群、七日热群、犬群、秋季群、澳洲群等。我国雨水洪水型主要由波摩拿群(型)引起，而稻田型流行株则以黄疸出血群(型)为代表。钩体的分型对流行中的病原确定和预防有重要意义。

钩端螺旋体经皮肤和黏膜侵入人体后，迅速经淋巴管或血管进入血液循环，在血流中繁殖，形成钩体血症，并侵入全身各脏器。大多数钩体病除全身中毒反应外，常无明显的脏器损害表现，少数严重者可出现肺出血、黄疸、肾损害、脑膜脑炎等表现。本病的基本病变是全身毛细血管中毒性损伤，严重者可出现脏器损害的病理改变，双肺可呈弥漫性出血病变；肝细胞呈退行性病变及坏死、炎性细胞浸润导致黄疸、出血倾向及肝功能损害；肾增大，肾小管呈退行性病变和坏死，肾间质内有炎性细胞浸润；骨骼肌(特别是腓肠肌)肿胀，肌纤维变性、坏死，间质出血；心肌呈出血和退行性病变，脑膜及脑实质充血，有出血灶和炎性细胞浸润。

【临床表现】

潜伏期为7~14日，一般为10日左右。临床表现较为复杂多样。按病程及临床主要特征可分为3期5型。

1. 早期(钩体败血症期)　一般在起病3日内，有感染中毒症状，常伴有畏寒或寒战，体温短期内上升至39℃左右，多为稽留热。全身酸痛，尤以头痛、腓肠肌及腰背肌疼痛明显。

病人全身软弱无力，行动困难或不能站立，体热不高者亦常如此。发病第一日即可出现眼结膜充血，至热退后数日始消失，一般无分泌物、疼痛或畏光。浅表淋巴结增大，以腹股沟淋巴结最多见，质软，有压痛，局部无红肿。亦可出现咽部充血、咽痛、扁桃体肿大、恶心、呕吐、腹泻等。

要点：早期的三症状（发热、全身疼痛、肢体软弱无力）、三体征（结膜充血、腓肠肌疼痛和浅表淋巴结增大）

2. 中期（器官损伤期） 一般是起病后 3 ~ 10 日，按不同临床表现特征可分为五型。

（1）单纯型（流感伤寒型） 流行期间以本型多见。无明显的器官损害，是早期表现的继续，自然病程一般 5 ~ 10 日。体温常在 38℃左右，中毒症状不明显，其临床表现类似感冒或轻型流感。

（2）肺出血型 在钩体血症基础上，出现咳嗽、血痰或咯血。根据胸部 X 线片病变的程度和广度，以及心肺功能表现，临床上可分为普通肺出血型和肺弥漫出血型。

知识链接

肺弥漫性出血（肺大出血性）的原因及表现

1. 原因 病原体毒力强，多为黄疸出血群；缺乏特异性免疫力，如外来人口，青少年、孕妇；病后未及时休息、治疗；青霉素治疗后发生加重反应。

2. 临床表现 主要表现为病情在毒血症状的基础上突然恶化，进展迅猛，是无黄疸钩体病的常见死因。根据其进展表现可分为三期。① 先兆期：病人出现面色苍白、心悸、烦躁、呼吸及心率进行性加快，肺部呼吸音增粗，有干、湿啰音，并逐渐增多。胸部 X 线片可见肺纹理增多，散在点片状阴影。② 出血期：在先兆期如果未得到及时有效的治疗，数小时内面色极度苍白或青灰，唇指发绀，心悸、烦躁加重，有窒息和恐惧感，呼吸、心率显著加快，第一心音低钝，出现奔马律，双肺布满干、湿啰音，有不同程度的咯血。胸部 X 线片见双肺广泛点片状阴影，甚至大片融合。③ 垂危期：如上述病情未得到及时控制，病情则迅速加剧，出现极度烦躁，意识模糊甚至昏迷，呼吸极度困难，咯血增多，严重者口鼻大量涌血，心率减慢，最后呼吸停止。以上三个时期有时难以截然划分，短则数小时，长则 12 ~ 24 小时。

要点：无黄疸型钩体病死亡的主要原因是肺大出血，青霉素治疗预防加重反应

（3）黄疸出血型 在病程第 4 ~ 5 日或热退后，出现黄疸，出血和肾损害，病情较发热时更为严重。①肝损害：食欲明显减退，恶心、呕吐，黄疸逐渐加深，肝大，有压痛，血清丙氨酸氨基转移酶升高，严重者出现肝性脑病。②出血：出血现象渐趋严重，常有皮肤、黏膜出血，以及咯血、尿血、呕血等。严重者发生消化道大出血致休克或死亡。③肾损害：病程中表现有轻重不等的肾损害，严重者发生急性肾衰竭，是此型的主要死亡原因。

要点：黄疸出血型钩体病常见的死亡原因是肾衰竭

（4）脑膜脑炎型 一般在起病数日后出现头痛加剧、呕吐频繁、烦躁不安，脑膜刺激征阳性等脑膜炎表现，以及意识模糊、谵妄、昏迷、抽搐等脑炎表现，严重者发生脑水肿、脑疝和呼吸衰竭。脑脊液检查压力增高，蛋白稍增加，白细胞计数一般在 $500 \times 10^6/L$ 以下，以淋巴细胞为主，糖正常或略减少，氯化物多正常。

（5）肾衰竭型 发生肾损害十分普遍，主要表现蛋白尿及尿中有少量细胞和管型。严重病例才出现氮质血症，少尿或无尿，甚至肾功能衰竭。

3. 恢复期 多数病人于热退后逐渐痊愈，约需数日至数月不等。少数病人可再次出现症状和体征，称“后发症”。较常见的有后发热、反应性脑膜炎、眼并发症（如虹膜睫状体炎、脉络膜炎或葡萄膜炎）及闭塞性脑动脉炎等。

【辅助检查】

1. 血常规 白细胞计数和中性粒细胞轻度增高或正常，少数病人血小板减少。

2. 尿常规　尿中常出现蛋白、管型、红细胞及白细胞等。

3. 病原体分离　从早期病人的血液、脑脊液或尿中可检出病原体。在第1周抽血接种于柯氏培养基,需培养1～8周,对急性期诊断帮助不大。应用PCR检测钩体DNA,具有早期诊断意义。

4. 血清学检查　较常用显微镜下凝集试验(简称显凝试验),抗体效价超过1∶400以上,或第二次效价比第一次增高4倍以上,可确定诊断。近年国外应用ELISA测定血清钩体IgM抗体,其特异性和敏感性高。

【治疗要点】

强调"三早一就地"(早诊断、早休息、早治疗和就地治疗)的原则。早期应用有效的抗生素杀灭病原体是治疗的关键。首选青霉素,剂量不宜过大。对青霉素过敏的钩体病人,可选用庆大霉素或四环素等。

要点:强调"三早一就地"的原则,抗生素是杀灭病原体治疗的关键,首选青霉素,但要注意赫斯海默反应

【护理评估】

1. 健康史　①询问病人居住地有无钩体病流行,近期是否进行过钩体菌苗的预防接种,以往曾否患过钩体病等。②周围有无类似病例。③询问病人发病情况,有无发热,热型及持续时间怎样;病人有无黄疸、出血、少尿以及嗜睡、昏睡、谵妄或昏迷等意识障碍症状;病儿有无剧烈头痛、呕吐、抽搐或惊厥表现。

2. 身体评估

(1) 生命征　血压、脉搏、呼吸、体温、意识是否正常;有无呼吸频率、节律、深浅的改变;有无高热;有无黄疸、咯血、呕血及皮肤出血点;有无少尿;有无昏睡、昏迷、抽搐等。

(2) 注意昏迷病人有无尿潴留。

(3) 注意病人有无脑膜刺激征及病理反射等。

3. 辅助检查　注意血常规检查白细胞计数及分类比例如何,PCR检测钩体DNA结果,血清免疫学试验特异性抗体检测结果或双倍血清效价有无4倍增高。

4. 心理评估　钩体病大多为单纯型,预后较好,但部分严重病人有生命危险,病情恶化快,病人及其家属可能会出现焦虑、恐惧等心理反应。

【护理诊断】

1. 体温过高　与钩体败血症有关。

2. 疲乏　与骨骼肌肌纤维受损有关。

3. 疼痛　与骨骼肌肿胀有关。

4. 气体交换受损　与肺弥漫性出血有关。

5. 潜在并发症　赫斯海默反应。

【护理措施】

1. 一般护理

(1) 隔离　对病人进行隔离治疗。隔离至症状体征消失。哺乳妇女应停止哺乳。在采集病人血、尿、脑脊液标本时应禁止直接接触。对于病人的血、尿及污染物可选用生石灰、漂白粉、次氯酸钠溶液进行消毒。

(2) 休息　病人应早期严格卧床休息,要强调其重要性,对预防心肌炎、休克及肺出血有重要作用,以防病情加重。待症状体征消失后可下床适当活动,活动量根据体力恢复情况逐渐增加。

（3）饮食　急性期一般应给予高营养、高维生素、易消化流质饮食，少量多餐，根据病人口味和嗜好调配饮食。如病人有严重的肝肾功能损害，应限制或中止蛋白质饮食。进食不足者给予静脉补充。多饮水，保持尿量每日在1 500 ml以上，有利于排毒、退热。如肾损害严重应根据病情限制水、盐的摄入。病情好转后，逐渐恢复到正常饮食。

（4）日常卫生　注意皮肤黏膜的卫生情况，保持床铺平整、干净。口腔护理每日2～3次，如有呕吐、腹泻，应及时更换污染衣服和清洗。

2. 病情观察　由于钩体病的病情变化较快，必须密切观察病情。①监测病情动态变化，重点监测呼吸、脉搏、血压、神态、面色等；②若病人突然出现烦躁不安，面色苍白，呼吸急促等表现，提示肺弥漫性出血；③如皮肤、巩膜黄染提示肝功能受损；④出现少尿、无尿提示肾功能损害，严格记录24小时出入水量；⑤在应用青霉素后要密切观察是否发生赫斯海默反应；⑥在恢复期要注意观察是否出现后发症。

3. 症状、体征护理

（1）高热　监测体温变化，及时进行评估。高热时可采用冷敷或冰敷，必要时酌情应用小剂量退热剂。

要点：赫斯海默反应出现的原因、临床表现及护理措施

（2）赫斯海默反应　用青霉素进行杀灭病原体治疗使用剂量过大所致。多发生在首剂青霉素注射后0.5～4小时，突然出现寒战、高热、头痛、全身酸痛、心率和呼吸加快，原有症状加重，部分病人出现低血压、休克，可诱发肺弥漫性出血，一般持续0.5～1小时。为避免赫斯海默反应，有人主张从小剂量开始，首剂5万U，4小时后10万U，渐过渡到每次40万U，或者在应用青霉素首剂的同时静脉滴注氢化可的松200 mg。对青霉素过敏的钩体病人，可选用庆大霉素或四环素等。病人一旦发生赫斯海默反应，应尽快使用镇静剂和氢化可的松，并给予降温、补液、强心等治疗措施。

（3）疼痛　评估疼痛程度，采用心理疗法，分散病人注意力可缓解疼痛。肌肉疼痛较剧者，可用局部热敷，每次15分钟，每日3～4次。同时将肢体置于舒适体位。头痛明显、全身肌痛者，给予镇静剂和糖皮质激素。

要点：肺出血型的护理措施

（4）肺出血型　尤其是肺弥漫性出血型。及早使用镇静剂，常用地西泮、异丙嗪或氯丙嗪。注意保持呼吸道通畅，及时给氧。给予大剂量氢化可的松静脉滴注或缓慢静脉注射，注意心脏功能，酌情给予强心药物。

4. 心理护理　应随时评估病人及家属的心理状况和应对方式，家庭和社区的支持、照顾能力和程度；及时做好病人和家属的思想工作，耐心解释病情，既要认识到疾病的严重性，更要认识到疾病的可治性，树立战胜疾病的信心，消除不良的心理反应。

【健康指导】

1. 对病人及家属的指导　要耐心介绍钩体病的有关知识，让病人做到积极配合医疗，认识到严格卧床休息的重要性以及病情变化要及时向医护人员报告。向病人家属耐心介绍照顾病人方法，给病人更多的关爱和详尽的照顾，同时配合做好隔离消毒工作。

要点：灭鼠、圈养猪和预防接种是预防的关键

2. 预防疾病指导　加强牲畜管理，开展圈猪积肥，不让畜尿粪外流。搞好环境卫生，做好个人防护。加强灭鼠防鼠工作。流行季节，易感者应尽量减少接触疫水的机会，避免在河塘嬉水游泳，并于前1个月对疫区易患人群进行钩体菌苗的预防接种。对于高危人群可服用多西环素200 mg，每周1次。

（华桂春）

第六章　原虫感染性疾病病人的护理

第一节　疟疾病人的护理

要点：经蚊虫叮咬传播，在高流行区儿童及外来人口发病率较高，发病的临床特征

疟疾是由按蚊叮咬传播疟原虫引起的寄生虫病。疟疾病人和无症状带虫者是主要的传染源，雌性按蚊为传播媒介，我国最主要的是中华按蚊，为平原地区间日疟传播的主要媒介。人群普遍易感，经反复发作或重复感染后可获得一定的免疫力，但不持久。在高流行区，成人发病率较低，儿童及外来人口发病率较高。我国除少数地区外，均有疟疾流行，且多数地区主要以间日疟流行为主，夏秋季多见。临床特征为间歇性发作的寒战、高热、大汗，继之缓解，伴有肝脾大和贫血等体征。

【病因与发病机制】

寄生于人体的疟原虫有间日疟原虫、三日疟原虫、恶性疟原虫和卵形疟原虫四种。疟原虫的生活史分为两个阶段，即雌蚊体内有性生殖阶段和人体内的无性增殖阶段。四种疟原虫生活史相似。

1. 疟原虫人体内发育阶段

(1) 肝细胞内的发育(红细胞外期)　感染性子孢子于雌性按蚊叮咬时，随蚊虫唾液腺分泌物进入人体血液，并迅速进入肝细胞内进行裂体增殖，发育成熟为裂殖体，释放出大量裂殖子进入血循环，一部分被吞噬细胞吞噬而消灭。大部分裂殖子侵入红细胞，成为红细胞内期，引起疟疾初发。间日疟及卵形疟部分子孢子在肝内发育为迟发型裂殖体，这种裂殖体发育缓慢，经6～11个月方能成熟并感染红细胞，成为复发的根源。三日疟及恶性疟无迟发型子孢子，故无复发。疟原虫子孢子多型性假说认为，子孢子时有两个遗传表现型，即速发型和迟发型，速发型先发育成熟(潜伏期短)引起疟疾初发，而迟发型要经过一定的休眠状态后才发育成熟(潜伏期长)，引起发作，称为复发。

(2) 红细胞内期　①裂体增殖：裂殖子在红细胞内先后发育成小滋养体(环状体)、大滋养体、裂殖体裂殖子，当被寄生的红细胞被胀破释放大量裂殖子及代谢产物，引起临床发作。大部分裂殖子被吞噬细胞消灭，小部分侵入红细胞重复上述裂体增殖，出现周期性发作。间日疟和卵形疟的周期为48小时，三日疟为72小时，恶性疟为36～48小时。②配子体形成：部分疟原虫在红细胞内经3～6代增殖后发育为雌性及雄性配子体，若被雌性按蚊吸入胃内，则在蚊体内进行有性生殖，其余配子体在人体内被吞噬细胞消灭。

2. 疟原虫蚊体内发育阶段　按蚊吸血时，雌雄配子体被吸入蚊胃内，进行有性生殖形成偶合子，经动合子成熟为囊合子，继续发育成熟为孢子囊，含有数千个感染性的子孢子，

当蚊子再次叮咬人时，子孢子进入人体内。

感染初期，疟原虫在肝细胞内和红细胞内增殖时并不引起症状，随着成批红细胞破裂，大量裂殖子及代谢产物进入血流引起异种蛋白反应，产生寒战、高热、大汗等临床症状，部分裂殖子被单核吞噬细胞系统吞噬消灭，部分侵入其他细胞导致间歇性周期性发作，各型疟原虫裂殖体成熟时间不同，故发作周期也不同。大量红细胞破坏可致贫血。疟原虫在人体内裂体增殖引起强烈的吞噬反应及单核吞噬细胞系统增生，导致肝脾大，骨髓也增生。凶险型疟疾发作，多由恶性疟原虫所致，恶性疟原虫能侵犯任何年龄的红细胞，使受染红细胞体积增大成球形，彼此黏附成团，且极易黏附于微血管内皮细胞，引起病理损害，导致微血管堵塞而引起组织细胞缺氧导致脑、肺、肾等重要脏器损害，出现严重的临床表现，如脑型疟疾。在单核-吞噬细胞系统的吞噬细胞中可有明显的疟色素沉着。细胞因子在疟疾发病机制中的作用尚不完全清楚，但已发现肿瘤坏死因子-α（TNF-α）在恶性疟病人的血清中含量明显升高，并与脑型疟疾的发生和死亡相关。干扰素-γ对肝细胞内疟原虫的繁殖有抑制作用，但对红内期疟原虫没有作用。

要点：疟原虫发育过程中的终末宿主是蚊子，疟疾复发的根源是肝细胞内裂殖体

【临床表现】

疟疾的潜伏期：间日疟及卵形疟为10～20日，三日疟为24～30日，恶性疟为7～12日，卵形疟13～15日。

1. 疟疾典型症状　突发寒战、高热、大汗，且呈周期性和间歇性。突起畏寒、寒战、面色苍白、唇指发绀、肢体厥冷、鸡皮样皮肤等，持续10分钟至2小时。随后体温迅速上升至40℃或更高，头痛、全身酸痛、口渴、烦躁不安甚至谵妄、面色潮红、皮肤干热、脉搏有力，持续2～6小时。继之全身大汗淋漓，体温迅速下降至正常，自觉症状明显缓解，但仍感疲乏、嗜睡。此期均持续1～2小时。各种疟疾的两次发作之间均都有一定的间歇期，间日疟和卵形疟48小时发作1次，三日疟72小时发作1次，恶性疟发热无规律，一般无明显间歇。疟疾反复发作后常有贫血，且以恶性疟贫血最严重。疟疾病人均有脾大、质软、反复多次发作后明显增大、质硬，常伴有肝脾大和压痛。

2. 脑型疟疾　病情严重，死亡率高。表现为急起高热、剧烈头痛、呕吐、谵妄、抽搐、昏迷，出现脑膜刺激征及病理反射征，严重可发生脑水肿、呼吸衰竭而死亡。脑脊液检查压力增高，细胞数正常或轻度增高，蛋白质轻度增高，糖和氯化物正常。除脑型外，尚有过高热型、胃肠炎型等，但少见。

3. 复发　近期复发指疟疾初发后，未经彻底治疗，随着带虫免疫产生临床症状消失，血中疟原虫未完作消失，在2～3个月后随着疟原虫增殖，又引起临床发作，又称复燃。远期复发指迟发型子孢子在肝细胞内休眠一段时间后延迟发育成熟，释放出裂殖子，侵入红细胞内，在初发症状消失半年后再次发作。恶性疟、三日疟、输血疟疾无远期复发。

4. 并发症　主要为黑尿热，为急性血管内溶血。

要点：黑尿热是恶性间日疟引起的一种严重并发症

知识链接

黑　尿　热

黑尿热是恶性间日疟引起的一种严重并发症，为突然发生的一种急性血管内溶血，主要表现为急性寒战、高热、腰痛、酱油色尿、贫血、黄疸，严重者可发生急性肾衰竭。

处理：发生黑尿热时，立即停用奎宁、伯氨喹、阿司匹林等可能诱发溶血反应的药物，保证每日液体入量3 000～4 000 ml，每日尿量不少于1 000 ml，遵医嘱应用糖皮质激素、5%碳酸氢钠等药物，以减轻溶血和肾功能损害，贫血严重者可少量多次输新鲜全血；准确记录出

入量,发生少尿或无尿等急性肾衰竭表现时,按急性肾衰竭护理。

【辅助检查】

1. 血常规　多次发作后红细胞及血红蛋白下降,白细胞总数正常或减少,大单核细胞增多。

2. 疟原虫检查　可作血涂片及骨髓穿刺涂片染色查疟原虫。

3. 血清学检查　抗疟抗体在感染后3~4周出现阳性,一般用于流行病学调查。

【治疗要点】

氯喹是最常用和最有效的控制疟疾发作的首选药物,对红细胞内滋养体和裂殖体有迅速杀灭作用,口服吸收快,排泄慢,作用持久。凶险型疟疾可选用氯喹或奎宁缓慢静脉滴注。伯氨喹主要作用于红外期迟发型子孢子和配子体,用于防止疟疾复发和传播。乙胺嘧啶能杀灭各种红外期疟原虫,起预防作用。联合对症治疗及并发症治疗。

要点:氯喹是控制临床发作的首选药物,伯胺喹是防止复发、中断传播的首选药,乙胺嘧啶是预防的首选药;健康史

【护理评估】

1. 健康史　①询问病人居住地蚊虫密度及蚊虫叮咬史,近期是否服用过乙胺嘧啶、氯喹或甲氟喹等药物;周围有没有类似病例。②询问病人发病情况,有无发热及热型和持续时间如何。③病人有无寒战高热、缓解、再寒战高热、再缓解的循环发作症状。

2. 身体评估

(1) 生命征　血压、脉搏、呼吸、体温、意识是否正常。

(2) 热型及症状　注意病人热型及发病时的伴随症状。

3. 辅助检查　注意血常规检查红细胞计数如何,血涂片及骨髓穿刺涂片染色查疟原虫是否阳性。

4. 心理评估　评估病人及家属对疾病的病因、预防知识、护理知识的了解程度,是否有焦虑存在;凶险型疟疾病人病情严重,死亡率高。病人及家属易产生焦虑、恐惧的心理。

【护理诊断】

1. 体温过高　与疟原虫引起的异种蛋白反应有关。

2. 疲乏　与疟疾发作或红细胞破坏导致贫血有关。

3. 潜在并发症　颅内高压症与脑水肿有关;黑尿热与病人缺乏葡萄糖-6-磷酸脱氢酶(G-6-PD)、过敏性体质、使用抗疟药有关。

【护理措施】

1. 一般护理

(1) 隔离　防止蚊虫叮咬。采用虫媒隔离至抗疟治疗3日后,带虫者可在流行高峰前1个月集体抗复发治疗,联合使用乙胺嘧啶加伯氨喹。

(2) 休息　发作期病人应卧床休息。

(3) 饮食　注意给予营养丰富的饮食。发作期可给予温热流质饮食如糖水、果汁等,有呕吐、不能进食者,给予静脉补液。发作停止后,给予高热量、高蛋白、高维生素、含铁质的食物,以补充消耗,纠正贫血。

2. 病情观察　①监测病人的体温变化,观察面色注意有无贫血表现。②对恶性疟病人应注意观察生命征,有无神志改变、头痛、呕吐、脑膜刺激征等表现。③注意观察有无突起寒战、高热、腰痛,排酱油样小便等黑尿热表现。④在抗疟治疗过程中,应密切观察有无药物反应:对使用氯喹者,应注意观察有无心动过缓,心律失常及血压下降等循环系统的变

化；服用伯氨喹者，应注意观察有无溶血反应。

3. 症状、体征护理

（1）典型发作　寒战期应注意保暖，如加盖棉被，放置热水袋等。发热期给予降温，采用物理降温或小剂量退热剂。大汗时给予温水擦浴，及时更换衣被，并注意防止受凉。

（2）黑尿热　立即停用可疑药物即可能诱发溶血的抗疟药，绝对卧床休息，准确记录24小时出入水量，补充液体每日3 000～4 000 ml，保证每日尿量在1 500 ml以上，有少尿、无尿等肾衰竭者按急性肾衰竭护理。

（3）对凶险发作有颅内高压、呼吸衰竭时，护理措施参见乙脑病人的护理。

（4）控制溶血反应　静脉补液，加用肾上腺糖皮质激素，静脉滴注碳酸氢钠碱化尿液，必要时输血，少尿或无尿者按肾衰竭处理。

4. 药物治疗的护理

（1）氯喹使用时应注意　①有胃肠道反应，如食欲缺乏、恶心、呕吐及腹泻等；②观察循环系统的变化，如果用量过大病人会出现心动过缓、心率失常及血压下降。

（2）使用伯氨喹应注意　服用3～4日后可发生发绀或溶血反应，应注意观察，出现上述反应时需及时通知医师并停药。

（3）凶险发作应用静脉滴注药物时，应掌握药物浓度与滴度，并密切观察毒性反应。

5. 心理护理　了解病人和家属对疾病的认识情况，对疟疾的周期性发作有无紧张、焦虑等反应；对病人给予关心、体贴和帮助，使其消除不良心理反应，积极主动地配合治疗和护理，以便早日康复。

要点：典型发作及黑尿热的护理措施；注意药物的不良反应；防蚊、灭蚊是预防疟疾的关键

【健康指导】

1. 对病人的指导　告诉病人在控制发作后，必须服用抗复发药，以彻底根治。向病人及家属介绍疟疾的传染过程、临床表现、防治要点及容易复发的原因。

2. 预防疾病指导　宣传防蚊、灭蚊是预防疟疾的关键，消除按蚊孳生地，杀灭蚊虫；对疟疾高发区人群和流行区的外来人群进行预防性服药的重要性，可选用乙胺嘧啶、氯喹或甲氟喹。

（于　颖）

第二节　阿米巴痢疾病人的护理

要点：包囊污染的水、食物、手等经口感染；排暗红色带有腥臭味的粪便

阿米巴痢疾是由溶组织内阿米巴引起的肠道传染病。主要传染源为包囊携带者和症状较轻的病人。主要通过被包囊污染的水、食物、手等，经口感染，苍蝇和蟑螂也可起传播作用。人群普遍易感，感染后不产生保护性，故重复感染多见。本病夏秋季高发，农村多于城市，成人多于儿童，感染率高低与卫生情况及生活习惯有关。近年来，我国仅个别地区有散发病例。病变主要在近端结肠和盲肠。临床表现轻重悬殊，典型表现以腹痛、腹泻、排暗红色带有腥臭味的粪便为特征，全身中毒症状较轻。本病易反复发作转为慢性，可引起阿米巴肝脓肿等并发症。

【病因与发病机制】

溶组织内阿米巴生活史有滋养体和包囊两期。滋养体按其形态可分为大滋养体和小滋养体。大滋养体为组织致病型滋养体，从被破坏的组织中摄取营养，具有吞噬红细胞的能力，有伪足，其伪足能作定向变形运动侵袭组织，亦可自组织内落入肠腔就变成小滋养

体,随粪便排出;小滋养体为肠腔共栖型滋养体,不侵袭组织而以宿主肠内容物为营养,伪足不明显,运动缓慢,不吞噬红细胞。小滋养体在一般情况下随食物下移到横结肠后,由于成型粪便增加,肠内营养减少,水分被吸收,小滋养体停止活动,排出内容物,缩成圆形,分泌囊壁形成包囊,随粪便排出体外。但小滋养体在一定条件下,可侵入肠壁组织转变为大滋养体而致病。滋养体在外界抵抗力弱,极易死亡。包囊为感染传播型,透明囊壁具有保护作用,对外界环境抵抗力强,在粪便中能存活 2 周以上,在水中存活 5 周,普通饮水消毒的含氯浓度不能将其杀灭。对热和干燥敏感,加热 50℃ 数分钟即可死亡,在 10% 的碳酸液中 30 分钟可杀灭,在 50% 乙醇中立即死亡。

包囊被吞食后,下行到小肠下段,经胰蛋白酶作用脱囊而逸出小滋养体,随粪便下行,寄生于结肠壁内,为无症状带虫者。如感染虫株为侵袭型,则小滋养体在机体免疫力下降时侵入肠壁组织并转变为大滋养体,借助伪足及各种水解酶的溶解破坏作用,损伤肠壁,形成黏膜下小脓肿。脓肿溃破后,形成散在而孤立性的烧瓶样溃疡,脓液排出形成暗红色果酱样大便或脓血便。大滋养体进一步深入肌层和浆膜,可引起肠出血和肠穿孔。

要点:包囊为感染传播型;大滋养体为组织致病型形态

【临床表现】

阿米巴痢疾的潜伏期一般是 3 周,短者 4 日,长者达数年。临床分为四种类型。

要点:主要表现为腹痛、腹泻,暗红色果酱样便为特点

1. 轻型　临床症状较轻,出现轻度腹痛、腹泻,粪便中有包囊。肠道病变轻微,当机体抵抗力较低时,可发生痢疾或肝脓肿症状。

2. 普通型　大多缓慢起病,主要表现为腹痛、腹泻,大便每日 10 次左右,量中等,粪便较多,为暗红色果酱样便,有腐败腥臭味,内含大量滋养体。腹痛及压痛多局限于右下腹部,多无里急后重。全身中毒症状轻,多无发热或仅有低热,持续数日后可自行缓解或转为慢性。

3. 重型　多见于体弱及营养不良者。起病急骤,高热,先有较长时间的剧烈肠绞痛,随后排黏液血性或血水性大便,每日大便可达 15 次以上,腥臭味,里急后重明显。伴有恶心、呕吐,有不同程度脱水,酸中毒及电解质紊乱,严重者可出现休克,易并发肠出血、肠穿孔,预后差。

4. 慢性型　多因急性期治疗不当所致,腹痛、腹泻反复发作,或腹泻便秘交替出现,大便每日 3 ~5 次,呈黄糊状,带少量黏液及脓血,有腥臭味。多伴脐周及右下腹疼痛。常因饮食不当,受凉,疲劳及情绪变化而诱发。各种症状可持续交替出现至数月或数年。久病者可有贫血、乏力和营养不良,易发生并发症。体检可扪及结肠粗厚及压痛,大便中有滋养体或包囊。

5. 并发症

(1) 肠内并发症　可发生肠出血,肠穿孔、结肠性肉芽肿等。

(2) 肠外并发症　阿米巴肝脓肿、肺脓肿、脑脓肿等,以阿米巴肝脓肿最常见。

【辅助检查】

1. 血常规　白细胞计数及分类正常,暴发型或有继发感染时白细胞和中性粒细胞增高,慢性病人可有轻度贫血。

2. 粪便检查　大便为暗红色果酱样,含血和黏液,有腥臭、粪质较多。镜检可见大量红细胞、少量白细胞及夏科-来登结晶。找到活的、吞噬红细胞的阿米巴滋养体有确诊意义。慢性病人可找到包囊,浓缩法可提高阳性率。粪便标本采集时注意标本应新鲜,不应混有

尿液及消毒剂，尽量选取血、黏液部分，及时送检。气温低时应注意保温。

3. 乙状结肠镜或纤维结肠镜　可见大小不等的烧瓶样溃疡，呈散在分布，边缘隆起且整齐，周围有红晕，溃疡间黏膜正常。取溃疡边缘部分涂片及活检可查到滋养体。

4. 血清学检查　酶联免疫吸附试验（ELISA）、间接血凝试验（IHA）、间接荧光抗体试验（IFAT）等，检测肠阿米巴病阳性率为 80% ~90%。

【治疗要点】

要点：甲硝唑为首选药物

急性期病人应卧床休息，给流质或少渣软食，慢性期病人应加强营养，注意避免刺激性食物，腹泻严重者，维持水、电解质平衡。病原治疗首选甲硝唑（灭滴灵），甲硝唑对各型阿米巴原虫均有很强的杀灭作用，连服 5 ~7 日。慢性病人常选用双喹啉或喹碘方，对碘过敏或有甲状腺疾病者禁用。抗生素主要通过抑制肠道共生菌而影响阿米巴的生长繁殖，可用巴龙霉素或四环素等。合并细菌感染时加用敏感的抗生素，肠出血时及时补液、输血、止血。肠穿孔时及时手术治疗，并应用甲硝唑和广谱抗生素。

【护理评估】

1. 健康史　①询问病人生活及卫生状况；②询问病人发病情况，有无腹痛、腹泻、排暗红色带有腥臭味的粪便。

2. 身体评估　①一般状态：血压、脉搏、呼吸、体温是否正常；②注意昏迷病人大便情况，是否有果酱样便。

3. 辅助检查　注意血常规检查白细胞计数及分类比例如何；重点是粪便检查，有无大量红细胞、少量白细胞及夏科-来登结晶，粪检是否找到活的、吞噬红细胞的阿米巴滋养体；乙状结肠镜或纤维结肠镜检查有无大小不等的烧瓶样溃疡。

4. 心理评估　久病者可有贫血、乏力和营养不良，易发生并发症；病人可能会有焦虑存在。病人及家属是否具有该病的预防、护理、病因及诱因知识。

【护理诊断】

要点：消化道隔离至症状消失或连续三次大便找不到滋养体或包囊

1. 腹泻　与阿米巴原虫所致肠道病变有关。
2. 疼痛　与阿米巴原虫所致肠道病变有关。
3. 营养失调　与腹泻、进食减少及胃肠功能紊乱有关。
4. 潜在并发症：肠出血、肠穿孔　与肠壁组织坏死、溃疡形成有关。
5. 有传播感染的可能　与肠道排出病原体有关

【护理措施】

1. 一般护理

（1）隔离　消化道隔离，隔离至症状消失或连续 3 次大便找不到滋养体或包囊。病人的排泄物及其污染物可用 20% 漂白粉乳剂、0.5% 次氯酸钠溶液等进行消毒。

要点：饮食避免粗纤维、刺激性、高糖食物

（2）休息　消化道症状明显或有并发症者应卧床休息，轻型病人注意劳逸结合中，慢性病人注意休养。

（3）饮食　急性期病人给予易消化饮食，如米汤、稀粥、牛奶、蛋类、米粉、果汁等。避免粗纤维、刺激性、高糖食物。进食不足者，静脉补液。急性发作控制后，逐渐增加热量的供应，可给予高热量、高蛋白质、多量维生素饮食，防止营养不良、贫血等。保证热量每日供给 11 000 ~13 000 kJ，蛋白质每日 100 ~150 g。

2. 病情观察　①观察大便次数、性状、量，是否伴有鲜血等肠出血表现；注意观察有无突然发生的腹痛加重，腹肌紧张，腹部压痛等肠穿孔表现。②暴发型病人由于腹泻频繁，可致水、电解质丢失甚至发生休克，应密切观察生命征及脱水表现，发现异常，及时报告医师并作好抢救准备。③遵医嘱使用抗阿米巴药物时，应注意观察药物的不良反应，甲硝唑的不良反应轻，以胃肠道反应为主，可有恶心、腹痛、腹泻等，应注意观察；使用喹碘仿时应注意有无碘过敏反应在。

3. 症状、体征护理

(1) 腹泻　①保持肛周皮肤黏膜的清洁，便后要以温水清洁肛周皮肤，每日用温水或1∶5 000高锰酸钾溶液坐浴，局部涂以消毒凡士林油膏，以保护局部皮肤，防止溃烂。同时注意保持内裤、床单清洁和干燥。②及时协助粪便标本采集，注意标本应新鲜，不应混有尿液及消毒剂，尽量选取血、黏液部分，及时送检。气温低时应注意保温。大便镜检阴性时需多次反复检查。

(2) 明显腹痛者　可进行腹部热敷或遵医嘱给予颠茄合剂或肌内注射阿托品等解痉剂。

4. 心理护理　针对病人可能出现的孤独、紧张、焦虑等心理状况，关心体贴病人，帮助消除不良心理反应，使其能积极主动地配合治疗和护理。

【健康指导】

1. 对病人的指导　讲解本病的根治主要是彻底治疗病人及排包囊者，对病人实行消化道隔离；出院后每月复查大便1次，连续留检3次，以决定是否需要免重复治疗。

2. 预防疾病指导　向病人家属及社区广泛宣传阿米巴病的有关知识，如传播途径、主要症状，以及加强饮食管理和饮水、粪便管理，防止苍蝇孳生和灭蝇，注意个人卫生对预防阿米巴病的重要意义。

（于　颖）

第三节　阿米巴肝脓肿病人的护理

阿米巴肝脓肿是阿米巴痢疾最常见的肠外并发症。以长期发热、肝区疼痛、肝大伴压痛为临床特征。

【病因与发病机制】

结肠病变中阿米巴大滋养体借助其侵袭力进入肠系膜静脉，经门静脉到达肝，亦可通过肠壁直接侵入肝，或经淋巴系统到达肝内，并在肝内进行繁殖导致微静脉栓塞，使肝组织缺血、坏死。在阿米巴溶组织酶的作用下使组织溶化、坏死扩大而形成肝脓肿。早期以多发性小脓肿较为常见，以后互相融合成单个大脓肿，从原虫侵入肝内到脓肿形成，一般需用1个月左右。脓液为液化的肝组织，呈棕褐色或巧克力酱样，有肝腥味，含有溶解坏死的肝细胞、红细胞、白细胞等。滋养体常聚集在脓腔壁，仅1/3病例可在脓液中找到滋养体。如脓肿继发感染，脓液失去典型特征，转为黄色或黄绿色，并有大量脓细胞，临床上可有明显全身中毒症状。脓肿所在部位深浅不一，以肝右叶顶部单个大脓肿多见。脓肿可向邻近组织及器官破溃，引起各种并发症。

【临床表现】

阿米巴脓肿起病多缓慢，以发热起病，常伴畏寒，热型以间歇热、弛张热型多见，热退而盛汗。肝区痛是主要症状，常呈持续性钝痛，深吸气及变动体位时疼痛加剧。脓肿多数发生在右叶顶部，当脓肿向顶部发展时，刺激右侧膈肌，疼痛向右肩反射。如压迫右肺下部可有右侧反应性胸膜炎或胸腔积液。当脓肿表浅时，可在肋间隙触到显著地压痛点。肝大，有压痛及叩击痛。慢性病人出现衰竭状态，伴消瘦、贫血及水肿。少数病人脓肿可向邻近器官和组织穿破及继发细菌感染，脓肿若穿破膈肌可形成脓胸或肺脓肿，穿破至腹腔可导致腹膜炎。

要点：肝区疼痛为主要症状；脓肿发生部位

【辅助检查】

1. 血常规　急性期白细胞总数及中性粒细胞增多。慢性期白细胞大多正常，血红蛋白降低。

2. 粪便　少数可找到阿米巴滋养体或包囊。

3. X线检查　右侧膈肌抬高、运动受限，胸膜反应性炎症及积液，偶可见平片上肝区有不规则透光液-气影。左叶脓肿时可见胃小弯受压及胃体左移现象。

4. 超声波检查　可确定脓肿部位、大小、数目，并可指导穿刺抽脓或手术引流的方向和深度。

5. 肝穿刺抽脓　抽出典型棕褐色（巧克力色）脓液，即可确诊。少数可找到阿米巴滋养体。

要点：肝穿刺获得巧克力色脓液是确诊依据；首选甲硝唑

【治疗要点】

首选甲硝唑（灭滴灵），亦可同时使用氯喹，口服完全吸收，肝内浓度高，对阿米巴肝脓肿有较好疗效。若并发细菌感染，应选择敏感抗生素。对肝脓肿较大且位置表浅者，可作穿刺引流。对内科治疗效果不好或已穿破或有穿破危险的阿米巴肝脓肿，可做手术切开引流。

【护理评估】

1. 健康史　①询问病人居住地是否有阿米巴痢疾流行等；病人周围是否有类似病例；病人既往是否有阿米巴痢疾病史；②询问病人发病情况，有无发热伴大汗，热型及持续时间如何。

2. 身体评估

（1）生命征　血压、脉搏、呼吸、体温是否正常。

（2）大便　注意病人大便状况。

（3）注意病人发热　起病是否伴畏寒；有无肝区疼痛症状；有无胸痛、气促、咳嗽、肺部啰音等表现。

3. 辅助检查　注意血常规检查白细胞计数及分类比例如何；粪便中有无找到阿米巴滋养体或包囊；注意X线检查右侧膈肌抬高、运动受限；超声波检查有否肝脓肿等。

4. 心理评估　注意询问病人的生活起居情况以及卫生情况；评估病人及家属对疾病的病因、预防知识、护理知识的了解程度；是否有焦虑存在；能否配合治疗及护理。

【护理诊断】

1. 疼痛　与肝脓肿有关。

2. 体温过高　与肝组织坏死脓肿形成有关。

3. 营养失调：低于机体需要量　与肝脓肿形成，长期低热消耗增多有关。

【护理措施】

1. 一般护理

(1) 隔离　对病人实行消化道隔离。

(2) 休息　发热及其他症状明显者,应卧床休息,以减少机体消耗。指导病人采取左侧卧位或其他舒适体位,减轻肝包膜张力避免肝区受压,以缓解肝区疼痛。

(3) 饮食　应给予高碳水化合物、高蛋白、高维生素、易消化的饮食,少量多餐。贫血者给予含铁丰富的饮食。

(4) 日常卫生　保持皮肤、黏膜清洁,出汗后及时更换衣被。并及时用温水擦洗。

要点:病人采取左侧卧位,高碳水化合物、高蛋白、高维生素、易消化的饮食

2. 病情观察　①观察体温及肝区疼痛症状的变化,如腹痛加剧,并出现腹膜刺激征,应视为脓肿破溃所致腹膜炎的表现,立即报告医师;②观察营养状态,定时测量体重。

3. 对症护理

(1) 高热　监测体温变化,体温过高者采用物理降温和药物降温。

(2) 疼痛　指导并协助病人选择舒适的体位和(或)注意分散病人的注意力来减轻疼痛。若疼痛影响休息,睡眠时,遵医嘱给予镇静剂和止痛剂。

(3) 协助医师进行肝穿刺抽脓,做好术前准备和术后护理,并及时将脓液标本送检。

4. 心理护理　针对病人紧张、焦虑等心理状况,关心体贴病人,帮助其消除不良心理反应,使其能积极主动地配合治疗。

【健康指导】

帮助病人了解阿米巴肝脓肿的有关知识,重点包括疾病过程及治疗措施,及时彻底治疗阿米巴痢疾,可预防阿米巴肝脓肿。

（于　颖）

第七章 蠕虫感染性疾病病人的护理

第一节 囊虫病病人的护理

要点：猪带绦虫病病人是囊虫病的唯一传染源，脑囊虫病最为严重

囊虫病（cysticercosis）又称囊尾蚴病，是由猪带绦虫的囊尾蚴寄生于人体的组织或器官所引起的疾病。常见寄生部位为皮下组织、肌肉和中枢神经系统，以脑囊虫病最为严重。猪带绦虫病病人是囊虫病的唯一传染源。虫卵随粪便排出导致自体或他人感染。本病普遍易感，以青壮年多见，男多于女，农村高于城市，是我国北方主要的人畜共患寄生虫病。

【病因与发病机制】

囊虫病的病原体为猪囊尾蚴。人经口感染猪带绦虫虫卵后，虫卵内的六钩蚴在胃及小肠消化液的作用下脱囊而出，钻入肠壁，进入肠系膜小静脉及淋巴管，随血液播散至全身组织，经 9～10 周逐渐发育为囊尾蚴。囊尾蚴结节因寄生部位不同，形态、大小有一定差异。在肌肉内呈梭形或椭圆形，在脑实质内呈圆形，直径 0.5～2 cm，位于脑室内或颅底软脑膜处的囊尾蚴因生长不受限，可长达 4～12 cm，呈葡萄状。囊尾蚴寿命一般 3～10 年，少数可长达 20 年或以上。

要点：囊虫病的病原体为猪囊尾蚴

病理变化和临床表现因囊尾蚴寄生的部位、数目、死活及局部组织的反应程度而不同。病变部位以皮下组织与肌肉、脑为多，但亦可累及其他器官。寄生于皮下组织及肌肉者，引起皮下结节。寄生于眼部可引起视力障碍等。囊尾蚴侵入中枢神经系统，常寄生于大脑皮质邻近运动区，引起局灶性刺激症状，表现为癫痫发作。寄生于第四脑室或侧脑室带蒂的囊尾蚴结节可致脑室活瓣性阻塞，引起脑积水。寄生于软脑膜引起蛛网膜炎。颅底的葡萄状虫体破裂可引起囊尾蚴性脑膜炎、脑积水或交通性脑积水。颅内大量囊尾蚴寄生或脑积水均可引起颅内高压。活的囊尾蚴并不直接引起脑组织炎症改变，当虫体死亡时，释放出虫体抗原诱发局部组织炎症。脑组织中囊尾蚴数量越多，局部反应越重者，临床表现越明显。

【临床表现】

囊虫病临床表现复杂多样，可分为以下类型：

1. 脑囊虫病（脑囊尾蚴病） 此型最为重要，亦最为常见。根据寄生部位可分为四型。

（1）脑实质性（癫痫型） 占脑囊虫病 80% 以上。临床表现以癫痫最为常见，表现为多种类型发作，以多灶性与不稳定性为特点。约半数病人表现为单纯大发作，其发作频率较低，多在 3 个月以上才发作 1 次。弥漫性脑实质受累者常引起颅内压增高或器质性精神病，亦可因脑组织破坏和皮质萎缩导致痴呆。

（2）脑室型 囊尾蚴寄生在脑室孔附近，导致脑脊液循环梗阻、颅内压增高。表现为剧

烈头痛、呕吐、复视、视盘水肿,有时可表现为活瓣综合征(brun 征),即反复出现突发性体位性剧烈头痛、呕吐甚至出现脑疝。

(3) 软脑膜型(脑膜炎型) 囊尾蚴寄生于软脑膜引起慢性反复发作的脑膜炎,主要表现为不伴发热的头痛、呕吐、颈强直、共济失调等症状,病变累及蛛网膜可产生粘连性蛛网膜炎,病人多有颅内压增高、视力减退等症状,第四脑室正中孔或侧孔阻塞时产生脑积水。

(4) 脊髓型 此型少见。囊尾蚴侵入脊髓不同部位引起相应的症状,出现截瘫、感觉障碍、大小便潴留等。

2. 皮下肌肉囊虫病(皮肌型) 可扪及皮下囊尾蚴结节,直径 0.5 ~ 1.5 cm,呈圆形或椭圆形,数个至数百个不等,质韧似软骨,无痛,与周围组织无粘连,多出现在躯干及大腿上端。结节可分批出现,亦可自行消失。

3. 眼囊虫病 常寄生于玻璃体和视网膜下。多为单眼感染。囊尾蚴在眼内存活时常无症状,虫体死亡后产生强烈的刺激,可引起葡萄膜炎、视网膜脉络炎。

要点:囊虫病的临床表现

【辅助检查】

1. 脑脊液 压力增高,细胞数和蛋白轻度增高,糖和氯化物正常或较低。

2. 免疫学检查 用 ELISA 法或间接血凝试验法检测病人血清或脑脊液中的特异性 IgG 抗体和抗原。但免疫学检查可有假阳性和假阴性。

3. 影像学检查

(1) 颅脑 MRI 及 CT 检查 阳性率高达 90% 以上。其影像特征为直径小于 1 cm 的多发性低密度影,对本病的诊断及疗效判断有重要意义。颅脑 MRI 因能区分死活囊尾蚴及易查见脑室内囊尾蚴而优于颅脑 CT。

(2) X 线检查 部分病程较长者,X 线平面检查可见头部或肢体软组织内椭圆形囊尾蚴钙化影。

4. 病原检查 ①粪便中发现绦虫卵或白色节片,可作为诊断本病的重要参考;②取皮下结节做活体组织检查或眼、脑手术病理组织检查,找到囊尾蚴可明确诊断。

【治疗要点】

1. 病原治疗

(1) 阿苯达唑 疗效好,不良反应较轻,可用于治疗各型囊尾蚴病,尤其适用于严重感染或伴明显精神症状的病例,是目前的首选药物。剂量为 18 ~20 mg/(kg · d),分 2 次服,疗程 10 日。单纯皮肌型囊虫病剂量为 15 mg/(kg · d),服法与疗程同前。必要时重复 2 ~3 个疗程,每个疗程间隔 14 ~21 日。

要点:阿苯达唑是治疗各型囊尾蚴病首选药物

(2) 吡喹酮 治疗囊虫病有良好的效果。此药本身不良反应较轻,但脑囊虫病病人于治疗后,因虫体死亡释放出各种物质引起不良反应,如头痛、呕吐等颅内高压表现或发热等过敏性反应。剂量为 20 mg/(kg · d),分 3 次口服,连续 10 日,必要时 2 ~3 月重复 1 疗程。

2. 手术治疗 对眼囊虫病者或脑室囊虫病者,应先行手术摘除囊尾蚴,再给予驱虫治疗,以防止驱虫后局部炎症反应加重导致视力障碍或脑室孔堵塞。

3. 对症治疗 病原治疗前 3 ~7 日起至治疗后 3 ~7 日宜用 20% 甘露醇 250 ml,加地塞米松 5 mg,静脉滴注,每日 1 次,以预防及减轻因虫体死亡后产生炎症性水肿而引起的颅内高压。癫痫发作频繁或颅内高压者,必须先降低颅内压后进行病原治疗,可酌情选用抗癫痫药物,如地西泮、苯妥英钠等。

【护理诊断】

1. 有受伤危险　与癫痫发作有关。

2. 潜在并发症　颅内压增高。

3. 其他　视力障碍、痴呆等。

【护理措施】

1. 一般护理

(1) 活动与休息　癫痫发作时和发作后均应卧床休息，平时建立良好的生活习惯，劳逸结合，保持充足的睡眠，减少精神和感觉刺激。

(2) 饮食调理　宜进食清淡、无刺激、富含营养的食物，保持大便通畅，避免饥饿或过饱，戒除烟、酒、咖啡。

2. 病情观察　①对脑囊虫病病人应注意有无癫痫先兆和癫痫发作的情况；②及早发现颅内高压征，如病人出现剧烈头痛、频繁呕吐、视力减退、复视等征象，应立即通知医师，并配合进行脱水治疗，注意观察脱水治疗的效果；③皮下肌肉囊虫病病人应观察皮下结节的部位、数目及其局部表现，有无肌肉软弱无力等；④了解有关的免疫学、影像学及病原学等辅助检查结果。

3. 症状、体征护理

(1) 癫痫发作　遵医嘱酌情给予镇静剂，并做好病人的安全护理。

(2) 颅内压增高　按医嘱给予脱水治疗，并做好相应护理。

4. 用药护理

(1) 病原治疗的护理　用药前向病人说明病原治疗药物的用法、疗程及有可能出现的不良反应。脑囊虫病病人首选药物为阿苯达唑，其不良反应可有头痛、皮疹、低热、视力障碍及癫痫等。个别病人可出现过敏性休克及脑疝等严重不良反应，应加强监护，并做好抢救准备工作，及时发现病情变化并及时处理。

(2) 脱水治疗的护理　有颅内压增高者，病原治疗前需进行脱水治疗。为防止虫体死亡后，产生炎症性脑水肿而引起颅内压增高，治疗中及治疗后也需进行脱水治疗。应注意脱水药物的治疗原则及不良反应。

5. 检查及手术治疗的护理　本病在治疗前常需做各种检查，如眼底检查，脑脊液检测，X 线、CT 和 MRI 检查等，以明确囊虫部位、数目，有无颅内压增高及严重程度等。进行各种检查前，应向病人说明检查目的、过程及注意事项，以取得病人的理解与合作，减轻焦虑及恐惧情绪。

有脑室梗阻及眼囊虫病者，应先行手术摘除囊尾蚴，然后再给予抗囊虫病药，以避免病情加重，也需向病人说明手术目的。

6. 心理护理　由于驱虫治疗需要反复数个疗程，有癫痫发作者对病情更为担心，因此需要做好病人的心理护理。需手术治疗者应说明手术的目的和必要性，以减轻焦虑和恐惧的情绪。

【健康指导】

1. 对病人的指导　向病人及其家属介绍有关囊尾蚴病的知识。指导病人自我监测，如有头痛、头晕、抽搐等表现，应及时报告医护人员。目前，囊尾蚴病以实施多疗程驱虫治疗为主，病人应规则治疗，以求根治。有癫痫发作者，应坚持服抗癫痫药物。控制症状后逐渐减量，坚持1～2年才能停药。应避免高空作业，以免发生意外。

2. 预防疾病指导　改变不良饮食习惯，不吃生猪肉或牛肉，处理生、熟食物的刀具和砧板应分开。改变养猪和养牛方式，建立圈养。将人厕和猪（牛）圈分开。除卫生防疫部门加强肉类检疫，防止"米猪肉"上市外，群众应提高识别"米猪肉"的能力。

（周庆华）

第二节　钩虫病病人的护理

要点：主要的感染方式及临床特征

钩虫病是（ancylostomiasis）是由钩虫寄生于人体小肠所引起的肠道寄生虫病，俗称"懒黄病"、"黄肿病"。病人与带虫者为传染源。主要的感染方式是钩虫的丝状蚴虫从皮肤侵入感染机体。临床表现以贫血、营养不良及胃肠功能紊乱为特征。轻者可无症状，称钩虫感染。严重者可引起心功能不全及发育障碍。

【病因与发病机制】

要点：寄生人体的钩虫中有迁延移行现象的是十二指肠钩虫

病原体为十二指肠钩口线虫（简称十二指肠钩虫）和美洲板口线虫（简称美洲钩虫）。

钩虫生活史包括虫卵、幼虫（可分为杆状蚴和丝状蚴）、成虫三个阶段。成虫长约1 cm，形态细长呈灰白色，雌雄异体。虫卵呈椭圆形，无色透明，卵壳薄，内含2～8个细胞。虫卵随宿主粪便排出，在温暖、潮湿的土壤中经24～28小时发育为杆状蚴，5～7日发育为具有感染性的丝状蚴。丝状蚴对外界的抵抗力较强，可在土壤中生存数周之久。当接触人体皮肤、黏膜时，可侵入人体，经局部微血管或淋巴管进入右心室至肺，穿破肺微血管进入肺泡，沿支气管上行至咽部，随吞咽活动经食管、胃到达小肠，发育为成虫，交配产卵。从感染性蚴虫侵入皮肤至成虫成熟产卵一般需5～7周。

丝状蚴从皮肤侵入人体，可导致局部皮肤充血、水肿及炎性细胞浸润。临床表现为钩虫性皮炎。当蚴虫移行至肺部时，可引起肺部点状出血、炎性病变及过敏反应，表现为肺炎、支气管肺炎或支气管哮喘。

钩虫成虫借口囊咬附在小肠黏膜绒毛上，每日更换吸附部位，以摄取黏膜上皮与血液为食，同时分泌抗凝物质，使被咬附的黏膜伤口不断渗血，终因慢性失血而导致贫血。因失血伴有血浆丢失，故常伴低蛋白血症，导致水肿表现。长期严重贫血与缺氧可引起心、肝、肾等重要脏器出现不同程度的脂肪变性及退行性变。儿童期严重感染可因缺血缺氧、低蛋白血症导致生长发育障碍。

【临床表现】

1. 幼虫所致临床表现

（1）钩虫性皮炎　俗称"粪毒"或"地痒疹"当丝状蚴侵入人体皮肤时，在局部如指趾间、足缘、手或臂部等产生充血性斑点或丘疹，1～2日后变成水疱，奇痒。通常在1周内自行消失。若局部破溃，易继发细菌感染。

（2）钩蚴性肺炎　感染后3～7日内出现，病人咳嗽、咳痰，偶有痰中带血。可伴咽部发痒、哮喘、畏寒与低热。持续数日至1个月。X线检查可显示肺纹理增粗或点状浸润阴影。

2. 成虫所致临床表现

（1）消化系统症状　表现为胃肠功能紊乱。多在感染后1～2个月逐渐出现，早期食欲多亢进，并伴有上腹部隐痛不适、泛酸等，后期出现食欲缺乏、消化不良、乏力、腹痛、腹泻、消瘦等。偶有消化道大出血者，易被误诊为十二指肠溃疡出血。

（2）贫血症状　是钩虫病的主要表现。可有不同程度的缺铁性贫血的表现，严重者可在心前区听到吹风样收缩期杂音，心脏扩大，甚至心力衰竭。还可伴有营养不良性水肿，表现为下肢水肿、腹水等。

要点：钩虫对人体的主要危害

（3）神经精神症状　初期注意力不集中、反应迟钝、失眠、智力减退等，后期可出现“异嗜症”，如喜食生米、泥土、粉笔等异物。

（4）其他症状　儿童期严重感染可导致生长发育障碍，孕妇严重感染可导致流产或死胎。

【辅助检查】

1. 血常规　常有不同程度贫血，属小细胞低色素性贫血。网织红细胞和嗜酸性粒细胞可轻度增多，血清铁浓度显著降低，一般在 9 μmol/L 以下。

2. 骨髓象　可见造血旺盛，中幼红细胞显著增多，含铁血黄素与铁粒细胞减少或消失。

3. 粪便检查　常用涂片法和饱和盐水漂浮法，查见钩虫虫卵是确诊本病的直接依据。亦可作钩虫蚴培养。

【治疗要点】

要点：贫血属小细胞低色素性贫血；粪便查见钩虫虫卵是确诊本病依据；贫血的治疗

1. 驱虫治疗

（1）苯咪唑类药物　常用阿苯达唑（肠虫清）400 mg，每日 1 次，连服 2～3 日。甲苯达唑 200 mg，每日 1 次，连服 3 日，或 500 mg，1 次顿服。儿童与成人剂量相同。

（2）噻嘧啶　成人每次 500 mg（基质）、儿童 10mg/kg（基质），每日 1 次，连服 2～3 日。早孕者服用后可致流产，故忌用。

2. 局部治疗　钩虫性皮炎在感染后 24 小时内可用左旋咪唑涂搽剂或者 15% 噻苯咪唑软膏每日 2～3 次，重者连用 2 日。皮炎广泛者可口服阿苯达唑，每日 10～15 mg/kg，分 2 次服。连用 3 日。

3. 对症治疗　补充铁剂、维生素 C、维生素 B_{12}、叶酸等。严重贫血，尤其孕妇、婴儿，可少量输血。

【护理诊断】

1. 活动无耐力　与贫血有关。

2. 营养失调：低于机体需要量　与慢性失血、胃肠功能紊乱有关。

3. 皮肤完整性受损　与钩虫性皮炎有关。

4. 有继发感染的危险　与机体抵抗力下降有关。

5. 潜在并发症　肺炎、心力衰竭、儿童生长发育障碍。

【护理评估】

1. 健康史　①询问病人有无钩虫病病人接触史，发病前有否下田劳动赤足行走或接触粪便，生食不洁瓜果和饮用生水。②询问病人有无饭前便后洗手的习惯。

2. 身体评估

（1）评估病人贫血程度，有无头昏、头痛、眼花、耳鸣、乏力、心悸、呼吸困难等表现。

（2）评估病人有无消化道症状，如腹痛、恶心、呕吐等。

3. 辅助检查　注意血常规检查红细胞计数及血红蛋白是否减少，血清铁浓度是否降低，粪便检查是否可见钩虫卵。

4. 心理评估　病人因贫血症状导致劳动力下降，又缺乏相应的防治知识，易产生焦虑等不良心理，观察病人对疾病的反应。

【护理措施】

1. 一般护理

(1) 休息与活动　保持病室环境安静，保证充分休息和睡眠，以减少体内耗氧量。根据贫血程度及发生速度协助病人安排能耐受的活动量：① 严重贫血或贫血发生速度快者，需要卧床休息并给予生活照顾，防止突然下地跌倒受伤；② 轻度、中度贫血或贫血速度发生缓慢者可下地活动，护士根据病人贫血程度、体力情况制定活动、休息、睡眠计划，在制定过程中让病人参与以取得合作。

(2) 饮食护理　给予高蛋白、高热量、高维生素、富含铁的易消化饮食。驱虫期间宜给予半流质饮食，忌油类及粗纤维食物。

要点：饮食护理要点

2. 病情观察　① 观察病人进食情况，有无恶心、呕吐，有无异食现象；② 观察局部皮疹情况，有皮肤瘙痒者应嘱其避免搔抓皮肤，以免继发感染；③ 观察贫血所致的症状体征和治疗效果，严重贫血者应密切观察血压、脉搏、呼吸的变化，有无并发心力衰竭；④ 注意监测红细胞、血红蛋白、网织红细胞及其他小细胞低色素贫血的化验指标等。

3. 症状、体征护理

(1) 吸氧　严重贫血者可给予吸氧。

(2) 输血　贫血严重者应反复输血或输浓缩红细胞。输血时应严格按操作规则进行，并观察输血反应。

(3) 加强口腔、皮肤护理　严重贫血的病人，由于机体抵抗力低下，口腔、皮肤、呼吸道等易于继发感染，故应加强口腔、皮肤的护理，防止并发感染。

4. 心理护理　解释病情，说明治疗方法和效果，解除病人焦虑情绪；解释异嗜症与钩虫感染有关，鼓励病人自觉克服异嗜症心理，病愈后此症状可随之消失。

【健康指导】

1. 对病人的指导　向病人及家属介绍钩虫病的感染过程、临床经过、治疗方法，指导病人及其家属配合驱虫治疗。嘱病人于驱虫治疗后1个月内复查大便，如仍有钩虫卵，应重复驱虫1次。说明服用铁剂的方法和注意事项，贫血纠正后仍需按医嘱坚持服药一段时间，以彻底治疗贫血。

2. 预防疾病指导　开展预防钩虫病的卫生宣教　向群众解释钩虫病的感染过程，推广粪便无害化处理，加强个人防护，避免赤足下田劳动应穿胶鞋或局部涂搽防护药物，不吃可能受污染的生蔬菜。有赤足劳动、局部出现症状者应定期检查，以便及早发现，及时治疗。

要点：服用铁剂治疗的方法和注意事项

（周庆华）

第五～七章能力分析题

一、A1/A2 型选择题（每题有 A、B、C、D、E 五个备选答案，请从中选择一个最佳答案）

1. 钩体病黄疸出血型的主要死亡原因是(　)

A. 肾损害　B. 休克　C. 肝损害　D. 出血　E. 循环衰竭

2. 钩体病主要治疗强调什么原则(　)

A. 病原治疗　B. 止血为主　C. 三早一就　D. 联合治疗为首　E. 先用对症处理

3. 溶组织阿米巴原虫具有传染性的形态是(　)

A. 虫卵　B. 大滋养体　C. 小滋养体　D. 包囊　E. 幼虫

4. 肠外阿米巴病中哪一种最常见(　)

A. 脑脓肿　B. 肺脓肿　C. 肝脓肿　D. 阿米巴痢疾　E. 痢疾

5. 下列哪项是确诊肠阿米巴的主要依据(　)

A. 典型的果酱样大便　B. 具有腥臭味的脓血便

C. 大便镜检找到阿米巴滋养体或包囊　D. 右下腹疼痛　E. 左下腹疼痛

6. 肠阿米巴病人在做乙状结肠镜时可见到什么样的溃疡(　)

A. 烧瓶样　B. 弥漫性　C. 点片状　D. 红肿的片状　E. 点状

7. 病人,李某,长期发热、肝区疼痛、肝大,诊断为阿米巴肝脓肿。该病脓肿位置最常见于(　)

A. 右叶顶部　B. 右叶底部　C. 左叶顶部　D. 左叶底部　E. 中部

8. 某病人由于去疟疾流行地区后发生间歇性寒战、高热、大汗等症状,诊断为疟疾,该病的主要传播途径是(　)

A. 输血　B. 呼吸道　C. 消化道　D. 蚊虫叮咬　E. 日常生活密切接触

9. 寄生于人体最常见的疟原虫是(　)

A. 间日疟　B. 恶性疟　C. 三日疟　D. 卵形疟　E. 间日疟合并恶性疟

10. 误食下列哪项可使人患囊尾蚴病(　)

A. 牛带绦虫虫卵　B. 猪带绦虫虫卵　C. 牛带绦虫囊尾蚴　D. 猪带绦虫囊尾蚴　E. 裂头蚴

11. 诊断患囊尾蚴病最有意义的诊断依据是(　)

A. 全身乏力、面黄、消瘦　B. 腹痛、食欲缺乏　C. 夜间磨牙

D. 肛周瘙痒　E. 大便中发现白色带状节片

12. 下列哪项是钩虫病的主要危害(　)

A. 贫血　B. 钩蚴性皮炎　C. 钩蚴性肺炎　D. 钩蚴性脑炎　E. 消化道病变

13. 感染钩虫病的判断下列哪项最具有意义(　)

A. 恶心腹痛　B. 全身乏力、面黄　C. 消瘦、精神委靡　D. 粪隐血试验(+)　E. 异食癖

二、A3 型选择题(每题有 A、B、C、D、E 五个备选答案,请从中选择一个最佳答案)

(14～15 题共用题干)

病人,女性,27 岁。自一年前确诊阿米巴痢疾以来,由于未能坚持治疗,因此腹痛、腹泻反复发作,大便每日 3 至 5 次不等,为黄糊状,偶带少量脓血,腥臭味。

14. 该病人最可能的诊断是(　)

A. 合并了急性菌痢　B. 合并了慢性菌痢　C. 慢性阿米巴痢疾

D. 合并了其他肠道炎　E. 胃肠功能失调

15. 哪种检查有确诊意义(　)

A. 血常规中注意白细胞分类　B. 粪便镜检见大量红细胞　C. 粪便镜检见大量白细胞

D. 粪便镜检见夏科-来登结晶　E. 粪便镜检见活的滋养体

(16～17 题共用题干)

病人,男性,48 岁。半月前去云南出差,昨日开始出现间歇性寒战、高热、大汗,然后缓解。无神经系统体征。

16. 该病人最可能的诊断是(　)

A. 乙脑　B. 流脑　C. 乙肝　D. 艾滋病　E. 疟疾

17. 哪种方案是临床治疗疟疾最常用的方案(　)

A. 甲氧苄啶+伯胺喹　B. 甲氧苄啶+伯胺喹　C. 甲氧苄啶+青蒿素

D. 乙胺嘧啶+伯胺喹　E. 氯喹+伯胺喹

(18~21 题共用题干)

病人,男性,33 岁,渔民。高热寒战、全身酸痛乏力、腿软站立困难伴呕吐 1 日于 9 月 21 日入院。体格检查:体温 38.9℃,眼结膜充血,咽部充血、咽痛、扁桃体增大。颈无抵抗,腹股沟淋巴结增大,质软,有压痛。面色苍白,肺部湿啰音,发绀、咯血,血压 53/30 mmHg(7/4 kPa)。流行病学资料显示当地有钩体病流行,病人有疫水接触史。

18. 该病人可能患有的疾病是(　　)

A. 流行性出血热　B. 钩端螺旋体　C. 伤寒　D. 鼠疫　E. 霍乱

19. 该病最主要的传染源是(　　)

A. 鼠　B. 鸭　C. 狗　D. 猫　E. 蚊子

20. 目前治疗的关键是(　　)

A. 积极应用抗生素　B. 降温治疗　C. 控制传染源

D. 局部热敷治疗肌肉酸痛　E. 防止窒息,积极抗休克

21. 关于该病叙述下列哪项是错误的(　　)

A. 疫水传播是主要传播方式　B. 首选的治疗药物是青霉素

C. 灭鼠、圈养猪和预防接种是预防的要点　D. 青霉素治疗中不会出现赫斯海默反应

E. 流行的季节多见于夏秋季节

三、案例分析

病人,女性,40 岁,河北河间县农民。因头痛、发作性抽搐半年,并有干咳 1 月余,于 2010 年 8 月入院。在当地定居,否认食米猪肉史及排绦虫节片史。体检:体表有 20 多个黄豆大小皮下结节;白细胞 6.4×10^9/L,嗜酸性粒细胞 0.22;胸片显示两肺散在多发圆形或椭圆形高密度阴影,大小相似,约 0.8 cm×0.8 cm。头颅 CT 平扫提示脑囊虫病。做皮下结节活检,报告:猪囊虫病。入院给予阿苯达唑 0.1~0.68 g/d,7 日,共服药 3.08 g,3 个月后服第二疗程(共 3.0 g),治疗后干咳消失,脑部症状及皮下结节全部消失。:

1. 你认为此病人可能是怎样受到感染的?
2. 入院时还需做哪些具有辅助诊断意义的检查?
3. 作为医师,病人出院时你告诉她如何预防再受感染?

选择题参考答案

1~5. ACDCC　6~10. AADAD　11~15. EAECE　16~21. EEBAED

第八章　实训指导

实训一　传染病区护理管理和消毒隔离

【目标】

1. 加强对消毒、隔离在预防传染病方面重要性的认识。

2. 掌握消毒的种类和方法。

3. 掌握传染病隔离对象和隔离方法。

4. 学会常用隔离技术。

【方法】

示教、练习、临床见习。

【内容】

1. 正确穿脱隔离衣。

2. 观看"隔离消毒"录像或参观病房,将病房按清洁区、污染区和半污染区进行区域划分,以及各区域隔离要求。

3. 呼吸道隔离、消化道隔离、严密隔离、接触隔离等的适应症及隔离要求。

4. 配制常用消毒液

(1) 1%漂白粉澄清液的配制　称取含有有效氯25%漂白粉10 g放入小烧杯中,加水少许调成糊状,再倒入容器中,并将烧杯内漂白粉全部洗净并倒入,然后加清水至1 000 ml,搅拌均匀后即成1%漂白粉液,静置一夜后取澄清液用。

(2) 0.5%过氧乙酸液的配制　取冰醋酸30 g,加入96%硫酸0.9 g混匀,再加3%过氧化氢溶液50 g,不断搅拌后静置过夜即配成5%过氧乙酸,使用时再稀释成0.5%过氧乙酸。

(3) 84消毒液的配制　用0.2%～0.5%的稀释液进行消毒。取市售强力消毒液5 ml倒入容器中,加清水1 000 ml,即配成0.5%强力消毒液。

5. 熟悉常用消毒的方法,消毒机制。

(1) 物理消毒法

1) 热消毒:煮沸消毒、高压蒸汽灭菌、预真空型压力蒸汽灭菌、巴氏消毒法。

2) 辐射灭菌法:红外线、紫外线和微波消毒。

(2) 化学消毒法

1) 含氯消毒剂:包括漂白粉、次氯酸钠等。这类制剂在水中产生次氯酸,可对细胞壁起作用,也可侵入细胞内与菌体蛋白或酶发生氧化作用而使微生物死亡。

2）氧化消毒剂：过氧乙酸、过氧化氢、臭氧、高锰酸钾等，主要靠其强大的氧化能力来灭菌。

3）醛类消毒剂：甲醛、戊二醛，戊二醛可以封闭微生物的细胞壁，阻碍微生物对营养的吸收和废物的排出，最终导致死亡。

4）碘类消毒剂：常用的有2.5%碘酊和0.5%碘仿。

5）醇类消毒剂：主要有75%乙醇。

6. 消毒常规

（1）预防性消毒

1）用于诊疗室、治疗室、内走廊、呼吸道病区、污染更衣室、消毒间，空气消毒，消毒次数为每日1次。

2）对于病室、病室卫生间、工作区物体表面、地面等，视传播途径、传染性及污染程度酌情定期消毒。

3）对于备用的氧气管道等消毒，可每月消毒一次，使用中的氧气管道，对于湿化瓶消毒每日1次。

（2）随时消毒　对尿、粪便、痰和脓液、生活污水、剩食、垃圾、被服类、棉床垫等、体温剂、注射器、压舌板、药杯、听诊器、血压计等要进行随时消毒。

（3）终末消毒

1）病人出院时应先淋浴，换上已消毒清洗的衣服，随身物件经消毒处理后才可携出。

2）室内一切物品均须彻底消毒，严密隔离室及抢救室须密封后用36%甲醛溶液（福尔马林）和过氧乙酸熏蒸消毒。呼吸道隔离病房可用紫外线消毒。

3）尸体用0.5%过氧乙酸擦拭全身，按一般尸体料理常规处理后，以大单包裹送停尸房。

4）病人的废弃物，应该装袋、记好标记后送出焚毁。

【时间】

4学时。

实训二　病毒性肝炎病人的护理

【目标】

1. 能运用护理程序正确收集病毒性肝炎病人的流行病学资料、临床资料和实验室检查资料，作出护理诊断，并制定出护理措施。

2. 具有对病毒性肝炎病人及家属进行健康教育的能力，并表现出良好的职业素质。

3. 能正确对病人实施消化道隔离和消毒措施。

4. 能根据病原体的特点而正确的采集标本，并能对实验结果进行正确的评估。

【方法】

1. 临床实习。

2. 电视录像。

【内容】

1. 通过临床实习、病例讨论或观看录像，评估病人的身心状态和实验室检查结果。

2. 病例讨论　病毒性肝炎病人的护理。

(1) 传染病院(科)见习

1) 按6～10名学生组成1个实习小组,每组由1名带教老师负责临床见习全过程。

2) 临床带教老师详细介绍病人情况,组织学生分组对病人进行护理评估。

3) 在带教老师指导下进行讨论并提出护理诊断。

4) 为病人制定护理措施。

5) 带教老师做临床见习小结。

(2) 病例讨论　病人,15岁,女性,中学生。因畏寒、发热、乏力、食欲减退、恶心、右上腹隐痛不适1周,尿色加深如浓茶色2日入院。病人自述不知患了何种疾病,如何治疗,担心预后和因住院时间长而耽误功课。

体格检查:体温39℃,脉搏112次/分,呼吸25次/分,血压90/60 mmHg,一般情况好,皮肤、巩膜黄染。双肺呼吸音粗,无干、湿啰音,心率112次/分,律齐,无病理性杂音。腹平软,肝肋下1.5 cm,质软,有触痛,肝区有叩痛,脾未触及。

实验室检查:血液白细胞计数6.5×10^9/L,中性粒细胞0.58,淋巴细胞0.42,血清总胆红素102.6 μmol/L,丙氨酸氨基转移酶(ALT)240 U/L,抗-HAV IgM阳性。

(1) 在教师指导下,学生分组讨论,结合病例提出护理诊断,制定护理措施。

(2) 各组汇报讨论结果。

(3) 教师小结。

【时间】

3学时。

实训三　手足口病病人的护理

【目标】

1. 能运用护理程序正确收集手足口病病人的流行病学资料、临床资料和实验室检查资料,作出护理诊断,并制定出护理措施。

2. 具有对手足口病病人及家属进行健康教育的能力,并表现出良好的职业素质。

3. 具有在社区进行手足口病健康宣教的能力。

【方法】

1. 录像　手足口病的预防。

2. 病例讨论　手足口病病人的护理。

3. 模拟　进行手足口病的健康宣教。

【内容】

1. 通过临床实习、病例讨论或观看录像,评估病人的身心状态和实验室检查结果。

2. 病例讨论　手足口病病人的护理。

(1) 传染病院(科)见习

1) 按6～10名学生组成1个实习小组,每组由1名带教老师负责临床见习全过程。

2) 临床带教老师详细介绍病人情况,组织学生分组对病人进行护理评估。

3) 在带教老师指导下进行讨论并提出护理诊断。

4）为病人制定护理措施。

5）带教老师做临床见习小结。

（2）病例讨论　患儿，3 岁，男性。发热、咳嗽、流涕、呕吐、食欲减退等症状 3 日于 8 月 12 日入院。查体：体温 38.9℃，一般情况好，手脚见数个皮疹。1 个为红色斑丘疹，多数为 2～4 mm 的水疱，疱壁薄，疱液澄清，周围绕以红晕。口腔黏膜充血，口腔内散发小疱疹及溃疡，以舌、颊黏膜及硬腭等处为多，疼痛明显使患儿进食困难及流涎增多，双肺呼吸音粗，无干湿啰音，余未见异常。实验室检查：血清中手足口病的特异性 IgM 抗体阳性。

1）在教师指导下，学生分组讨论，结合病例提出护理诊断，制定护理措施。

2）各组汇报讨论结果。

3）教师小结。

【时间】

2 学时。

实训四　流行性出血热病人的护理

【目标】

1. 能运用护理程序正确收集流行性出血热病人的流行病学资料、临床资料和实验室检查资料。

2. 能正确作出护理诊断、制定护理措施。

【方法】

1. 模拟进行流行性出血热病人的资料收集。

2. 讨论护理诊断。

3. 讨论护理措施。

【内容】

1. 流行性出血热病人常见症状体征、主要监护指标。

2. 流行性出血热病人护理诊断、护理措施。

3. 病例讨论　流行性出血热病人的护理。

病人，男性，林区工人。发热、头痛、呕吐 5 日，之后体温下降，少尿，腋下有少许点条状出血点入院。

体格检查：体温 37℃，脉搏 90 次/分，呼吸 25 次/分，血压 80/60 mmHg，面色苍白，眼睑结膜水肿，腋下有少许条索点状出血点，腰部疼痛、叩痛明显。24 小时尿量 320 ml，余未见异常。

实验室检查：血常规检查结果，血小板 30×10^9/L，白细胞 21.3×10^9/L，中性粒细胞 0.65，杆状核 0.08，异型淋巴细胞 0.12。尿常规检查结果，尿蛋白（+++）。

（1）在教师指导下，学生分组讨论，结合病例提出护理诊断，制定护理措施。

（2）各组汇报讨论结果。

（3）教师小结。

【时间】

2 学时。

实训五　流行性脑脊髓膜炎病人的护理

【目标】

1. 能运用护理程序正确收集流行性脑脊髓膜炎病病人的流行病学资料、临床资料和实验室检查资料,作出护理诊断,并制定出护理措施。

2. 能正确宣教流行性脑脊髓膜炎病的预防知识,并表现出良好的职业素质。

【方法】

1. 录像　流行性脑脊髓膜炎病防治。

2. 讨论　流行性脑脊髓膜炎病的预防。

【内容】

1. 常见流行性脑脊髓膜炎常见症状体征、主要监护指标和实验室检查结果。

2. 病例讨论　流行性脑脊髓膜炎病人的护理措施及预防措施。

(1) 传染病院(科)见习

1) 按6~10名学生组成1个实习小组,每组由1名带教老师负责临床见习全过程。

2) 临床带教老师详细介绍病人情况,组织学生分组对病人进行护理评估。

3) 在带教老师指导下进行讨论并提出护理诊断。

4) 为病人制定护理措施。

5) 带教老师做临床见习小结。

(2) 病例讨论　李某,12岁,男性,小学生。因突起高热、头痛、呕吐、皮肤黏膜瘀点2日于3月28日入院。入院当日呕吐1次,为胃内容物。

体格检查:体温39.2℃,脉搏101次/分,呼吸26次/分,血压90/60 mmHg,神志清、烦躁不安,皮肤、巩膜无黄染,躯干部位散在形状不规则瘀点、瘀斑、压之不退色。颈强直,双肺呼吸音粗,无干、湿啰音,心率101次/分,心律齐,无病理性杂音。腹平软,无压痛及反跳痛,脾未触及。巴氏征(+)、克布征(+)。

实验室检查:血液白细胞计数16.2×10^9/L,中性粒细胞0.86,淋巴细胞0.14,大小便常规检查无异常。脑脊液检查压力增高、外观浑浊,细胞数明显增多,蛋白增高,糖和氯化物降低。取瘀点组织涂片见双面凹的卵圆形或肾型,凹面相对,呈双排列的细菌。

1) 在教师指导下,学生分组讨论,结合病例提出护理诊断,制定护理措施。

2) 各组汇报讨论结果。

3) 教师小结。

【时间】

2学时。

附录1　主要传染病潜伏期、隔离期及接触者观察期(参考)

病名		潜伏期		隔离期	接触者观察期
		常见	最短~最长		
病毒性肝炎	甲型	30日	15~45日	发病日起21日	检疫45日
	乙型	60~90日	28~180日	急性期隔离至HB_sAg阴转,恢复期不阴转者按病原携带者处理	检疫45日,观察期间可注射乙肝疫苗及HBIG
	丙型	60日	15~180日	至ALT恢复正常或血清HCV RNA阴转	检疫期45日
	丁型	与HBV有关	28~140日	至血清HDV RNA及HDAg阴转	检疫期45日
	戊型	40日	10~75日	发病日起3周	检疫期60日
流行性感冒		1~2日	数小时~3日	退热后2日	医学观察3日
麻疹		8~12日	6~21日	出疹后5日	医学观察21日,被动免疫者延长到21日
水痘		13~17日	10~24日	至全部结痂或不少于发病后14日	医学观察24日
流行性腮腺炎		18日	8~30日	至腮腺肿胀完全消失	一般不检疫;集体儿童检疫21日
流行性脑脊髓膜炎		2~3日	2~10日	至症状消失后3日,但不少于发病后7日	医学观察7日
白喉		2~5日	1~7日	症状消失后连续2次咽培养阴性(间隔2日)或症状消失后30日后解除隔离	医学观察7日
百日咳		7~10日	2~21日	发病后40日或出现痉咳后30日	医学观察21日
猩红热		2~5日	1~12日	至症状消失后连续3次咽培养阴性或发病后7日	医学观察7日
脊髓灰质炎		9~12日		不少于发病后40日	医学观察21日
霍乱		1~3日	数小时~7日	症状消失后隔日大便培养1次,连续3次阴性或症状消失后14日	留验5日,便培养连续3次阴性后解除
流行性乙型脑炎		10~15日	4~21日	至体温正常为止	不检疫
狂犬病		1~2月	10日~10年	病程中隔离治疗	不检疫
手足口病		3~5日	2~10日	症状消失后1周	医学观察21日
细菌性痢疾		1~2日	数小时~7日	至症状消失后7日或3次便培养阴性	医学观察7日
伤寒		7~14日	3~35日	体温正常后15日或症状消失,大便培养2次阴性	医学观察15日
副伤寒		8~10日	3~6日		

续 表

病名	潜伏期		隔离期	接触者观察期
	常见	最短~最长		
流行性出血热	14~21日	5~46日	隔离至热退	不检疫
艾滋病	数月~2年	隔离观察	日常接触不需检疫	—
阿米巴痢疾	7~14日	2日~1年	症状消失后连续3次大便查溶组织阿米巴滋养体及包囊阴性	—
炭疽	1~3日	12小时~12日	皮肤炭疽隔离至创口愈合、痂皮脱落,其他型病人临床痊愈后解除隔	离医学观察12日
流行性斑疹伤寒	10~14日	5~23日	彻底灭虱后隔离至热退后12日	彻底灭虱后医学观察14日
间日疟	10~15日	11 ~25日,长6~9个月	病室防蚊、灭蚊	不需要检疫
三日疟	20~30日	8~45日	—	—
恶性疟	7~12日	7~15日	—	—
布鲁菌病	14日	7~21日	临床症状消失后,解除隔离	不检疫
鼠疫	3~5日	数小时~8日	腺鼠疫隔离至淋巴肿完全消退;肺鼠疫败在临床症状消失后痰检查3次阴性解除隔离	检疫9日

附录2　常用生物制品预防接种表(参考)

品名	性质	接种对象	剂量与方法	免疫期及复种	保存和有效期
乙型肝炎疫苗	自/抗原	表面抗原或(及)表面抗体阴性的乙肝易感者;由其母亲为HBsAg或(及)HBeAg阳性的婴幼儿;于乙肝密切接触的其他高危人群	全程免疫:每次10～30 μg,按0、1、6月各肌内注射1次;新生儿出生后24小时内注射。HB_sAg阳性母亲的生儿出生后立即注射HBIG 100～200 U,3日后接种乙肝疫苗10 μg,1月、6月各肌内注射1次乙肝疫苗	免疫期5～10年,每5年加强注射1次	2～8℃,暗处保存,严防冻结,有效期2年
甲型肝炎减毒活	活/自/病毒	1岁以上儿童及成人	三角肌处皮下注射1.0 ml	免疫期4年以上	2～8℃,暗处保存,有效期3个月;－20℃以下有效期1年
脊髓灰质炎糖丸疫苗	活/自/病毒	2月龄婴儿至4岁儿童为主	首次免疫从2月龄开始,连服3次,间隔4～6周	免疫期3～5年,4岁时加强1次	30～32℃保存2日,20～22℃保存12日,2～10℃保存5个月,－20℃有期两年
麻疹疫苗	活/自/病毒	8个月龄以上的易感儿童	三角肌处皮下注射0.2 ml	免疫期4～6年,7岁时复种1次	2～10℃,暗处保存,液体疫苗有效期2～3个月,冻干疫苗效期1年,开封后应在1小时内用完
麻腮风疫苗	活/自/病毒	8个月龄以上的易感儿	三角肌处皮下注射0.5 ml	免疫期11年,11～12岁时复种1次	2～8℃避光保存
甲型流感疫苗	活/自/病毒	健康成人	1 ml疫苗加4 ml生理盐水,混匀后喷入鼻内,每鼻孔约0.25 ml,稀释后4小时内用完	免疫期6～10个月	2～10℃,液体疫苗效期3月,冻干疫苗效期1年

续 表

品名	性质	接种对象	剂量与方法	免疫期及复种	保存和有效期
狂犬病疫苗	死/自/病毒	被狂犬或可疑动物咬伤、抓伤	咬伤后，先处理伤口。轻度咬伤者于当日、第7日和第14日各肌内注射2 ml。重度咬伤者于当日，第3、7、14和30日各肌内注射2 ml。2岁以下每次0.5 ml，2～5岁儿童每次1 ml。（重度咬伤者应先注射抗狂犬病血清）	免疫期3个月。全程免疫后3～6月再度被咬伤，应加强注射2次，间隔1周，剂量同左；6个月后再被咬伤，则需再次全程免疫	2～10℃暗处保存，液体疫苗有效期6个月，冻干疫苗1年
卡介苗	活/自/细菌	新生儿及结核菌素试验阴性的儿童	出生后24～48小时皮内注射0.1 ml	免疫期5～10年，城市7岁，农村7岁、12岁加强注射	2～10℃，液体菌苗效期6周，冻干菌苗效期1年
霍乱、伤寒、副伤寒甲、乙四联菌	死/自/细菌	重点使用于部队、港口、铁路沿线工地、环境卫生及饮食业工作人员	皮下注射3次，相隔7～10日，1～6岁0.2、0.3、0.3 ml；7～14岁0.3、0.5、0.5 ml；15岁以上0.5、1.0、1.0 ml	免疫期1年，每年加强注射1次，剂量同第3针	2～10℃，效期1年半
钩端螺旋体菌苗	死/自/螺旋体	流行地区7～60岁的人群，以及进入该地区的人员	皮下注射2次，相隔7～10日，剂量1.0、2.0 ml；7～13岁用量减半	免疫期1年，每年加强注射2次，剂量同初种	2～10℃。有效期1年半
冻干黄热病疫苗	活/自/病毒	出国到黄热流行地区的人员	以无菌生理盐水5 ml溶解后，皮下注射0.5 ml 1次	免疫期10年	20℃有效期一年半，2～20℃有效期6个月
森林脑炎疫苗	死/自/病毒	重点使用于本病流行地区人群	皮下注射2次，相隔7～10日，2～6岁每次0.5 ml，7～10岁每次1 ml，11～15岁每次1.5 ml，16岁以上第一次2 ml，第二次3 ml	免疫期1年，每年加强注射1次，除16岁以上为3 ml外，其他年龄每次剂量同初种	2～10℃效期1年，25℃以下，效期1个月

续 表

品名	性质	接种对象	剂量与方法	免疫期及复种	保存和有效期
流行性斑疹伤寒疫苗	死/自/立克次体	重点使用于本病流行地区人群	皮下注射3次，相隔5～10日，15岁以上0.5、1.0、1.0 ml，15岁以下0.3～0.4、0.6～0.8、0.6～0.8 ml	免疫期1年，每年加强注射1次，剂量同第3针	2～10℃，有效期1年，不得冻结
霍乱菌苗	死/自/细菌	根据疫情安排，重点为环境卫生及饮食业工作人员、医务人员及水陆、口岸居民	皮下注射2次，相隔7～10日，6岁以下0.2、0.4 ml；7～14岁0.3、0.6 ml；15岁以上0.5、1.0 ml。应在流行前4周完成	免疫期3～6个月，每年加强注射1次，剂量同第2针	2～10℃，有效期1年
布氏杆菌菌苗	活/自/细菌	畜牧、皮革、屠宰工作人员及兽医实验室、疫区防疫卫生人员等	皮上划痕法：儿童滴1滴，划1个1～1.5cm长的井字；成人滴2滴，划2个“井”字，2滴相距2～3 cm，严禁注射	免疫期1年，每年接种1次	2～10℃，有效期1年
鼠疫菌苗	活/自/细菌	重点使用于本病流行地区人群	皮上划痕法：剂量每人0.05 ml，划痕长1～1.5 cm，2～6岁划1个“井”字，7～13岁划3个“井”字，相隔2～3 cm，严禁注射	免疫期1年，每年接种1次	2～10℃，有效期1年
炭疽菌苗	活/自/细菌	牧民，屠宰、皮毛，制革人员及兽医	皮上划痕法：滴2滴菌苗，相距3～4 cm，每滴作“井”字划痕长1～0.5 cm，严禁注射	免疫期1年，每年接种1次	2～10℃，效期2年，25℃以下 暗处，效期1年
百日咳菌、白喉、破伤风类毒素混合制剂（百白破混合制剂）	死/自/细菌和类毒素	3月龄至7岁儿童	全程免疫分两年皮下注射4次，第1年3次，相隔4～6周，第2年1次，剂量均为0.5 ml	7岁时用白破或百白二联制剂加强免疫，全程免疫后不再用百白破混合制剂	2～10℃，有效期1年半

续表

品名	性质	接种对象	剂量与方法	免疫期及复种	保存和有效期
冻干A群流脑多糖菌苗	死/自/细菌	15岁以下儿童及流行区成人	三角肌皮下注射1次,25～50 μg	免疫期半年到1年	2～10℃,有效期1年
腮腺炎疫苗	活/自/病毒	8月龄以上易感者	三角肌皮下注射0.5 ml	免疫期10年	2～8℃或0℃以下保存,有效期一年半
吸附精制白喉类霉素	自/类毒素	6月龄至12岁儿童	初种皮下注射2次,每次0.5 ml,相隔4～8周	免疫期3～5年,第2年加强注射1次0.5 ml,以后每3～5年注射1次,0.5 ml	25℃以下暗处,不可冻结,效期3年
吸附精制破伤风类毒素	自/类毒素	发生创伤机会较多的人群	全程免疫3次分两年完成,第1年注射2次,0.5 ml、0.5 ml相隔4～8周,第二年1次,0.5 ml,均肌内注射	免疫期5～10年,加强注射一般每10年注射1次0.5 ml	25℃以下暗处,不可冻结,效期3年
精制破伤风抗毒素	被/抗毒素	破伤风患者及受伤后有发生破伤风可能者	治疗:首次肌内或静脉注射5万～20万U,儿童与成人量同,新生儿24小时内注射2万～10万U。预防:一次皮下或肌内注射1 500～3 000 U,儿童与成人量相同	免疫期3周	2～10℃,液状制品效期3～4年,冻干制品5年
精制肉毒抗毒素	被/抗毒素	肉毒中毒患者或与患者食过同样食物的人	预防:一次皮下或肌内注射每型各1 000～2 000 U治疗:首次肌内注射或静脉滴注1～2万U后依病情决定	免疫期3周	2～10℃,液状制品效期3～4年,冻干制品5年

续 表

品名	性质	接种对象	剂量与方法	免疫期及复种	保存和有效期
精制抗狂犬病血清	被/免疫血清	被可疑动物严重咬伤者	皮试阴性后使用,成人剂量20 ml,半量作局部伤口处注射,半量肌内注射;或于咬伤后72小时内肌内注射;儿童剂量0.5～1.5 ml/kg	免疫期3周	2～10℃,液状制品效期3～4年,冻干制品5年
乙型肝炎免疫球蛋白(HBIG)	被/免疫球蛋白	HBsAg阳性母亲所产新生儿,及意外被HBeAg阳性血清污染者	新生儿:出生后24小时内及2个月龄各肌内注射1次,每次1 ml。成人:接触后立即肌内注射5 ml(100 U/ml)	免疫期2个月	2～10℃,有效期2年
人丙种球蛋白	被/球蛋白	丙种球蛋白缺乏症患者,甲型肝炎或麻疹密切接触者	治疗丙种球蛋白缺乏症:每次肌内注射0.15 ml/kg;预防甲型肝炎:1次肌内注射0.05～0.1 ml/kg(成人每次3 ml);预防麻疹:1次肌内注射0.05～1.5 ml/kg(儿童最大量每次6 ml)	免疫期2个月	2～10℃,有效期2年

活:活疫(菌)苗;死:死疫(菌)苗;自:自动免疫;被动免疫

(华桂春)

参考文献

1. 全国卫生专业技术资格考试专家委员会. 2010 全国卫生专业技术资格考试指导. 北京：人民卫生出版社,2010.
2. 李群芳,邓荆云,张爱琴. 内科护理学. 武汉:华中科技大学出版社,2011.
3. 北京大学护理学院. 2010 护理学专业(主管护师)资格考试习题集. 北京:北京大学医学出版社,2009.
4. 卢芳萍,沈小平. 主管护师职称考试强化训练习题集. 上海:第二军医大学出版社,2009.
5. 尤黎明,吴瑛. 内科护理学. 第4版. 北京:人民卫生出版社,2009.
6. 李丹,张琳. 内科护理学. 北京:高等教育出版社,2009.
7. 翁心华,张婴元. 传染病学. 第4版. 上海:复旦大学出版社,2009.
8. 夏泉源. 内科护理学. 北京:人民卫生出版社,2008.
9. 吴光煜. 传染病护理学. 第2版. 北京:北京大学医学出版社,2008.
10. 杨绍基,任红. 传染病学. 第7版. 北京:人民卫生出版社,2008.
11. 朱念琼. 传染病护理学. 南京:江苏科学技术出版社,2008.
12. 任珍. 传染病护理学. 北京:北京大学医学出版社,2007.
13. 彭文伟. 传染病学. 第6版. 北京:人民卫生出版社,2006.
14. 符阳春. 传染病学基础. 第6版. 北京:高等教育出版社,2005.
15. 石宏,岳希全,欧阳霞. 传染病护理学. 上海:第二军医大学出版社,2005.
16. 吴光煜. 传染病护理学. 北京:北京大学医学出版社,2003.
17. 王秋海. 传染病学. 北京:人民卫生出版社,2003.

综合测试题

一、A1 型选择题

每题有 A、B、C、D、E 五个备选答案，请从中选择一个最佳答案。（共 25 题，每题 1 分）

1. 每种传染病检疫期的确定是根据该病的(　)

A. 病程的长短　B. 传染期的长短　C. 潜伏期的长短　D. 前驱期的长短　E. 病情的严重程度

2. 下列哪项是脑膜炎球菌的正确特性(　)

A. 属奈瑟菌属，革兰染色阳性　B. 能产生毒力较强的外毒素

C. 在脑脊液及瘀点涂片中，该菌多在中性粒细胞外，少数在细胞内

D. 抵抗力弱，在体外能产生自溶酶而易于自溶　E. 在含胆汁的培养基上生长良好

3. 伤寒病人指导其进食(　)

A. 普食　B. 含粗纤维多的食物　C. 鼓励多进食

D. 营养丰富少渣或无渣的流质或半流质饮食　E. 进刺激性强的食物

4. 痢疾杆菌致病作用的决定因素是(　)

A. 内毒素　B. 肠毒素　C. 神经毒素　D. 细胞毒　E. 侵袭作用

5. 艾滋病最常见的机会性感染是(　)

A. 口腔念珠菌病　B. 卡氏肺孢子菌肺炎　C. 外阴部疱疹病毒感染

D. 疱疹性直肠炎　E. 巨细胞病毒性视网膜炎

6. 控制麻疹流行最有效可行的措施是(　)

A. 普遍肌内注射丙种球蛋白　B. 普遍接种麻疹减毒活疫苗　C. 切断传播途径

D. 隔离病人　E. 成人血 10～15 ml 两侧臀部深层肌内注射

7. 预防流行性出血热的关键措施是(　)

A. 防鼠灭鼠　B. 防螨灭螨　C. 预防接种　D. 个人防护　E. 少到公共场所

8. 以下哪一种状况感染者不是传染源(　)

A. 显性感染　B. 隐性感染　C. 潜伏性感染　D. 病原携带状态　E. 受感染的动物

9. 下列疾病中，以显性感染为主的是(　)

A. 霍乱　B. 流行性出血热　C. 甲型病毒性肝炎

D. 乙型病毒性肝炎　E. 流行性脑脊髓膜炎

10. 下列水痘病人的治疗措施错误的是(　)

A. 加强皮肤护理　B. 预防继发细菌感染　C. 对症治疗　D. 皮疹广泛时加用激素

E. 疱疹破溃处可涂 2% 甲紫(龙胆紫)及抗生素软膏

11. 根据《中华人民共和国传染病防治法》，霍乱属于何种传染病(　)

A. 强制管理传染病　B. 严格管理传染病　C. 监测管理传染病　D. 限期控制的传染病

E. 到 2000 年消灭的传染病

12. 暴发型流脑的发病机制主要是由于(　)

A. 内毒素所致 DIC　B. 脑膜炎球菌直接引起广泛的血管内皮损害

C. 内毒素所致的急性微循环障碍　D. 急性肾上腺皮质功能衰竭

E. 内毒素所致脑水肿、颅内高压

13. 溶组织内阿米巴原虫侵入肝最主要的途径是(　)

A. 穿透结肠壁直接入肝　B. 经胆道逆行入肝　C. 经门静脉入肝

D. 经肝静脉入肝　E. 经局部淋巴管入肝

14. 钩端螺旋体病的治疗药物宜首选(　)

A. 青霉素　B. 链霉素　C. 四环素　D. 庆大霉素　E. 糖皮质激素

15. 在我国最常见的疟疾类型是(　)

A. 间日疟　B. 恶性疟　C. 三日疟　D. 卵形疟　E. 输血后疟

16. 对艾滋病病人和艾滋病病毒感染者应采取的隔离措施是(　)

A. 接触隔离　B. 呼吸道隔离　C. 肠道隔离　D. 虫媒隔离　E. 血液、体液隔离

17. 传染源向四周散播病原体所能波及的范围称作(　)

A. 传染过程　B. 流行过程　C. 疫源地　D. 自然疫源地　E. 以上均不是

18. 在当一个地区某病的发病率明显超过该病往年一般发病率水平时称作(　)

A. 散发　B. 暴发　C. 流行　D. 大流行　E. 以上均不是

19. 下列哪项不是猩红热病人出疹期特征表现(　)

A. 帕氏线　B. 口周苍白圈　C. 玫瑰色红斑疹　D. 草莓舌　E. 杨梅舌

20. 下列哪项不属于传染病流行病学资料内容(　)

A. 年龄、性别　B. 卫生习惯　C. 预防接种史　D. 发病季节　E. 热型

21. 关于人工主动免疫,正确的是(　)

A. 将免疫血清注入人体　B. 常用制剂有抗毒血清

C. 是控制以至最终消灭某种传染病的重要措施

D. 主要用于治疗或对接触者的紧急预防　E. 使人体迅速获得免疫力

22. 掌握传染病潜伏期最重要的意义是(　)

A. 协助诊断　B. 预测疫情　C. 确定检疫期　D. 预测预后　E. 估计病情轻重

23. 下列哪项不属于疫源性疾病(　)

A. 伤寒　B. 流行性出血热　C. 钩端螺旋体病　D. 鼠疫　E. 血吸虫病

24. 下列哪种传染病属于血液/体液隔离的传染病(　)

A. 水痘　B. 狂犬病　C. 疟疾　D. 艾滋病　E. 细菌性痢疾

25. 下列哪一种物质是霍乱弧菌最主要的致病因素(　)

A. 霍乱肠毒素　B. 内毒素　C. M 蛋白　D. 玻璃酸酶　E. 蛋白水解酶

二、A2 型选择题

每题有 A、B、C、D、E 五个备选答案,请从中选择一个最佳答案。(共 25 题,每题 1 分)

26. 病人,男性,与艾滋病病人同住一个房间,他担心会被传染,请问艾滋病的传播途径不包括以下哪一项(　)

A. 输血　B. 吸毒共用针具　C. 母婴　D. 蚊虫叮咬　E. 性传播

27. 病人,男性,28 岁,急性腹泻 2 日,大便黄色水样,少许黏液,共 10 次,伴左下腹痛及里急后重。粪常规:黄色黏液便,RBC 2 ~ 8 个/HP,WBC 1 个/HP,发现结肠阿米巴。最可能的诊断是(　)

A. 阿米巴痢疾　B. 菌痢　C. 霍乱　D. 伤寒　E. 结肠癌

28. 某病人在患钩虫病后发生贫血,贫血的主要原因是(　)

A. 钩虫的有毒物质抑制造血功能　B. 胃肠功能紊乱致吸收不良

C. 异嗜症致营养摄入减少　D. 慢性失血致体内铁储备损耗过多　E. 以上都不是

29. 病人,男性,30 岁,急性腹泻 2 日,黄色水样便,少许黏液,伴左下腹痛及里急后重。粪常规见黄色黏液便。RBC 2 ~ 8/HP,WBC 5 个/HP。最可能的诊断是(　)

A. 阿米巴痢疾　B. 菌痢　C. 霍乱　D. 伤寒　E. 结肠癌

30. 李晓,女性,6 岁。今年春季在她幼儿园出现了多例水痘病人。请问有关水痘的传染源,下述哪项

是正确的( )

A. 病人是传染源　B. 无症状带菌者

C. 带状疱疹病人的传染源作用较水痘病人更重要

D. 带毒野生动物　E. 带毒的家养动物

31. 水痘患儿,对其皮疹的处理措施不正确的是( )

A. 可用0%、25%冰片炉甘石洗剂涂擦止痒

B. 设法分散幼儿注意力,减少应瘙痒引起的烦躁不安

C. 适当口服抗组胺药物止痒　D. 避免患儿抓破皮疹　E. 口服抗生素预防继发感染

32. 李某被野犬咬伤,请问被病兽咬伤后,发病与否与下列哪些因素无关( )

A. 咬伤部位　B. 咬伤严重性　C. 局部处理情况　D. 被咬者的年龄

E. 及时、全程、足量注射狂犬疫苗

33. 在某小学校发现一例流脑病人,经对该校师生检查结果发现,有21人咽拭子培养发现有革兰阴性双球菌生长,这21位师生属于( )

A. 病人　B. 病原携带状态　C. 隐性感染　D. 潜伏性感染　E. 显形感染

34. 某病人,因急性腹泻入院,为鉴别病人的腹泻原因,请问典型急性菌痢病人大便应该是什么性状( )

A. 米泔水样便　B. 柏油样便　C. 灰陶土样便　D. 黏液脓血便　E. 果酱样腥臭便

35. 王某被诊断为慢性无症状乙型肝炎病毒携带者,对其采取的下列护理保健措施中哪项不正确( )

A. 全休半年　B. 加强锻炼,提高机体免疫功能,忌饮酒

C. 适当隔离　D. 避免频繁暴露于肝炎病毒　E. 加强随访

36. 病人,体检中发现血中乙型肝炎表面抗原阳性,但他没有任何不适感觉,其他各项体检及化验也均正常。该病人属于( )

A. 显性感染　B. 潜伏性感染　C. 隐性感染　D. 病原携带状态　E. 病原体被清除

37. 某幼儿园发现一例麻疹患儿,对该幼儿园易感儿于5日内肌内注射以下何种制剂为最佳( )

A. 母亲全血　B. 丙种球蛋白　C. 母血浆　D. 胎盘球蛋白　E. 麻疹疫苗

38. 病人,女性,在到疟疾流行区出差后出现间歇发热、寒战等症状,为诊断最简便而迅速的方法是( )

A. 血涂片　B. 血培养　C. 骨髓培养　D. 骨髓涂片　E. 酶联免疫吸附试验

39. 某甲型肝炎病人担心自己会转变成慢性肝炎,关于病毒性肝炎的临床经过,下列哪项是错误的( )

A. 甲型肝炎少见为慢性病程　B. 乙型肝炎易呈慢性病程　C. 甲型肝炎多见慢性病程

D. 丙型肝炎易呈慢性病程　E. 戊型肝炎多呈急性病

40. 某病人疑诊流行性出血热,血常规检查出现哪些改变有助于早期诊断( )

A. 白细胞总数增高　B. 中性粒细胞增高　C. 淋巴细胞增高

D. 出现异常淋巴细胞　E. 血小板减少

41. 病人,男性,9岁,患流行性乙型脑炎,处于极期。本病人不可能有一下哪种临床症状( )

A. 高热及全身中毒症状　B. 惊厥、呼吸衰竭

C. 意识障碍及颅高压表现　D. 对称性瘫痪伴感觉丧失

E. 脑膜刺激征及病理征阳性

42. 张某,20岁,农民,因高烧伴呕吐2日于8月入院。体格检查:神清,面潮红,结膜充血,胸前有散在性出血点,颈软,周围血白细胞为11.0×10^9/L,中性粒细胞0.75,有异型淋巴细胞,尿蛋白(++),发病前2周曾到某地参加水利建设。最可能的诊断是( )

A. 钩体病　B. 流行性脑脊髓膜炎　C. 流行性出血热　D. 败血症　E. 伤寒

43. 张某,伤寒确诊后,经氯霉素治疗后体温正常,一周后体温再次升高,血培养阳性;这种情况属于( )

A. 复发 B. 再燃 C. 重复感染 D. 混合感染 E. 再感染

44. 病人,男性,6岁,突然寒战、高热、面色青灰,四肢冷,人事不省,抽搐而就诊。应首先采取的诊断措施是( )

A. 腰椎穿刺 B. 血培养 C. 灌肠直肠拭子送验 D. 查尿常规 E. 查血常规

45. 病人,男性,由于引用生水后出现了吐泻症状,确诊为霍乱,在治疗中关键环节是( )

A. 抗菌药物 B. 抑制肠黏膜分泌药 C. 并发症治疗

D. 早期快速补充液体和电解质 E. 休息

46. 患儿,6个月,高热3日,体温40℃,血培养伤寒杆菌(+),肥达反应"H"与"O"均(-)。应考虑( )

A. 伤寒携带者 B. 逍遥型伤寒 C. 普通型伤寒 D. 菌血症 E. 非伤寒感染

47. 某肝炎病人血清 HBsAg(+),HBeAg(+),说明此病人( )

A. 无传染性 B. 有一定免疫力 C. 病情稳定 D. 已处于恢复期 E. 有较大的传染性

48. 病人,女孩,3岁,发热5日,伴流涕、咳嗽、纳差、双眼结膜充血。病后第四日从耳后、颈部出现皮疹,现已蔓延至躯干。现可见皮疹呈红色,稍隆起于皮面,压之退色,疹间皮肤正常。该患儿的皮疹属于( )

A. 红斑疹 B. 瘀点 C. 疱疹 D. 荨麻疹 E. 斑丘疹

49. 病人,女性,4岁,与鸡有接触史。发热、流涕、咽痛、全身不适入院。查体见白细胞总数和淋巴细胞减少。由于近期有人禽流感流行病例出现。初步诊断禽人流感,在护理中哪项不正确( )

A. 用退热剂阿司匹林降低体温 B. 给易消化、高营养的半流质饮食

C. 止咳化痰 D. 使用金刚烷胺 E. 保持呼吸道通畅

50. 病人,5岁。发热、流涕3日、眼结膜充血、皮肤出现斑丘疹1日入院。诊断为麻疹。对于该病人的护理,错误的是( )

A. 呼吸道隔离 B. 口腔清洗每日2~3次 C. 预防并发症

D. 服用小剂量退热剂降低体温 E. 乙醇擦浴降低体温

三、A3型选择题

每题有A、B、C、D、E五个备选答案,请从中选择一个最佳答案。(共25题,每题1分)

(51~54题共用题干)

病人,男性,29岁,渔民,昨日吃海鱼,今晨开始腹泻。不伴腹痛,10小时内排便20次,大便呈水样,量多,中午开始喷射性呕吐,发病后无尿。于下午4时就诊。

体格检查:重度脱水征,神志淡漠,血压为42/24 mmHg,拟诊断为霍乱。

51. 下列哪些检查有助于本病诊断( )

A. 血常规 B. 动力、制动试验 C. 粪碱性蛋白胨培养 D. 外斐反应 E. 粪常规

52. 霍乱主要传播途径是( )

A. 饮水 B. 日常接触 C. 食物 D. 苍蝇 E. 血液传播

53. 对本病人应采取( )

A. 按甲类传染病隔离 B. 按乙类传染病隔离 C. 按丙类传染病隔离

D. 安静平卧 E. 仰卧位

54. 在护理中应除外( )

A. 发现疫情立即送往医院进行隔离 B. 卧于带孔床上

C. 早期、快速、足量补液 D. 补液时适当加温 E. 记录24小时出入量

(55～57 题共用题干)

病人,女性,30 岁,5 日前出现发热、乏力、恶心、食欲下降,查体:巩膜轻度黄染,肝肋下 1 cm,质软,ALT 750 U/L,总胆红素 55 μmol/L,考虑该病人为"病毒性肝炎"。

55. 下列检查中,对进一步明确诊断意义最大的是( )

A. 肝炎病毒标志物检测　B. 腹部 B 型超声

C. 肝功能检查　D. 凝血功能检查　E. 血培养

56. 防止他家人感染的最有效措施为( )

A. 家中做到分餐制　B. 衣被、用具单独使用　C. 坚持餐前、便后洗手

D. 家中用物及地面每日使用消毒液擦拭一遍　E. 进行乙肝疫苗预防接种

57. 下列哪一项不是乙型肝炎的传播途径( )

A. 消化道传播　B. 输血或血制品　C. 性接触　D. 母婴传播　E. 日常生活密切接触

(58～60 题共用题干)

病人,男性,25 岁,3 周前自非洲援外归国,高热 1 周,伴畏寒、寒战,疑为疟疾。

58. 疟疾治疗中控制发作首选( )

A. 伯氨喹　B. 奎宁　C. 氯喹　D. 乙胺嘧啶　E. 甲氟喹

59. 上述药物治疗 3 日后,病情无好转。下列哪项护理较合适( )

A. 加大氯喹剂量　B. 联合应用伯氨喹啉　C. 乙胺嘧啶　D. 青蒿素　E. 氯喹 + 乙胺嘧啶

60. 疟疾典型临床发作的机制是由于( )

A. 疟原虫在肝细胞内增殖引起　B. 疟原虫在红细胞内增殖引起

C. 大量红细胞破坏,裂殖子及其代谢产物释放入血引起

D. 大量配子体引起　E. 裂殖子从肝细胞释出

(61～66 题共用题干)

病人,男性,34 岁。持续发热 10 日,腹胀、腹泻 2 日入院。诊断为伤寒。

61. 为确诊做细菌培养,那一种标本更有价值( )

A. 血培养　B. 粪便培养　C. 尿培养　D. 骨髓培养　E. 瘀斑培养

62. 此病最常见的并发症是( )

A. 中毒性肝炎　B. 肠出血、肠穿孔　C. 呼吸衰竭　D. 循环衰竭　E. 颅内高压

63. 此病的好发人群是( )

A. 青壮年工人或农民　B. 儿童和青壮年　C. 老年人　D. 6 岁以下儿童　E. 婴幼儿

64. 此病最重要的传染源是慢性带菌者,是指排菌时间超过( )

A. 2 个月　B. 3 个月　C. 4 个月　D. 5 个月　E. 6 个月

65. 慢性带菌者主要带菌部位在( )

A. 肝　B. 胆囊　C. 肠壁　D. 肠道淋巴组织　E. 咽部

66. 对于伤寒病人的护理哪一项不正确( )

A. 禁用新斯的明　B. 用泻药缓解便秘　C. 讲解疾病相关知识

D. 食欲增加不可以暴饮暴食　E. 少渣或无渣饮食

(67～69 题共用题干)

患儿,女性,6 岁。发热、乏力、盗汗、全身多处淋巴结增大。诊断为艾滋病。其母因感染艾滋病去世。

67. 她最有可能的传播途径是( )

A. 血液传播　B. 血制品传播　C. 母婴传播　D. 性接触传播　E. 医院内共用针头传播

68. 艾滋病最重要的传染源之一是( )

A. 显性感染者　B. 潜伏性感染者　C. 无症状病毒携带者

D. 急性感染期病人　　E. 艾滋病期病人

69. 她现在不可能存在的心理问题有(　)

A. 社交孤立　B. 焦虑　C. 报复心理　D. 恐惧　E. 抑郁

(70～72 题共用题干)

儿童,10 岁,患急性白血病近 1 年,用激素和抗白血病药物治疗。最近 2 日感染水痘,伴发热,在家休养。今晨发现皮疹越来越密集,有些已融合成大疱,家长来院咨询。

70. 对该患儿首先应采用的措施是(　)

A. 减少肾上腺糖皮质激素用量　B. 取疱疹液培养

C. 接种水痘疫苗　D. 加强白血病治疗　E. 大疱外湿敷

71. 对该患儿应隔离至(　)

A. 体温正常后　B. 出疹后 1 日　C. 出疹后 3 日　D. 出疹后 5 日　E. 疱疹全部结痂后

72. 以下哪项不是该患儿的护理措施(　)

A. 疱疹破溃时可涂 1% 甲紫　B. 大剂量的丙种球蛋白

C. 阿司匹林降低体温　D. 带状疱疹免疫球蛋白　E. 早期口服阿昔洛韦

73. 水痘皮疹的演变顺序(　)

A. 斑疹、疱疹　B. 斑疹、丘疹　C. 斑疹、丘疹、疱疹　D. 斑疹、丘疹、疱疹、结痂　E. 没有顺序

(74～75 题共用题干)

患儿,女性,9 岁,小学生,因发热伴有右耳周肿痛 2 日就诊。诊断为"流行性腮腺炎"。

74. 该患儿的隔离期应当是(　)

A. 腮腺增大前 5 日至增大后 1 周　B. 腮腺增大前 7 日至肿消退后 1 周

C. 腮腺增大前 5 日至增大后 10 日　D. 腮腺增大开始至增大消退后 10 日

E. 腮腺增大开始至腮腺完全消肿

75. 患儿在家休养 1 周后,自述头痛剧烈,时有呕吐,烦躁,发作惊厥 2 次,立即就诊,考虑合并了(　)

A. 中毒性脑病　B. 化脓性脑膜炎　C. 高热惊厥　D. 脑膜脑炎　E. 神经系统后遗症

四、A4 型选择题

每题有 A、B、C、D、E 五个备选答案,请从中选择一个最佳答案。(共 25 题,每题 1 分)

(76～79 题共用题干)

病人,64 岁,因恐惧不安、恐水、咽肌痉挛 2 日入院。

76. 最有可能的诊断是(　)

A. 流行性脑脊髓膜炎　B. 狂犬病　C. 乙型脑炎　D. 食物中毒　E. 疟疾

77. 经过进一步了解,病人曾于6月前被自家小狗咬伤过,其后没过多久,小狗因病死亡。为确诊应进行哪像检查(　)

A. 颅脑 CT　B. 彩色超声　C. 免疫荧光检测抗原　D. 尿常规　E. 粪常规

78. 该病人的护理问题不包括(　)

A. 体液不足　B. 气体交换受损　C. 潜在并发症:惊厥

D. 潜在并发症:颅内高压　E. 潜在并发症:呼吸衰竭

79. 关于这个疾病哪项是正确的(　)

A. 典型病例临床经过分三期

B. 护理时保持室内安静、光线暗淡

C. 病室要安静、阳光充足、空气清新

D. 病室应安静、空气新鲜、室温不可太高

E. 死亡率高达 90%

(80～83题共用题干)

患儿,女性,2岁。发热、咳嗽、畏光4日就诊。体格检查:体温39.2℃,呼吸38次/分,球结膜充血,耳后发际见红色斑丘疹,疹与疹之间皮肤正常。

80. 该患儿的诊断可能是( )

A. 猩红热　B. 麻疹　C. 风疹　D. 幼儿急疹　E. 肠道病毒感染

81. 确诊的首选检查是( )

A. 血常规　B. 血培养　C. 咽拭子培养　D. 皮疹涂片找抗原

E. 血清特异性IgM抗体检测

82. 入院后咳嗽加重,声音嘶哑、犬吠样咳伴吸气性呼吸困难,口周发绀,可能的并发症是( )

A. 肺炎　B. 脑炎　C. 急性喉炎　D. 心力衰竭　E. 呼吸衰竭

83. 不恰当的护理措施是( )

A. 吸氧吸痰　B. 眼部护理　C. 保持皮肤清洁

D. 口服阿司匹林或用乙醇擦浴退热　E. 避免强光刺激

(84～89题共用题干)

病人,女性,22岁,乏力,食欲缺乏10日,尿色加深如浓茶2日入院,体检:神清,巩膜中度黄染,肝于肋下1 cm,质软有压痛,脾未触及,总胆红素68 μmol/L;ALT 400 U;HBsAg(+),确诊为乙型肝炎。

84. 乙肝病毒是属于( )

A. RNA病毒　B. DNA病毒　C. EB病毒　D. 肠道病毒　E. 副黏液病毒

85. 住院过程中检查病人血清为HBsAg(+),HBeAg(+),此结果表示( )

A. 进入恢复期,无传染性　B. 血中病毒量多有传染性

C. 血中病毒量少,传染性小　D. 传染性强,预后差　E. 病毒复制慢

86. 一个月后复查,ALT及血清胆红素均正常,血清学检查,抗-HBs(-),HBsAg(+),抗-HBe(+),抗-HBcIgM(+),HBeAg(-),此结果表示( )

A. 急性乙型肝炎恢复期　B. 变成了迁延型肝炎

C. 急性乙型肝炎向慢性肝炎转变　D. 已经没有传染性　E. 已经变成慢性肝炎

87. 某护士在护理病人时,手被病人血液感染的针刺破,此时应采取的保护性措施是( )

A. 局部涂乙醇消毒　B. 立即肌内注射丙种球蛋白

C. 注射乙肝疫苗　D. 反复用肥皂及清水洗手

E. 立即注射乙肝免疫球蛋白并全程注射乙肝疫苗

88. 针对HBV的特异性抗体中具有免疫保护作用的抗体是( )

A. 抗HBs　B. 抗HBc　C. 抗Hbe　D. 抗HBx　E. 抗$PreS_1$

89. 半年后复查,抗HBs(+)其余均阴性,提示( )

A. 免疫耐受,迁延不愈　B. 已临床治愈,病人获得免疫力

C. 肝炎病毒在体内仍有少量复制

D. 肝炎已治愈,无复发的可能　E. 变成迁延性肝炎

(90～93题共用题干)

患儿,女性,4岁,发热、抽搐、呕吐。体温40℃,血压30/20 mmHg;面色苍白,四肢冷,颈软。心肺正常;血常规:白细胞21.0×10^9/L,中性粒细胞0.90,淋巴细胞0.10,脑脊液压力18.6 kPa(140 mmHg),蛋白30 mg、白细胞8×10^6/L。

90. 诊断应考虑为( )

A. 流行性乙型脑炎　B. 流行性脑脊髓膜炎　C. 中毒性痢疾　D. 流行性感冒　E. 脑性疟疾

91. 流脑和乙脑的重要鉴别点是( )

A. 发病季节 B. 意识障碍程度 C. 皮肤、黏膜的淤点淤斑

D. 脑膜刺激征是否明显 E. 血白细胞总数是否增高

92. 流脑皮疹的特点应除外( )

A. 出血性皮疹,为瘀点或瘀斑 B. 皮疹分布以肩、肘、臀多见

C. 大片瘀斑中央可呈紫黑色坏死或大疱

D. 在恢复期10%病人可出现单纯疱疹 E. 在瘀斑上有水泡

93. 该患儿护理诊断哪项不是正确的( )

A. 体温过高 B. 有受伤的危险 C. 气体交换受损 D. 意识障碍 E. 组织灌注量改变

(94~95题共用题干)

病人,女性,20岁,民工,急起腹泻、呕吐6小时,共吐泻30余次,开始为黄色稀便,后转为清水样便,就诊时大便已无法计数,呈米泔水样。

体格检查:体温36.5℃,脉搏110次/分,血压68/46 mmHg。

粪常规:米泔水样,RBC 0~2个/HP,WBC 0~3个/HP。大便悬滴可见穿梭状快速运动的细菌。

94. 最可能的诊断是( )

A. 中毒性痢疾 B. 细菌性食物中毒 C. 霍乱 D. 病毒性肝炎 E. 化学性食物中毒

95. 霍乱临床表现下列哪项不正确( )

A. 吐泻期最主要表现为无痛性剧烈腹泻,不伴里急后重 B. 典型大便为米泔水样

C. 严重脱水病人出现烦躁不安,皮肤干皱无弹性,舟状腹 D. 成人一般无发热

E. 恢复期所有病人出现反应性发热

(96~98题共用题干)

患儿,男性,5岁。畏寒、发热、剧烈头痛、喷射性呕吐2日。呕吐物为胃内容物。体格检查:间或有躁动不安,全身有散在性出血点。血压正常,对光反应好,瞳孔等大,颈强直,克氏征(+)、布氏征(+),余(-),初步诊断为流脑。

96. 该患儿应属于哪一型( )

A. 普通型 B. 轻型 C. 暴发型休克 D. 暴发型脑膜脑炎型 E. 暴发型混合型

97. 确诊流行性脑髓膜炎最重要的依据是( )

A. 突起高热,全身中毒症状明显,血白细胞及中性粒细胞升高

B. 剧烈头痛,频繁呕吐,神志变化 C. 皮肤黏膜出血点,脑膜刺激征

D. 脑脊液检查,颅压升高及化脓性改变 E. 细菌学检查阳性

98. 该病人瘀斑迅速扩大,并融合成片,对于此类病人的治疗,下列哪项是最具有针对性的措施( )

A. 迅速扩充血容量 B. 纠正酸中毒 C. 血管活性药物 D. 肝素抗凝治疗 E. 输入新鲜血

(99~100题共用题干)

病人,男性,32岁,美籍华人,由美国来华旅游。因发热、咳嗽、吐白痰5日,气短2日住院。否认吸毒史,出生于中国,16年前到美国定居,5年前离婚,无子女,有同性恋史。入院体检:体温38.5℃,脉搏128/分,呼吸44/分,血压110/70 mmHg,神志清楚,发育营养正常,呼吸急促,唇发绀,淋巴结不增大,双肺底部轻度湿啰音,腹部肝脾未触及。实验室检查:血红蛋白15 g/L,白细胞4.0×10^9/L,中性粒细胞0.69,淋巴细胞0.23,单核细胞0.06,嗜碱性粒细胞0.02,动脉血氧分压(PaO_2)0.32 kPa(24 mmHg),肺部X线征为间质性肺炎。

99. 本病的可能诊断为( )

A. 非典型肺炎 B. 甲型流感 C. 葡萄球菌肺炎 D. 艾滋病 E. 伤寒

100. 入院后病人情绪非常不佳,脾气暴躁。对该病人进行心理护理时护理人员要做到下面内容,应除外(　)

A. 试着与家属及朋友联系　B. 解除病人孤独及恐惧感　C. 了解和分析病人真实想法

D. 尽量满足他全部要求　E. 不应表现出怕被感染的恐惧心理

参考答案

1～5. BDDAB	6～10. BACBD	11～15. ACCAA	16～20. ECCCE	21～25. CCADA
26～30. DADBA	31～35. BDBDA	36～40. DBACD	41～45. DBACD	46～50. DEEAE
51～55. BAAAA	56～60. EACBC	61～65. BBBBB	66～70. BCCCA	71～75. ECDED
76～80. BCDBB	81～85. ECDBD	86～90. AEBBB	91～95. CECCE	96～100. DEDDD

图书在版编目(CIP)数据

传染病护理学 / 华桂春等主编.—南京：江苏科学技术出版社，2011.8（2012.6重印）

全国医学高等专科教育“十二五”规划教材

ISBN 978 - 7 - 5345 - 8076 - 5

Ⅰ.①传… Ⅱ.①华… Ⅲ.①传染病—护理—医学院校—教材 Ⅳ.①R473.5

中国版本图书馆CIP数据核字（2011）第091179号

传染病护理学

主　　　编	华桂春　缪文玲
责 任 编 辑	杜　辛　徐祝平
特 约 编 辑	李辉芳
责 任 校 对	郝慧华
责 任 监 制	曹叶平
出 版 发 行	凤凰出版传媒集团 凤凰出版传媒股份有限公司 江苏科学技术出版社
集 团 地 址	南京市湖南路1号A楼，邮编：210009
集 团 网 址	http://www.ppm.cn
出版社地址	南京市湖南路1号A楼，邮编：210009
出版社网址	http://www.pspress.cn
经　　　销	凤凰出版传媒股份有限公司
印　　　刷	盐城市华光印刷厂
开　　　本	787 mm × 1 092 mm　1/16
印　　　张	10.25
字　　　数	240 000
版　　　次	2011年8月第1版
印　　　次	2012年6月第2次印刷
标 准 书 号	ISBN 978 - 7 - 5345 - 8076 - 5
定　　　价	21.00元